LECTURE 1 リハビリテーションとは

LECTURE 2 人の生活と作業

LECTURE 3 作業療法に関連する医療・介護保険制度

LECTURE 4 社会構造と作業療法

LECTURE 5 障害者の生活と自立

LECTURE 6 作業療法の基本的な枠組み

LECTURE 7 作業療法の対象領域と疾患

LECTURE 8 作業療法の歴史と理論

LECTURE 9 作業療法の実際（1）—急性期・回復期

LECTURE 10 作業療法の実際（2）—維持期・在宅

LECTURE 11 作業療法の実際（3）—福祉施設

LECTURE 12 作業療法の実際（4）—介護予防

LECTURE 13 作業療法における評価の意義（1）—からだ編

LECTURE 14 作業療法における評価の意義（2）—こころ編

LECTURE 15 求められる作業療法士とは

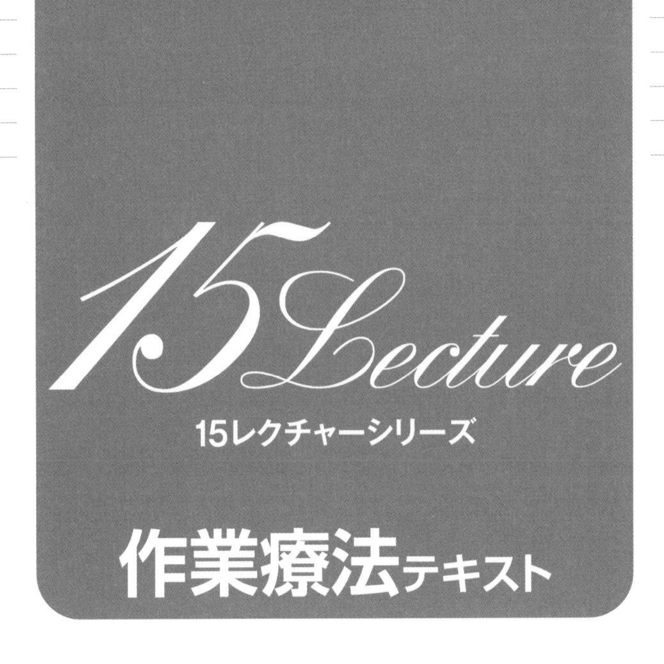

作業療法概論

総編集
石川　朗
種村留美

責任編集
仙石泰仁
野田和恵

中山書店

総編集——————　石川　朗　神戸大学生命・医学系保健学域
種村留美　関西医科大学リハビリテーション学部作業療法学科

編集委員（五十音順）——　木村雅彦　杏林大学保健学部リハビリテーション学科理学療法学専攻
小林麻衣　晴陵リハビリテーション学院理学療法学科
仙石泰仁　札幌医科大学保健医療学部作業療法学科
玉木　彰　兵庫医科大学リハビリテーション学部理学療法学科

責任編集（五十音順）——　仙石泰仁　札幌医科大学保健医療学部作業療法学科
野田和恵　神戸大学生命・医学系保健学域

執筆（五十音順）————　石橋　裕　東京都立大学健康福祉学部作業療法学科
太田久晶　札幌医科大学保健医療学部作業療法学科
岸上博俊　日本医療大学保健医療学部リハビリテーション学科作業療法学専攻
小玉武志　北海道済生会小樽病院重症心身障がい児（者）施設みどりの里療育医療技術室
佐々木努　北海道千歳リハビリテーション大学健康科学部リハビリテーション学科作業療法学専攻
新宮尚人　聖隷クリストファー大学リハビリテーション学部作業療法学科
仙石泰仁　札幌医科大学保健医療学部作業療法学科
髙橋香代子　北里大学医療衛生学部リハビリテーション学科作業療法学専攻
竹田里江　杏林大学保健学部リハビリテーション学科
田島明子　湘南医療大学保健医療学部リハビリテーション学科作業療法学専攻
長尾　徹　神戸大学生命・医学系保健学域
野田和恵　神戸大学生命・医学系保健学域
能村友紀　新潟医療福祉大学リハビリテーション学部作業療法学科
平田和貴　あしりべつ病院作業療法課
村田和香　群馬パース大学リハビリテーション学部作業療法学科
吉川ひろみ　県立広島大学保健福祉学部保健福祉学科作業療法学コース

15レクチャーシリーズ
作業療法テキスト

刊行のことば

本15レクチャーシリーズは，医療専門職を目指す学生と，その学生に教授する教員に向けて企画された教科書である．

作業療法士，理学療法士，言語聴覚士，看護師などの医療専門職となるための教育システムには，養成期間として4年制と3年制課程，養成形態として大学，短期大学，専門学校が存在しており，混合型となっている．どのような教育システムにおいても，卒業時に一定水準の知識と技術を修得していることは不可欠であるが，それを実現するための環境や条件は必ずしも十分に整備されているとはいえない．

これらの現状をふまえて15レクチャーシリーズでは，医療専門職を目指す学生が授業で使用する本を，医学書ではなく教科書として明確に位置づけた．

学生諸君に対しては，各教科の基礎的な知識が，後に教授される応用的な知識へどのように関わっているのか理解しやすいよう，また臨床実習や医療専門職に就いた暁には，それらの知識と技術を活用し，さらに発展させていくことができるよう内容・構成を吟味した．一方，教員に対しては，オムニバスによる講義でも重複と漏れがないよう，さらに専門外の講義を担当する場合においても，一定水準以上の内容を教授できるように工夫を重ねた．

具体的に本書の特徴として，以下の点をあげる．

- 各教科の冒頭に，「学習主題」「学習目標」「学習項目」を明記したシラバスを掲載する．
- 1科目を90分15コマと想定し，90分の授業で効率的に質の高い学習ができるよう1コマの情報量を吟味する．
- 各レクチャーの冒頭に，「到達目標」「講義を理解するためのチェック項目とポイント」「講義終了後の確認事項」を記載する．
- 各教科の最後には定期試験にも応用できる，模擬試験問題を掲載する．試験問題は国家試験に対応でき，さらに応用力も確認できる内容としている．

15レクチャーシリーズが，医療専門職を目指す学生とその学生たちに教授する教員に活用され，わが国における作業療法の一層の発展にわずかながらでも寄与することができたら，このうえない喜びである．

2010年9月

総編集を代表して　石川　朗

序　文

少子高齢化や社会保障費の財源問題など保健医療に関わる社会環境は大きく変化しています．また，情報通信技術や人工知能，ロボティックス技術などの発展も近年目覚ましく，第四次産業革命の最中にあるともいわれています．さらに，2020年に始まった新型コロナウイルス感染症の世界的な流行に伴うさまざまな感染対策により，人々の生活様式も変わらざるを得ない状況が続いています．作業療法は人々の生活を支援し，暮らしを守る保健医療専門職の一つであり，対象となる人々の生活状況を敏感に感じ取り，適切な支援を実施しなければなりません．上述した生活に関わる社会情勢や暮らし方が，急速に，そして大きく変化している現状では，多くの情報を収集し，それを対象者の生活と絡めて評価できる知識と能力が必要となります．

「作業療法概論」は，作業療法を網羅的に説明し，全体像をイメージさせ，その後の学習の基礎を作り，学ぶモチベーションを高める重要な科目です．この科目は一般的に作業療法の初学習者である1年生のカリキュラムに組み込まれています．そのため，この科目を学ぶ時期には，医療や保健，福祉についてはほとんど知識がないことが考えられます．医療保険や介護保険の仕組み，日本の保健医療制度の諸外国との違い，社会が疾患や障害とどのように向き合ってきたのかといった，作業療法を学ぶ前提となる知識がなければ，作業療法の独自性や歴史的に培われてきた役割を理解することはできません．

本書では，第1章の「リハビリテーションとは」にて，リハビリテーションとは何かということを主題に，世界保健機構が2001年に採択した国際生活機能分類（ICF）を概観すること，リハビリテーションに携わる専門職を知ること，その中での作業療法の役割について最初に説明しています．第2章では「人の生活と作業」をテーマとして「作業」の健康や疾病治療における重要性を解説しています．第3〜5章までは，医療・介護保険の変遷や国際比較，社会構造の変化，障がい者の生活実態と自立の考え方の基礎的な知識を提示し，作業療法との関連を解説しています．第6〜8章では，作業療法の基本原則と理論，対象，歴史といった作業療法士としての基盤的知識を説明しています．加えて，第9〜12章までは病期ごとに症例を提示した実践過程を紹介しています．第13・14章では，カリキュラム上では次の段階で学ぶ評価について，その意義や評価する機能と方法を関連づけながら解説が加えられています．最終章では，作業療法士のキャリア形成や作業療法研究について解説し，今後の学習について提案を行っています．

本書は，作業療法に関連する重要なトピックに焦点を当てており，さまざまな関連知識を「MEMO」や「試してみよう！」などの形式で提供することで，学生の自己学習を促進する構成にしています．幅広い領域を過不足なく教授するために，各領域の実践家や研究者の知識を簡潔にまとめ，教員が充実した講義を行える内容となるよう工夫しています．本書が多くの人に活用され，将来を担う作業療法士の育成に役立つことを願っています．

2023年10月

責任編集　仙石泰仁，野田和恵

15レクチャーシリーズ
作業療法テキスト／作業療法概論

目次

執筆者一覧　ii
刊行のことば　iii
序文　v

LECTURE 1　リハビリテーションとは　仙石泰仁　1

1. 序：リハビリテーションとは ………… 2

2. リハビリテーションの定義と分野 ………… 2

1）国際連合による定義　2
2）日本における定義　2
3）リハビリテーションの分野　3
医学的リハビリテーション／職業的リハビリテーション／教育的リハビリテーション／社会的リハビリテーション／リハビリテーション工学

3. リハビリテーションの歴史と作業療法 ………… 4

4. リハビリテーションを担うさまざまな職種 ………… 5

5. リハビリテーション専門職に求められる能力 ………… 6

6. 学習への取り組み ………… 7

1）理学療法士作業療法士学校養成施設指定規則　8
2）単位　8
3）学生に求められる能力　8

Step up　和久美恵
日本作業療法士協会（JAOT）で活躍する作業療法士

1. 仕事の内容 ………… 9

2. 今の職業をめざした理由 ………… 10

3. 学生へのメッセージ ………… 10

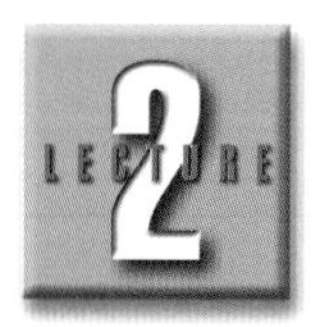

LECTURE 2　人の生活と作業　村田和香　11

1. 作業とは ………… 12

1）作業の定義　12
「理学療法士及び作業療法士法」の定義／日本作業療法士協会（JAOT）の定義／世界作業療法士連盟（WFOT）の定義／作業を定義する必要性
2）作業を理解すること　14
自分自身の作業を知ること／自分の一日の活動から作業を知る

2. 作業の分類と背景 …… 16
1）作業の分類 16
遊びか仕事かの視点／作業バランスの視点
2）作業の背景，環境 16
3. 作業と国際生活機能分類（ICF），健康の社会的決定要因（SDH） …… 18
1）国際生活機能分類（ICF） 18
2）持続可能な開発目標（SDGs） 18
Step up 日本災害リハビリテーション支援協会（JRAT）で活躍する作業療法士
清水兼悦
1. 仕事の内容 …… 21
2. 今の職業をめざした理由 …… 22
3. 学生へのメッセージ …… 22

LECTURE 3 作業療法に関連する医療・介護保険制度 髙橋香代子 23
1. 日本における保険制度の変遷 …… 24
1）日本の医療保険制度 24
2）医療保険制度における作業療法 24
3）日本の介護保険制度 25
4）介護保険制度における作業療法 27
2. 諸外国の医療保険制度 …… 27
1）アメリカ 27
医療保険制度／作業療法
2）カナダ 28
医療保険制度／作業療法
3）デンマーク 29
医療保険制度／作業療法
4）日本との比較 29
3. これからの医療・介護保険制度と作業療法士の役割 …… 30
Step up 行政（市役所）で活躍する作業療法士
髙橋明子
1. 仕事の内容 …… 31
1）個別支援・直接的アプローチ 31
2）個別支援・間接的アプローチ 31
3）地域支援・直接的アプローチ 31
4）地域支援・間接的アプローチ 31
5）計画策定，事業管理など 32
2. 今の職業をめざした理由 …… 32
3. 学生へのメッセージ …… 32

社会構造と作業療法 長尾　徹 33

1. 序：社会構造と作業療法 …… 34

2. リハビリテーションの進め方に影響を与えた概念の変化 …… 34

1）障がいのとらえ方の変化（ICIDH から ICF へ） 34

国際障害分類（ICIDH）／国際生活機能分類（ICF）

2）作業療法の対象と目的の変化 35

診療報酬／作業療法の対象疾患／作業療法の目的／作業療法の種類（治療手段）

3. 少子高齢化と人口減少 …… 37

1）高齢者をとりまく状況 37

2）地域包括ケアの進展 37

3）担い手の不足 38

4）人材不足への対応策 39

4. 国民生活の変化と産業構造の変化 …… 39

1）社会構造の変化と国民の生活様式の変化 39

2）産業構造の変化 40

介護予防事業における高齢者の活躍と医療職の積極的な関与／2050 年頃の働き方

5. 教育方針の変化（「OECD Education 2030」の方針） …… 42

Step up　宮崎宏興　特定非営利活動法人（NPO 法人）を立ち上げて活躍する作業療法士

1. 仕事の内容 …… 43

1）ユニバーサル SUP プロジェクト 43

2）ユニバーサルショッピング体験（小学校の授業での福祉プログラム） 43

3）ご近所デジタルマイスターの育成（老いと対話×デジタル化） 43

4）子ども食堂運営支援とフードバンクたつの 43

5）「プラ・エコ・まなぶ」みんなではじめるエコ活動（環境保全授業） 44

2. 今の職業をめざした理由 …… 44

3. 学生へのメッセージ …… 44

LECTURE 5

障害者の生活と自立 田島明子 45

1. 序：障害者の生活と自立 …… 46

2. 自立生活運動（IL 運動）とは …… 46

1）自立生活運動（IL 運動）のはじまり 46

2）自立生活運動（IL 運動）の展開 47

3. 障害学とは …… 47

1）定義 47

2）イギリスの障害学の歴史 47

3）アメリカの障害学の歴史 48

4. 障害学とリハビリテーション …… 48

5. 自立のとらえ方，考え方 49
1）自立の意味 49
2）自立のとらえ方 49
6. 障害者の自立生活の実際 50
7. 障害者の生活を支援する諸制度 51
1）障害者の人権と尊厳に関する法的整備 51
2）障害者の生活および社会生活のための制度 51
8. 作業療法士の役割 52
Step up 就労支援事業所を開設して活躍する作業療法士
馬場麻里子
1. 仕事の内容 53
1）就労支援事業所の開設 53
2）就労支援事業所の運営 53
3）就労支援の実際 53
2. 今の職業をめざした理由 54
3. 学生へのメッセージ 54

LECTURE 6 作業療法の基本的な枠組み 新宮尚人 55
1. リハビリテーション専門職の役割 56
1）リハビリテーション専門職の定義 56
理学療法士の定義／言語聴覚士の定義／作業療法士の定義
2）チーム医療と作業療法の位置づけ 56
2. 作業療法の枠組み 57
1）作業療法の目的 57
2）作業療法の構成要素 57
対象／作業活動／作業療法実践の場
3）作業療法に関する法体系 59
3. 作業療法の治療原理 59
1）作業療法の基本的な考え方 59
作業ができるようになることを目的とする／発揮できる能力は，環境に左右される／その人にとっての作業の価値は異なる
2）作業療法アプローチの特徴 60
トップダウンアプローチ／作業活動をとおしてさまざまな気づきを得る／作業療法士自身を治療的に活用する
3）作業療法アプローチの実際 60
国際生活機能分類（ICF）と作業療法／生活行為向上マネジメント（MTDLP）
Step up 急性期リハビリテーション病棟で活躍する作業療法士
早川貴行
1. 仕事の内容 63
2. 今の職業をめざした理由 64
3. 学生へのメッセージ 64

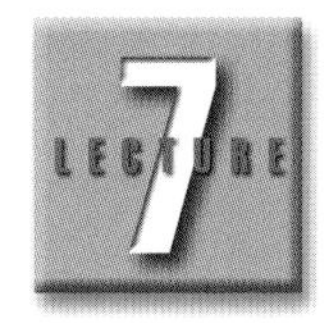

作業療法の対象領域と疾患

野田和惠 65

1. 作業療法の対象 …… 66
   1）法律，ガイドラインにみる対象 66
   2）作業的公正・不公正 66
   3）現在の作業療法の対象の考え方 67
2. 作業療法士が対象者とかかわる時期，場所 …… 67
   1）予防期 67
   2）急性期 67
   3）回復期 68
   4）維持期（生活期） 68
   5）終末期 68
3. 作業療法の領域 …… 68
   1）作業療法士が働く場所による領域 68
   医療領域／保健領域／福祉領域／教育領域／職業関連領域
   2）作業療法の対象者の分野（領域） 70
   身体障害分野（領域）／精神障害分野（領域）／発達障害分野（領域）／高齢期分野（領域）
   3）分野（領域）の考え方 71
4. 作業療法を実施する場所 …… 71
5. 他部門との協働，チーム医療，多職種連携 …… 72

Step up 矯正局（少年院）で活躍する作業療法士
石附智奈美
1. 仕事の内容 …… 73
2. 今の職業をめざした理由 …… 74
3. 学生へのメッセージ …… 74

LECTURE 8

作業療法の歴史と理論

吉川ひろみ 75

1. 作業療法の歴史 …… 76
   1）専門職団体の設立以前 76
   2）専門職の成立と日本への導入 76
   3）理論と実践 79
   4）エビデンスに基づいた実践 79
2. 作業療法の理論 …… 80
   1）人-環境-作業の関連を説明する理論 80
   2）作業療法のプロセスを説明する理論 80
   3）その他の理論 81
3. 作業科学の発展と専門的リーズニング …… 81
   1）作業科学 81
   2）専門的リーズニング 81
4. 作業療法士であること …… 82

Step up　佐藤央基
国際協力機構（JICA）で活躍する作業療法士
1. 仕事の内容　83
2. 今の職業をめざした理由　84
3. 学生へのメッセージ　84

LECTURE 9
作業療法の実際（1）
急性期・回復期　太田久晶，平田和貴　85

1. 急性期の作業療法　86
1）身体障害領域　86
介入の目的／上肢の機能障害に対する訓練／ADL 訓練と ADL 場面でのかかわり／認知機能障害に対する訓練
2）小児科領域　88
介入の目的／上肢の機能障害に対する訓練／ADL 場面でのかかわり
3）精神科領域　89
介入の時期／介入の目的と内容
2. 回復期の作業療法　90
1）身体障害領域　90
介入の目的／ADL 訓練／上肢の機能障害に対する訓練／認知機能障害に対する訓練
2）小児科領域　91
介入の目的／上肢の機能障害に対する訓練／ADL 訓練
3）精神科領域　93
介入の目的／介入の内容／作業療法士の役割

Step up　平賀美友
回復期リハビリテーション病棟で活躍する作業療法士
1. 仕事の内容　95
1）作業療法の個別リハビリテーション　95
2）退院に向けてのマネジメント　96
2. 今の職業をめざした理由　96
3. 学生へのメッセージ　96

LECTURE 10
作業療法の実際（2）
維持期・在宅　石橋　裕　97

1. 維持期と高齢者リハビリテーション　98
2. 維持期における作業療法の進め方，考え方　99
維持期の作業療法の基本的な流れ　99
作業療法の目的を明らかにする／クライエントと目標を共有する／日常生活の特徴を分析する／生活行為ができるよう支援する
3. 入所施設，通所施設の作業療法　103
1）入所施設，通所施設の種類　103
療養病床／介護医療院／介護老人保健施設（老健）／特別養護老人ホーム（特養）／短期入所介護（ショートステイ）／通所リハビリテーション（デイケア）／通所介護（デイサービス）／小規模多機能型居宅介護（小多機〔しょうたき〕）／介護付き有料老人ホーム
2）介入の目的と内容　104
個別支援／集団を使った支援／カンファレンス／管理，運営

4. 訪問作業療法 104
介入の目的と内容 104
生活行為ができるための直接的な支援／習慣の再構築をめざす助言，指導／多職種協働による支援／対象者の体調管理／カンファレンス

5. 介護予防における作業療法 105
1）訪問型サービスC（短期集中予防サービス） 105
2）通所型サービスC（短期集中予防サービス） 105
3）通所型サービスB（通いの場）の企画，運営 105
4）地域ケア会議への参加 106

Step up 在宅で活躍する作業療法士
菅原　章
1. 仕事の内容 107
1）概要 107
2）具体的な業務 107
3）訪問リハビリテーションにおける吸入支援をめぐる地域の課題 107
4）吸入支援技術の向上を図る 107
5）事例紹介 107
2. 今の職業をめざした理由 108
3. 学生へのメッセージ 108

LECTURE 11 作業療法の実際（3）福祉施設

岸上博俊，小玉武志 109

1. 福祉施設と作業療法 110
1）医療と福祉の連携 110
2）福祉施設と作業療法 110
3）福祉領域における作業療法士の勤務状況 110
4）福祉施設における作業療法士の課題と役割 110

2. 介護保険法・老人福祉法関連施設における作業療法 111
1）施設の概要 111
入所施設／通所施設
2）介護老人保健施設における作業療法の実際 112
事例の概要／作業療法評価／作業療法の目標／作業療法プログラム／経過／退所後の生活を見越した支援
3）老人福祉施設における作業療法士の役割 114

3. 児童福祉法・障害者総合支援法関連施設における作業療法 114
1）施設の概要 114
入所施設／通所施設
2）入所施設における作業療法の実際 115
事例の概要／作業療法評価／経過
3）通所施設における作業療法の実際 116
事例の概要／作業療法評価／経過
4）児童福祉施設における作業療法士の役割 117

Step up 渡邊雄介
多世代交流デイサービス施設を立ち上げて活躍する作業療法士
1. 仕事の内容 …… 119
2. 今の職業をめざした理由 …… 120
3. 学生へのメッセージ …… 120

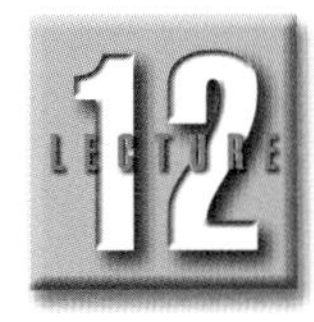

作業療法の実際（4）
介護予防 能村友紀 121
1. 序：介護予防と作業療法 …… 122
2. 地域包括ケアシステム …… 122
1）地域包括ケアシステムとは 122
2）地域ケア会議 123
地域ケア個別会議／地域ケア個別会議における作業療法の実際／地域ケア会議における作業療法士の役割
3. 介護予防における作業療法 …… 124
1）介護予防の必要性 124
2）介護予防の目的 124
3）介護予防の対象者 125
4）介護予防の検診 125
5）地域支援事業 126
6）介護予防における作業療法の実際 127
7）介護予防における作業療法士の役割 128
Step up 城野友哉 本田優介
福祉用具展示場で活躍する作業療法士
1. 仕事の内容 …… 129
1）来館者の相談への対応 129
2）訪問相談 129
3）自助具の作製，衣服のリフォーム 129
4）館内視察 129
5）プラザの役割 130
2. 今の職業をめざした理由 …… 130
3. 学生へのメッセージ …… 130

作業療法における評価の意義（1）
からだ編 佐々木　努 131
1. からだを評価することの意義 …… 132
2. からだの構造と機能 …… 132
3. 評価の信頼性と妥当性 …… 132
1）信頼性 132
2）妥当性 133

4. からだの評価 ……… 133
1）安全性の確保（リスク管理） 133
2）評価項目 134
バイタルサイン／四肢長・周径／関節可動域（ROM）／筋力／感覚／神経／バランス能力／上肢機能／その他
3）対象者の理解度 138

Step up 自動車運転支援で活躍する作業療法士
山田恭平
1. 仕事の内容 ……… 139
2. 今の職業をめざした理由 ……… 140
3. 学生へのメッセージ ……… 140

LECTURE 14 作業療法における評価の意義（2）こころ編 竹田里江 141
1. こころにアプローチする作業療法とは ……… 142
2. 評価のポイント ……… 142
1）過去，現在，未来の視点から評価する 142
2）現在の生活を幅広い視点から評価する 142
3. こころを評価する手段 ……… 142
1）情報収集 142
2）観察 143
もの作り系プログラム／表現系プログラム／交流系プログラム
3）面接 146
4）検査 146
4. こころを評価するうえでの注意点 ……… 146
1）人が人のこころを評価することの危うさを常に意識する 146
2）プラスとマイナスは表裏一体と考える 147

Step up 企業と連携し自助具や治療機器の開発で活躍する作業療法士
鴨下賢一
1. 仕事の内容 ……… 149
2. 今の職業をめざした理由 ……… 150
3. 学生へのメッセージ ……… 150

LECTURE 15 求められる作業療法士とは 仙石泰仁 151
1. 専門職とは ……… 152
2. 理論と臨床実践に基づく技術と思考過程 ……… 152
1）症例提示 152
作業療法評価と介入／考察
2）リーズニング（臨床推論） 153

3. 作業療法士養成と作業療法研究 153
1）作業療法士養成のカリキュラム 153
2）作業療法研究 154
3）作業療法研究と臨床活動 155
4）キャリアデザイン 156
キャリアデザインが必要とされる背景／キャリアデザインを設計するうえで必要な基本的能力／卒業後の職業教育

Step up 上肢切断者の義手支援で活躍する作業療法士
柴田八衣子
1. 仕事の内容 159
2. 今の職業をめざした理由 159
3. 学生へのメッセージ 160

巻末資料 161

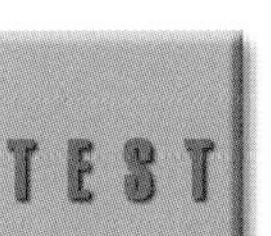

試験・課題 仙石泰仁，野田和恵 165

索引 171

15 レクチャーシリーズ　作業療法テキスト

作業療法概論

シラバス

一般目標	人の生活を支え，生活を科学的に分析する専門職としての作業療法の役割を理解する．さらに，作業療法に必要な医療についての社会的な役割や障がい者の生活の実態を理解し，関連知識や主対象（疾患，病期，職域別）などの概略を知る．本講義では，学生が1年次に作業療法の全体像をつかむだけでなく，作業療法のおもしろさややりがいを見出し，各自が「理想の作業療法士像」をイメージできるようにする．理想の作業療法士をめざし，体系づけられた学習計画を立案し，今後の学習に向けて意欲を高めることを目標とする

回数	学習主題	学習目標	学習項目
1	リハビリテーションとは	リハビリテーションの定義と分野による特徴を理解する リハビリテーション専門職の役割を理解する	リハビリテーションの定義と分野，リハビリテーションの歴史と作業療法，リハビリテーション専門職の概説，学習への取り組み
2	人の生活と作業	作業とは何か，その理論的背景を理解する 生活分析や生活に関係する作業評価の方法を理解する	作業の定義と治療との結びつき，作業の分類と背景，作業と国際生活機能分類（ICF）・健康の社会的決定要因（SDH），持続可能な開発目標（SDGs）
3	作業療法に関連する医療・介護保険制度	日本の保険制度を知り，作業療法士の果たす役割を理解する 諸外国と比較し，日本の保険制度の特徴を理解する	日本の医療・介護保険制度の変遷，諸外国（アメリカ，カナダ，デンマーク）との比較，各保険制度における作業療法士の役割
4	社会構造と作業療法	日本の社会構造の変化と作業療法との関連を理解する	障がいのとらえ方の変化（ICIDH から ICF へ），作業療法の対象と目的の変化，少子高齢化と人口減少，国民生活の変化と産業構造の変化，教育方針の変化
5	障害者の生活と自立	障害者の自立生活運動（IL 運動）と障害学について理解する 障害者の自立生活の実際を知り，作業療法士の役割を理解する	自立生活運動（IL 運動），障害学の定義と歴史，障害学とリハビリテーション，自立のとらえ方・考え方，障害者の自立生活の実際，障害者の生活を支援する諸制度，作業療法士の役割
6	作業療法の基本的な枠組み	リハビリテーション専門職における作業療法士の役割を理解する 作業療法の枠組みと治療原理を理解する	リハビリテーション専門職の役割，作業療法の枠組み（目的，構成要素，法体系），作業療法の基本的な考え方とアプローチの特徴
7	作業療法の対象領域と疾患	作業療法の対象領域と主な疾患の特徴について理解する	作業療法の対象，作業療法士が対象者とかかわる時期・場所，作業療法の領域，他部門との協働，チーム医療，多職種連携
8	作業療法の歴史と理論	作業療法の歴史とさまざまな理論体系の概略を理解する	作業療法の歴史，作業療法の理論，作業科学の発展と専門的リーズニング
9	作業療法の実際（1）—急性期・回復期	急性期・回復期の作業療法の対象疾患を知り，介入の目的と内容を理解する	急性期・回復期の作業療法の実際（身体障害，小児科，精神科領域）
10	作業療法の実際（2）—維持期・在宅	維持期の対象者の特徴を知り，作業療法の役割を理解する	維持期と高齢者リハビリテーション，維持期の作業療法の進め方・考え方，入所施設・通所施設の作業療法，訪問作業療法，介護予防
11	作業療法の実際（3）—福祉施設	福祉領域における作業療法の実際を理解する 多職種連携の重要性を理解する	福祉施設の概要，福祉領域における作業療法の実際（高齢者福祉，児童福祉）
12	作業療法の実際（4）—介護予防	介護予防における作業療法士の役割と実践を理解する	地域包括ケアシステム（地域ケア会議）における作業療法士の役割，介護予防における作業療法の実際（目的，対象者，検診，地域支援事業など）
13	作業療法における評価の意義（1）—からだ編	からだの評価の意義と評価項目を理解する 評価の信頼性と妥当性を理解する	からだの構造と機能を評価することの意義，評価の信頼性と妥当性，評価項目（バイタルサイン，四肢長・周径，関節可動域，筋力，感覚，神経，バランス能力，上肢機能など）
14	作業療法における評価の意義（2）—こころ編	精神科領域の作業療法における評価の流れを理解する こころを評価する際のポイントと手段を理解する	評価のポイント，評価手段（情報収集，観察，面接，検査），評価時の注意点
15	求められる作業療法士とは	専門職として自律・確立していくうえで重要な理論的知識に基づく技術と教育訓練について理解する	専門職の定義，リーズニング（臨床推論），作業療法士養成のカリキュラム，作業療法研究と臨床活動，キャリアデザイン

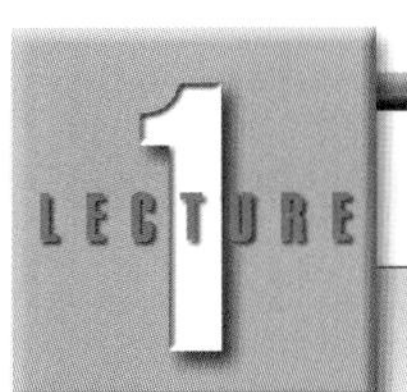

リハビリテーションとは

到達目標

- 国内外のリハビリテーションの歴史を理解し説明できる.
- リハビリテーションの分類を理解し説明できる
- リハビリテーションを担う専門職を理解し，その役割について説明できる.
- リハビリテーション専門職に必要な能力について説明できる.
- 今後の学習についてイメージでき，体系づけられた学習計画が立案できる.

この講義を理解するために

この講義では，リハビリテーションの概要についての理解を深め，そのなかで作業療法の役割を考える基盤となる知識を身につけることが目標です．また，近年の社会情勢の変化から，作業療法がどのように発展していくのかについて，自分で考えることが重要です．リハビリテーションを担う専門職として，学習を続けていくことの必要性について，多職種との連携や疾病構造の変化からも理解を深めてください.

この講義の前に，以下の項目を学習しておきましょう.

□ リハビリテーション，社会福祉という用語について調べておく.
□ 自分が居住する地域で，診療科にリハビリテーションを標榜している病院や施設を把握しておく.
□ 作業療法士養成校の学習要覧（カリキュラム）などを読んでおく.

講義を終えて確認すること

□ リハビリテーションの定義が理解できた.
□ リハビリテーションの歴史が理解できた.
□ リハビリテーション専門職として作業療法士に必要な能力が理解できた.
□ 今後どのように学習を進めていくか，学習計画が立案できた.

講義

1. 序：リハビリテーションとは

私たちは，暮らしのなかでさまざまな作業をしている．朝起きて顔を洗い，歯を磨き，着替え，排泄，食事，職場への移動など一連のADL（日常生活活動）や，個人差はあるが，家族との会話，テレビなどから情報の収集，庭木への水やり，ペットの世話など，さまざまな日常生活に関連した活動（生活関連動作〈APDL〉もしくは手段的ADL〈IADL〉）を行っている．これらの活動は，私たちの生活においてすべてが必要なものではないが，一人ひとりにとって，できなくなると生活が成り立たない活動や満足が得られない活動がある．作業療法士は，疾病や障がい，加齢などのさまざまな要因でこれらの活動に支障をきたす，または支障をきたす可能性のある人を支援する専門職である．

この講義では，作業療法の背景となるリハビリテーションの概念とリハビリテーション専門職について学習する．

MEMO
- ADL(activities of daily living；日常生活活動)

食事，整容，排泄，更衣，入浴など，人が生活していくために欠かせない基本的な活動．
- 生活関連動作（activities parallel to daily living：APDL）
- 手段的ADL（instrumental activities of daily living：IADL）

買い物，掃除，調理，金銭管理，服薬管理，移動手段など，人が生活したり，社会に参加したりするために必要な活動．

2. リハビリテーションの定義と分野

1）国際連合による定義

リハビリテーションは，“re”と“habilitate”の2つの語源から成り立っている．“re”は「再び」，“habilitate”はラテン語の“habilis”に由来し，「適した，ふさわしい」という意味であり，ふさわしい状態に戻ることを意味しており，日本語では社会復帰，復権，名誉回復，再建などと訳されている．直訳すると「再び適合させる」ということになる．

国際連合（国連）(United Nations：UN)

リハビリテーション (rehabilitation)

WHO（世界保健機関）は，リハビリテーションを「対象となる人が住む環境との相互作用においてその健康状態を最適に機能させたり障害を軽減するための設計された一連の介入」と定義している．これは1968年に最初に定義された内容から何度か改定されたものであり，特に1982年に行われた第37回国連総会で「障害者に関する世界行動計画」のなかで障害に対する主要3分野として「障害の予防」「障害者のリハビリテーション」「障害者の機会均等化」という機会均等化の重要原則の概念の整理が基盤となっている．このように概念が整理されたことによって，それまで一般的であった身体的な機能回復のための訓練というリハビリテーションの理解が，身体に限らず精神的，社会的な面も含めて，障がいのある人や高齢者など主体的な生活が難しい，もしくは難しくなるおそれがある人を支える活動として広くとらえられるようになった．

WHO (World Health Organization；世界保健機関)

MEMO
WHOのリハビリテーションの最初の定義
1968年に，「医学的，社会的，教育的，職業的手段を組み合わせ，かつ相互に調整して，訓練あるいは再訓練することによって，障がい者の機能的能力を可能な最高レベルに達せしめること」と定義された．

2）日本における定義

日本では，1963年に初の理学療法士および作業療法士の養成校が設立され，1965年に「理学療法士及び作業療法士法」が制定され資格制度が始まった．しかし，1960年代以前に日本にリハビリテーションがなかったわけではない．明治時代から精神障害の領域では，医師や看護師が，仕事や農作業などの活動を治療の一環として行っていた．また，1940年代には，ポリオなどの肢体不自由児に対して，治療と教育を同時に提供できる養護園が設立されていた．これらの先駆的な取り組みは，医師，看護師，心理学者や教育者を中心に行われていた．理学療法士および作業療法士の養成が始まった1960年代では，整形外科疾患，小児疾患，リウマチ，脳卒中などが主要な疾患で，施設中心のリハビリテーションが支流であった．しかし，その後，日本のリハビリテーションは，諸外国と比べても独自の発展を遂げた．これは日本では複数の

作業療法の歴史
▶ Lecture 8参照．

MEMO
ポリオ（急性灰白髄炎）
ポリオウイルスによって引き起こされる四肢の急性弛緩性麻痺疾患．

行政機関が独自にリハビリテーションに関係する施策を進めていることや，リハビリテーションに関連する法律が，「障害者基本法」「障害者自立支援法」「発達障害者支援法」「身体障害者福祉法」「知的障害者福祉法」「精神保健福祉法」「児童福祉法」「健康保健法」「介護保険法」「社会福祉事業法」「障害者雇用促進法」「学校教育法」など，多岐にわたっていることが一因となっている．日本の独自性は，リハビリテーションを必要としている人の多岐にわたる問題に，きめ細やかな支援を提供する制度を作り上げようとしてきたことによるといえる．一方，制度が複雑で理解が難しい，責任の所在が不明確などの課題も抱えている．

いずれにしても，世界的な動向をふまえ，1981年の「厚生白書」では「障害者が一人の人間として，その障害にもかかわらず人間らしく生きることができるようにするための技術及び社会的，政策的対応の総合的体系」[1)] とリハビリテーションを定義し，単に運動障害の機能回復の分野だけでなく，あらゆる障がいに対して自立した社会生活を支援する手段であるとされた．

試してみよう
日本のリハビリテーションの発展の特徴が，現在，具体的にどのような利点と欠点を引き起こしているのか，グループで話し合ってみよう．

3) リハビリテーションの分野

リハビリテーションの定義から明らかなように，障がいなどにより自立した社会生活に困難さをもつ対象者のための支援は，多様な視点から行われる必要がある．主要な分野としては，医学的リハビリテーション，職業的リハビリテーション，教育的リハビリテーション，社会的リハビリテーションの4分野があるとされているが，近年ではリハビリテーション工学も重要な分野として取り上げられるようになってきた．

覚えよう！
医学的リハビリテーション（medical rehabilitation），職業的リハビリテーション（vocational rehabilitation），教育的リハビリテーション（educational rehabilitation），社会的リハビリテーション（social rehabilitation），リハビリテーション工学（rehabilitation engineering）の違いを理解し，覚えておこう．

(1) 医学的リハビリテーション

医療機関で行われるリハビリテーションが含まれ，急性期，回復期，維持期（生活期）などの治療の過程によって大まかな役割がある．1969年にWHOが「個人の身体的機能と心理的能力，また必要な場合には補償的な機能を伸ばすことを目的にし，自立を獲得し，積極的な人生を営めるようにする医学的ケアのプロセスである」と定義している．医師や看護師とともにリハビリテーション専門職である作業療法士，理学療法士，言語聴覚士，義肢装具士，ソーシャルワーカーなどが連携して治療や支援を行うことが重要となる分野である．

(2) 職業的リハビリテーション

障がいを抱えた人に対する就業を支援するリハビリテーションであり，1955年に国際労働機関（ILO）による勧告第99号では「障害者の職業リハビリテーションに関する勧告」を採択し，そのなかで，職業的リハビリテーションを「障害者が適切な職業に就きそれを維持することができるように計画された職業的なサービス（例えば，職業指導，職業訓練及び選択方式による職業紹介）の提供を含む，継続的で調整されたリハビリテーションプロセスの一部である」と定義した．日本では「障害者自立支援法」に基づく就労移行支援，就労継続支援などの取り組みがある．この分野は，公共職業安定所（ハローワーク）や地域障害者職業センター，障害者就業・生活支援センター，就労移行支援事業所など，さまざまな機関が関連しており，障害者職業カウンセラー，職業訓練指導員，ジョブコーチなどの専門職種が担っている．作業療法士や理学療法士は，これらの専門職と連携をとりながら対象者の潜在能力を支援する．また，職業支援の資格を修得し，実務にあたっている場合もある．

国際労働機関（International Labour Organization：ILO）

(3) 教育的リハビリテーション

障がいのある児童・生徒の能力の向上を図り，社会生活を支援するための総合的なリハビリテーションを指す．青年期に対する就労につながるキャリア教育や職能スキル教育など，職業的リハビリテーションへの移行的な取り組みも含まれる．2006年に「学校教育法」が一部改正され，それまでの特殊教育から特別支援教育と改変され，

MEMO
特別支援教育
対象児の自立や社会参加に向けた主体的な取り組みを支援するため，個別的教育ニーズを把握し，支援計画を立案するなど，適切な支援や教育を行う．

知的発達の遅れのない発達障害も含めて，特別支援学校に限らず，すべての学校において，障がいのある幼児・児童・生徒の支援をさらに充実していくこととなった．このなかで外部の専門家を活用して指導方法の改善を図ることが文部科学省から推進され，作業療法士の教育的リハビリテーションへの関与が増えてきている．

(4) 社会的リハビリテーション

WHO が 1968 年に出した専門委員会の報告書では，社会的リハビリテーションを「障害者が家庭，地域社会，職業上の要求に適応できるように援助したり，全体的リハビリテーションの過程を妨げる経済的・社会的な負担を軽減し，障害者を社会に統合または再統合することを目的としたリハビリテーション過程の一つである」と定義している．その後，リハビリテーションの国際機構であるリハビリテーションインターナショナルは，1986 年に「社会生活力を高めることを目的としたプロセス」とし，「社会生活力を，さまざまな社会的状況のなかで自分のニーズを満たし，一人ひとりに可能な最も豊かな社会参加を実現する権利を行使する力」と定義した．また，このような状況を可能にする機会の均等化が前提となることも示している．機会の均等化という社会福祉的な支援を前提としたうえで，生活技能や職業支援などを包括的に提供し，対象者・家族・環境などの連携や調整により社会生活力を高める総合的リハビリテーションと考えられる．

社会生活力（social functioning ability：SFA）

(5) リハビリテーション工学

欠損した機能の補足や拡大をめざす義肢や装具など，さまざまな機器の開発が，工学分野と連携しながら 1970 年代から発展してきている．また，筋神経系工学分野では，1960 年代から脳血管障害や脊髄損傷などを対象に，機能的電気刺激を用いて機能回復を図る治療方法などの臨床報告がなされている．近年，コンピュータの小型化やロボット工学の進歩，情報ネットワークなど，工学領域の発展は目覚ましく，これまでの義肢や装具にマイクロコンピュータを導入し，自動制御が行えるようになった．また，三次元測定機器を用いて人体計測を行い，3D プリンターにより即時的に提供できるシステムなども発展しつつある．さらに，介護ロボットや機能アシストロボットなど，生活支援にロボット技術が応用され，視線や脳波などを用いた意思伝達装置も開発されている．1986 年に日本リハビリテーション工学協会が設立され，さまざまな実践や研究が進められており，今後の発展が期待される分野となっている．

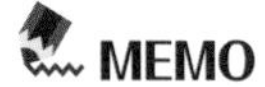

MEMO

- **義肢**
病気やけがなどによって手足を失った人が用いる人工の四肢で，義手と義足がある．
- **装具**
病気やけがなどによる痛みや損傷などに対し，痛みの軽減，動きの補助，矯正などを行う身体部位に適用する外部装置．

3. リハビリテーションの歴史と作業療法

歴史的にみると，日本における障がい者対策としては，視覚障害への対応が広く知られている．833 年に即位した第 54 代仁明天皇の第 4 皇子人康親王は 28 歳で失明し出家し，法性禅師と名乗り京都の山科区に山荘を作り隠棲したとされている．親王は琵琶の名手で，多くの視覚障害者を集め管弦と朗吟を教えたと伝えられ，これが視覚障害者の社会的な組織化の始まりとされている．親王が亡くなった後に，皇太后が親王に仕えていた視覚障害者に検校，勾当の官位を授けるように天皇にはたらきかけ，官位制度が始まったと伝承されている．この故事の真偽については不明な点もあるが，1300 年代の南北朝時代の琵琶法師であった明石覚一が，この故事に基づいた検校制度を確立する．明石覚一は足利尊氏の従弟にあたる僧であったため，室町幕府の庇護を受け，男性視覚障害者の自治的互助組織である当道座を創設した．これは視覚障害者の地位向上や仕事（琵琶演奏，針灸など）を徒弟的に指導する教育機関としての役割を担っていた．この制度は 1871（明治 4）年に廃止されるまで続いた．これらは，被差別階級の人は対象となっていなかったが，教育的・職業的・社会的リハビリテーションと考えることができる取り組みも含まれており，日本的なリハビリテーションの一つの取り組みとみることもできる．

視覚障害以外の障がいに関してはあまり研究が進んでいないが，東[2]が生瀬克己博士の編纂した「近世障害者関係史料集成」に収録されている史料を分析し，1596〜1870年の約270年間の史料621件のなかで，視覚障害に関する史料が78%あったのに対し，聴覚・言語障害が1%，肢体不自由が8%，精神・知的障害が2%，病弱・虚弱が6%しかなかったことを報告している．このことは，明治以前の日本で，視覚障害者以外の障がいをもった人たちが，社会のなかで公的な扶助を受ける存在として認められていなかったことを示している．

明治以降になると，欧米からの影響もあり，精神障害や知的障害を抱える子どもへの支援が行われたが，日本にリハビリテーションという用語が紹介されるのは1950年まで待つことになる．日本リハビリテーション医学会の初代会長である水野祥太郎博士が国連フェローとして欧米を視察し，その公式報告でリハビリテーションという用語を紹介するとともに，身体障害の能力向上に作業療法が重要であることを報告した．その後，1955年には九州労災病院でカナダの労災病院をモデルとして作業療法部門が開設され，労災患者の社会復帰に向けた総合的なリハビリテーションが開始された．このような先人の取り組みを基盤として，1965年の作業療法士の資格制度制定につながった．

MEMO
呉 秀三（1865〜1932年，精神科医）
精神疾患医療において早くから患者の人道的待遇を主張し，無拘束と作業とレクリエーションを用いた移導療法を提唱・実施した．この試みは後の精神科作業療法の一つの源流となっている．

覚えよう！
1965年の作業療法士の資格制度制定を覚えておこう．

4．リハビリテーションを担うさまざまな職種

リハビリテーションは，対象者のライフステージに沿って提供される．生まれながらに障がいを抱えている場合には，乳児期から疾患の治療，機能障害の回復や軽減，発達促進，育児指導などの医学的リハビリテーションが，医師，看護師，保健師，作業療法士，理学療法士，言語聴覚士，保育士などにより行われる．幼児期から学齢期になると，幼稚園や保育園，学校などの集団生活と学習のために，教育的リハビリテーションとして遊びや集団生活への適応支援，学習支援などが，保育士や幼稚園教諭，教員を中心に行われる．この際には，作業療法士や理学療法士が教育機関に出向いて助言や支援を行うこともある．また，日本では児童デイサービス（発達支援や放課後等デイサービス）などの福祉的な支援も充実してきており，家族を含めた地域で子どもが生活していくための社会的リハビリテーションでは，保育士や作業療法士，介護福祉士など専門職や児童指導員などがかかわっている．青年期になると，就職や自立生活に向けた支援が，特別支援学校の高等部や職業訓練校，就労支援事業所，障害者職業センターなどで行われる．ここでは就労支援の専門員や福祉専門職とともに作業療法士がかかわることもある．このように，ライスステージからみたリハビリテーションは，長期間，広範囲にわたるものであり，対象者にかかわる際にはどのようなライフサイクルの時期なのかを十分理解したうえで必要な支援を行う必要がある．

医学的リハビリテーションの側面からは，治療の過程からみたかかわりという視点が必要である．一般的には急性期，回復期，維持期（生活期）などの分類が知られている．脳血管障害の対象者を例にすると，急性期でのリハビリテーションは発症後にベッドサイドで開始され，早期から座位・立位姿勢の獲得，装具を用いた歩行訓練，摂食嚥下訓練，セルフケア訓練などが，作業療法士や理学療法士，言語聴覚士によって行われる．回復期は急性期を脱し集中的にリハビリテーションを行う時期とされており，移動，セルフケア，嚥下，コミュニケーション，認知機能の回復を図るなど，維持期につなげる時期と考えられる．この時期では，急性期と同様に，作業療法士，理学療法士，言語聴覚士が中心となりリハビリテーションを行うが，退院後の生活に

MEMO
ライフステージ
人生の変化を，就職や結婚，出産，子育てなどの節目で区切ったそれぞれの段階のこと．

調べてみよう
児童デイサービス
障がいのある子どもを支援する通所事業の一つ．未就学児を対象とした発達支援や学齢児を対象とした放課後等デイサービスなどがある．具体的なサービス内容について調べてみよう．

覚えよう！
治療の過程の分類としては，急性期，回復期，維持期（生活期）などの分け方が一般的である．

LECTURE 1

向けて社会福祉士などの社会福祉の専門職も重要な役割を担うことになる．維持期は，回復期を終了後の機能維持・向上を図る時期とされている．また，生活を維持するため，生活動作の維持や就業や社会参加を支援する必要がある．維持期での機能維持・向上は介護保険を利用して行われることも多く，作業療法士，理学療法士，言語聴覚士などのリハビリテーション専門職とともに介護福祉士や社会福祉士，ケアマネジャー（介護支援専門員）など，さまざまな専門職がかかわることになる．

調べてみよう
福祉関連職種として介護福祉士や社会福祉士，ケアマネジャー（介護支援専門員）などがある．それぞれの仕事の役割について調べてみよう．

5. リハビリテーション専門職に求められる能力

作業療法の対象となる疾患や役割については他の講義で詳細に記述する．本講義では日本における障害の内容の変化から，今後，リハビリテーション専門職に必要となる知識や技術について，身体障害を例に示す．

作業療法の対象領域と疾患
▶ Lecture 7 参照.

表1[3,4]は，2001～2016年の在宅で生活する身体障害者の障害種類別にみた数の変遷を示している．これをみると，在宅で生活している身体障害者数が増加していること，この増加分のほとんどが内部障害と重複障害であることがわかる．内部障害では，動脈硬化性疾患を背景とした心臓機能障害の増加が顕著である．また，重複障害は，内部障害と肢体不自由が増加し，内部障害のなかでは呼吸器機能障害と心臓機能障害，腎臓機能障害の合併が多いとされている[5]．

このような障害の種類の変化から，これまでの医療機関でのリハビリテーションだけでなく，在宅でも効果的なリハビリテーションが提供されることが求められている．維持期は，生活維持や就業支援，社会参加支援なども重要なリハビリテーション専門職の役割となってくる．また，在宅での支援では医療関係の専門職だけでなく，福祉や行政との連携も必要となる．チームで対象者を支えるためには，セラピストには多角的な視点から対象者の状況を理解し，さまざまな関係者とコミュニケーションがとれる能力が必要となる．加えて，重複障害が増えてきていることから，より多様な疾患の特徴についての理解とそのリハビリテーション方法について精通していることが求められる．

ここがポイント！
チームで連携するための能力が必要となる背景と具体的にどのような能力が必要となるか，グループで話し合ってみよう．

作業療法の国際的な機関である世界作業療法士連盟では，作業療法士養成校を卒業した時点で学んでおくべき知識・技能・態度（考え方）として，「人-作業-環境の関係ならびに，健康との関係」「治療的および専門職としての関係」「作業療法プロセス」「専門職としてのリーズニングと行動」「作業療法実践における文脈」「最良の実践を保証す

世界作業療法士連盟（World Federation of Occupational Therapists：WFOT）

表1　在宅で生活する身体障害者の障害種類別人数の推移　（単位：千人）

	2001年	2006年	2016年
総数	3,245	3,483	4,287
視覚障害	301	310	312
聴覚・言語障害	346	343	341
肢体不自由	1,746	1,760	1,931
内部障害	849	1,070	1,241
心臓機能障害	463	595	730
呼吸器機能障害	89	97	83
腎臓機能障害	202	234	253
膀胱・直腸機能障害	91	135	149
小腸機能障害	3	8	2
免疫機能障害	2	1	7
重複障害（再掲）	175	310	761

（2001年，2006年の統計データは厚生労働省：平成18年身体障害児・者実態調査結果[3]をもとに作成．2016年の統計データは厚生労働省：平成28年生活のしづらさなどに関する調査〈全国在宅障害児・者等実態調査〉結果[4]をもとに作成）

るエビデンスの活用」の6つの能力の分野を示している(**図1**)[6].「人–作業–環境の関係ならびに,健康との関係」の分野の“ひと”を例にあげると,人に関する知識や,人にかかわる際の技術,人に対する態度が学ぶべき内容として含まれるとされている.知識としては作業的存在としての人,作業参加に対する感情や内証や解釈,人の成長や作業参加能力に影響を与える健康の社会的決定要因や幼児期の経験との関係,生涯にわたる作業と人間発達との関係などに関する知識が含まれるとされている.また,この分野での技術や態度としては,参加に影響を及ぼす個人因子を評価する技術や作業療法を提供するために,理論・原理・研究結果を活用する技術,そしてすべての人の価値に対する態度などを学ぶ必要があるとしている(**表2**)[6].

6. 学習への取り組み

これまで概観してきたように,リハビリテーションは,行われる場所,時期,内容それぞれが広がってきている.また,新型コロナウイルス感染症の世界的流行のような状況を経験し,社会生活の様式そのものが変化することも実感する.このような状

新型コロナウイルス感染症(coronavirus disease 2019:COVID-19)

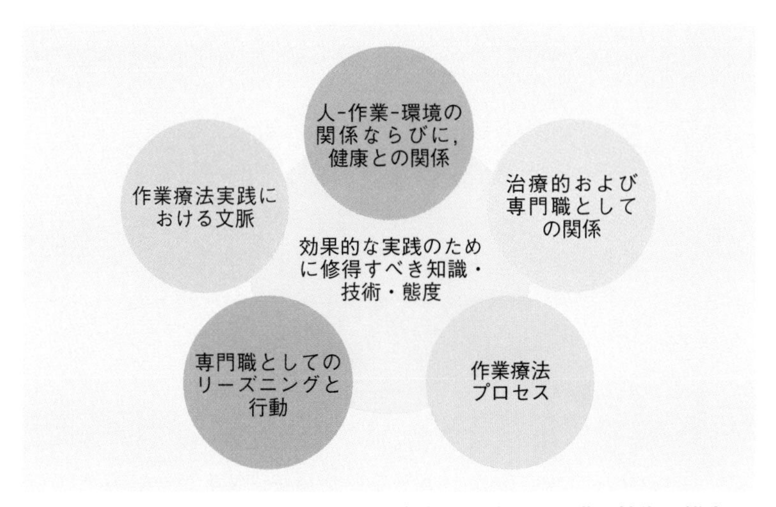

図1 卒業時の効果的な実践のために学んでおくべき知識・技術・態度
(World Federation of Occupational Therapists:WFOT Minimum Standards for the Education of Occupational Therapists. 2016[6])

ここがポイント!
図1[6]に示した能力は国ごとの健康や社会的ニーズ,制度,文化的な特徴なども配慮すべきであるとしている.

表2 学ぶべき6領域の内容

人–作業–環境の関係ならびに,健康との関係	●人:人に関する知識や,人にかかわる際の技術,人に対する態度 ●作業:作業に関する知識,作業を分析,適用,段階づける技術,作業遂行に影響を及ぼす環境因子の分析,人のさまざまな作業参加に対する態度 ●環境:環境に関する知識,作業参加を促進するために環境を分析し調整する技術,環境上の問題に対する考え方 ●作業と健康,安寧および人権の関係:作業がどのように健康に影響を及ぼすか,また健康がどのように作業に影響を及ぼすかについての知識,技術,態度
治療的および専門職としての関係	作業療法の対象者やその家族との有効な関係性の構築,効果的なチームワークの構築,およびその他の利害関係者との効果的な関係の構築に関する知識・技術・態度
作業療法プロセス	作業療法士が作業療法サービスの対象者と協業する際になぞるべきプロセス(ニーズのスクリーニング/目標設定/適切な作業的介入の選択と計画立案/有効性のモニタリング/関係者との連携構築と環境調整など)に関する知識・技術・態度
専門職としてのリーズニングと行動	医療従事者(有資格者)に対する国内外からの期待に応えるための要素(研究および情報収集のプロセス/倫理観を考慮した実践/専門職としての資質(コンピテンシー)/内省を伴う実践・自己・他者・サービスの管理)に関する知識・技術・態度
作業療法実践における文脈	作業療法実践と同様に,人の健康と参加に影響を及ぼす物理的・思想的・社会的環境に関する知識・技術・態度

(World Federation of Occupational Therapists:WFOT Minimum Standards for the Education of Occupational Therapists. 2016[6])

況で，私たちの治療や支援対象となる人たちの生活も大きく変わってきている．作業療法は人々の生活を守り，その質を高めることを究極の目的とした専門職であり，その役割も常に変化し続けていると考える必要がある．そのため，常に新しい知識や状況に応じた支援技術が求められ，学習すべきことも幅広いものとなる．

1）理学療法士作業療法士学校養成施設指定規則

作業療法士の養成課程において，国家試験受験資格を賦与する基準となる教育内容と単位数は，「理学療法士作業療法士学校養成施設指定規則」（以下，指定規則）で定められている．指定規則は，「理学療法士及び作業療法士法」に基づいて定められ，基礎分野 14 単位，専門基礎分野 30 単位，専門分野 57 単位の合計 101 単位（2018 年指定規則改訂時点）を最低単位と規定している．各養成校は，これに基づいて養成校ごとの教育課程（カリキュラム）を編成し教育を行っている．2018 年に改正された指定規則において，専門基礎分野では「栄養，薬理，医用画像，救急救命及び予防の基礎を含む」「自立支援，就労支援，地域包括ケアシステム及び多職種連携の理解を含む」ことが求められている．さらに，専門科目では評価学で「医用画像の評価を含む」，治療学では「喀痰等の吸引を含む」ことや，臨床実習では「通所リハビリテーション又は訪問リハビリテーションに関する実習を 1 単位以上行う」ことと規定されており，作業療法の職域の変化を一定程度反映した内容に改正されている．

2）単位

学習科目には単位が定められているが，単位は学習に要する時間を表す基準となる．単位に関する授業形態ごとの指針を**表 3** に示す．15 時間の講義を 1 単位とした場合には，学生は 30 時間の予習・復習から成る自己学習を行い，全体としては 45 時間の学習が授業内容の修得に必要となるように構成することが標準となっている．学生は，授業で用いるテキストだけでなく，関連する文献や資料なども事前・事後学習において調べるなどして，学習内容を広げ，深めることが望まれる．

表 3　単位に関する考え方

授業形態	単位の基準（補足）
講義	15 時間の講義をもって 1 単位とする（授業科目の内容に応じ，教育効果を考慮して，30 時間の授業をもって 1 単位とすることができる）
演習	30 時間の講義をもって 1 単位とする（授業科目の内容に応じ，教育効果を考慮して，15 時間の授業をもって 1 単位とすることができる）
実習 実験	45 時間の講義をもって 1 単位とする（授業科目の内容に応じ，教育効果を考慮して，30 時間の授業をもって 1 単位とすることができる．臨床実習科目では 1 単位を 40 時間以上の実習をもって構成することとし，実習時間外に行う学習などがある場合には，その時間も含め 45 時間以内とする）

3）学生に求められる能力

近年は社会情勢が大きく変化しているだけでなく，知識や技術も加速的に進歩・増加している．作業療法においても，対象者への治療や支援を行うにあたって，最新の知識や技術をもって担うべきであり，養成校で学んだ内容が臨床で働くときにはすでに古いものとなっているかもしれない．養成校での知識や技術の修得は，単に暗記するという学習方法では十分ではない．重要なことは，知識や技術の成り立ちや関連を体系的に理解し，それに基づいて対象者の理解や治療・支援方法の方針などについて，学生が自ら考えていく力を身につけていくことである．

■引用文献

1）厚生労働省：厚生白書（昭和 56 年版）．
https://www.mhlw.go.jp/toukei_hakusho/hakusho/kousei/1981/dl/02.pdf
2）東 昇：生瀬克己「近世障害者関係史料集成」の編纂と障害史史料．障害史研究 2022；3：31-9．
3）厚生労働省：平成 18 年身体障害児・者実態調査結果．2008．
https://www.mhlw.go.jp/toukei/saikin/hw/shintai/06/dl/01.pdf
4）厚生労働省：平成 28 年生活のしづらさなどに関する調査（全国在宅障害児・者等実態調査）結果．2018．
https://www.mhlw.go.jp/toukei/list/dl/seikatsu_chousa_c_h28.pdf
5）上月正博：内部障害のリハビリテーション—理論と実際．Jpn J Rehabil Med 2013；50（3）：212-24．
6）World Federation of Occupational Therapists：WFOT Minimum Standards for the Education of Occupational Therapists. 2016.
https://wfot.org/resources/new-minimum-standards-for-the-education-of-occupational-therapists-2016-e-copy

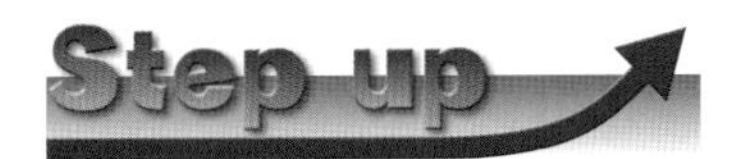

日本作業療法士協会（JAOT）で活躍する作業療法士

1．仕事の内容

一般社団法人日本作業療法士協会（Japanese Association of Occupational Therapists：JAOT）の歴史と役割を紹介します．JAOTは，作業療法士の免許を有し，この法人の目的に賛同する者から構成される団体で，「理学療法士及び作業療法士法」（1965年公布）が成立した翌年の1966年9月25日，国立療養所東京病院附属リハビリテーション学院において設立総会が開催され，この日，初代会長に選出された鈴木明子氏を含めた18人により誕生しました．その後，1972年に世界作業療法士連盟（World Federation of Occupational Therapist：WFOT）に加盟し，1981年に厚生省（現 厚生労働省）より社団法人として認可され，2012年に一般社団法人に移行しました．

2014年には，当時の天皇・皇后両陛下（現在の上皇・上皇后両陛下）にご臨席を賜り，第16回WFOT大会を，WFOTとの共同企画で，またアジアで初めて開催しました（図1）．この大会で，筆者は座長を務め発表（発表は日本語でしたが，スライドは英語で作成しました）もしましたが，たいへん身の引き締まる思いがしました．大会には国内から約4,500人，海外から約1,400人の作業療法士，関連職種や一般参加者を含めて総勢7,000人が参加し，国内1,184題，海外1,169題の演題をとおして，諸外国の作業療法士と直接交流して学術的な研究成果の紹介や議論をするたいへん貴重な機会となりました．

2016年には設立50周年を迎え，時代の変化や流れのなかで求められる作業療法士の役割を見据え，作業療法士の活動の幅を広げるとともに，作業療法士の学術技能の研鑽と社会的地位の向上を期することで，広く国民の健康と生活の質の向上を図る国家資格保有者としての責務を果たしていくことができるよう，各種の事業活動を継続しています．また，2024年には，第8回アジア太平洋作業療法学会の開催を札幌に誘致しました．

JAOTの組織は，2023年度から組織改編を進めており，公益目的事業部門である学術部，教育部，制度対策部，地域社会振興部，国際部，生活環境支援推進室，MTDLP（生活行為向上マネジメント）室，制作広報室と法人管理運営部門の総務部から構成されています（**巻末資料・図1参照**）．医療・保健・福祉の向上を目的に，①作業療法の学術の発展，②作業療法士の技能の向上，③作業療法の有効活用の促進，④作業療法の普及と振興，⑤内外関係団体との提携交流，⑥大規模災害等により被害を受けた人の自立生活回復に向けた支援の6つの柱を定款に掲げ，事業を展開しています．これらのJAOTの活動をサポートするため，作業療法士6人を含む事務局職員28人は，日々，力を注いでいます（図2）．

筆者は，学術部の担当として日本作業療法学会や研究倫理審査会，また，事例報告登録制度の管理を担当しています．そのうちの学会企画委員会のサポートでは，「こんな学会だったら発表または参加をしてみたい」ということを形にしていくため，理事や委員の意見のもと，講師や発表者，参加者とのやりとりや業者との折衝などをしています．担当となってすぐに新型コロナウイルス感染症の世界的流行により対面での学会開催が困難となり，ウェ

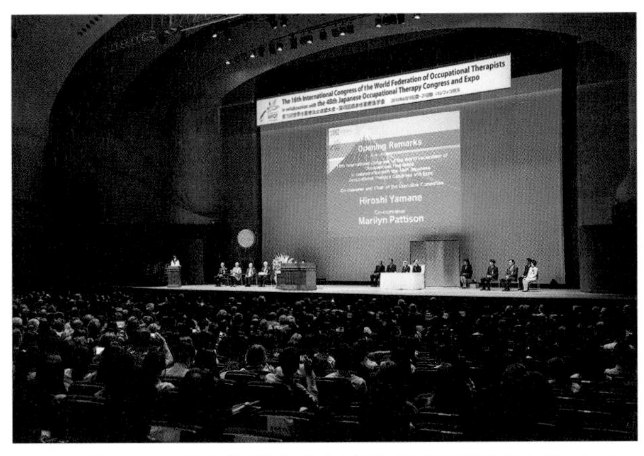

図1　第16回世界作業療法士連盟（WFOT2014）大会

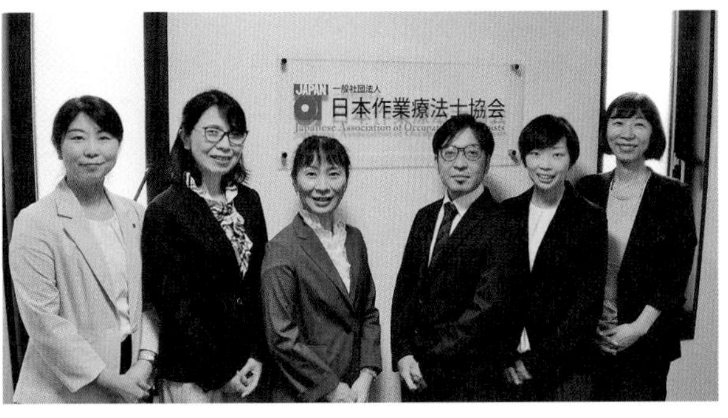

図2　日本作業療法士協会事務局の作業療法士
左から3番目が筆者．

ブ開催や対面とウェブ配信でのハイブリッド開催など，今までになかった形での会員の学術交流の場をつくる取り組みに挑戦しました．臨床場面とは趣が異なりますが，臨機応変に柔軟に物事に対処していくことが必要なため，作業療法士としての知識や経験がたいへん重要で，臨床とは別のステージで作業療法と同じような醍醐味（形のないところから周囲の人たちと協力してつくりあげ，ともに喜びを分かち合う感覚）を味わうこともできます．これまで学会の発表者や参加者としての立場で感じていたことと，企画および運営をサポートする立場で感じる学会はずいぶん違いがありますが，学会という学術的交流の場が，会員にとって有意義なものとなるようサポートし，その成果が対象者の利益につながることが何より大切なことと考えています．

2．今の職業をめざした理由

筆者は，作業療法士免許を取得後，総合病院やリハビリテーション専門病院などでの勤務（主に身体障害や老年期障害の分野で院内や老人保健施設でのリハビリテーション，訪問リハビリテーションに従事）を経て，作業療法士養成校（専門学校）に勤務していました．その間に山口県作業療法士会（以下，士会）の理事や山口県作業療法士連盟（士会を全面的に支持する政治団体，以下，連盟）の会長，また，JAOTの委員としての活動にかかわることができました．特に士会活動や連盟活動では，新しい事業などのあるべき方向性やその実現に向けた具体策について，周囲の作業療法士や時には他職種と協働しながらつくりあげていく（臨床現場での作業療法に似ていると感じました）という非常に充実した経験をしました．

人生の折り返し点を過ぎ，子育ても一段落したとき，患者（臨床）と学生（養成校）の次のステージとして，今度は作業療法士（会員）の役に立ちたいとの思いで，2020年から現職に就いています．

3．学生へのメッセージ

人は誰も自分の望む人生を実現したいという願いをもっています．あなたが，また，あなたの家族や大切な人が「病気や障害があるから仕方ない」という状況だったら納得できるでしょうか？　こころとからだの両面から自分のやりたいことを応援してくれる環境があったら，どんなに心強いでしょうか．誰もがもっている願いやそれを行使する権利を実現するために大切な理念がリハビリテーションです．その理念を実現するための手法の一つが作業療法といえます．

さて，作業療法士をめざしているあなたは，毎日どんなことをして過ごしていますか？　そのなかでどんな人と交流していますか？　楽しいことや大切だと感じていること（活動）はどんなことでしょうか？　あなた自身は自分の毎日のことをどのように思っていて，あなたの周りの人はあなたの毎日をどんなふうに思ってくれているでしょうか？　作業療法の場面では，病気や障害などのためになんらかの生きづらさを抱えた対象者が，もう一度自分らしい毎日を継続していくために，また，自分らしい新しい毎日を創造していくために，一緒にこれからの人生について話したり考えたりしながら，その人に合った主目標（どこで誰とどのような毎日を過ごしたいか）を立て，その実現をめざしていきます．

こころの大切さが叫ばれる現代だからこそ，対象者にとって意味のある作業を可能にする，こころとからだを元気にする作業療法が求められていると確信しています．作業療法士をめざすあなたには，対象者の新たな人生の創造にかかわっていくことが求められています．筆者は，そんな人生の「伴走（奏）者」のような存在である作業療法士の仕事が大好きです．作業療法士をめざすあなたが，対象者を中心にしてすべての「ひと」や「もの」や「こと」を大切に，日々を大切に，できれば笑顔で過ごしていくことを願っています．そして，いつの日か，きらきら輝く眼差しで作業療法への思いを熱く語りながらJAOTという職場でともに働いてくれるあなたに出会えることを楽しみにしています．

（和久美恵・一般社団法人日本作業療法士協会事務局）

LECTURE 2 人の生活と作業

到達目標

- 作業療法を学ぶために，作業の意味を理解する．
- 作業療法における作業について，その範囲と分類が説明できる．
- 自分の生活のなかでの作業を分析することができる．
- 作業とは何か，その理論的背景を理解する．
- 生活分析や生活に関係する作業評価の方法を理解する．

この講義を理解するために

これから作業療法を学ぶにあたり，作業療法の核にあたる作業を学びます．また，人の日々の生活，人生が作業を中心に構成されていることを学びます．

人にはそれぞれの生活してきた場所で，どのように作業を展開して生きてきたかによって，これからの生き方も変わります．そのため，作業療法の対象となる人とともに作業療法を考えるとき，これらの情報は重要です．そこで，自分自身のこれまでの生活を，作業の視点でとらえることが重要です．

この講義の前に，以下の項目を学習しておきましょう．

□ 時間や悩みを忘れてしまうほど夢中になる体験を思い出し，書き出しておく．
□ 自分の健康とは何かを考えておく．
□ これまで生活してきた環境の特徴を書き出しておく．
□ 上記のことと，これまで果たしてきた役割，これからどのような生活を送りたいかについてまとめておく．

講義を終えて確認すること

□ 作業療法における作業の意味を理解し，その範囲と分類が説明できる．
□ 作業の理論的背景が説明できる．
□ 生活分析や生活に関係する作業評価の方法が理解でき，自分自身の作業を評価できる．

LECTURE 2

講義

1. 作業とは

作業療法を学ぶ学生は，「作業療法についてうまく説明できない」「理学療法と作業療法の違いがわからない」などの疑問をもつことが多い．作業療法における作業とは何か，本書を学んだあとには，自分の言葉で答えを出せるようになることが重要である．その答えは毎年変化するかもしれず，それは学びや経験による理解の深まりであり，自分の成長の証といえる．

日本において，作業療法士が国家資格となってから60年を経過しようとしているが，いまだこの問いに対する答えを見つけるのに時間を要している．作業療法を学ぶ人が，自信をもって作業療法とは，あるいは作業とは何かを説明することができるようになるために，最初に作業療法にとって大切な作業について述べる．

調べてみよう
作業の一般的な意味は，「身体や頭脳をはたらかせて一定の手順で仕事をすること．また，その仕事」である．この一般的に使われている作業と，作業療法における作業の違いについて調べてみよう．

1) 作業の定義

作業療法の歴史のなかで，作業はさまざまに定義されてきた．日本で作業を考えるとき，参考にすべき基本となる3つの定義を示す．

(1)「理学療法士及び作業療法士法」の定義

作業療法士が国家資格として成立した1965年から，身分法としての法律である「理学療法士及び作業療法士法」[1]が定めた定義を以下に示す．

> この法律で「作業療法」とは，身体又は精神に障害のある者に対し，主としてその応用的動作能力又は社会的適応能力の回復を図るため，手芸，工作その他の作業を行なわせることをいう．

この法律では，作業療法の対象者は「身体又は精神に障害のある者」とし，その目的は「主としてその応用的動作能力又は社会的適応能力の回復」である．そして，作業を「手芸，工作その他の作業」としていることがわかる．ただし，この「その他の作業」の解釈について，2010年に厚生労働省が以下の通達を出している[2]．

> 理学療法士及び作業療法士法第2条第2項の「作業療法」については，同項の「手芸，工作」という文言から，「医療現場において手工芸を行わせること」といった認識が広がっている．
>
> 以下に掲げる業務については，理学療法士及び作業療法士法第2条第1項の「作業療法」に含まれるものであることから，作業療法士を積極的に活用することが望まれる．
>
> - 移動，食事，排泄，入浴等の日常生活活動に関するADL訓練
> - 家事，外出等のIADL訓練
> - 作業耐久性の向上，作業手順の習得，就労環境への適応等の職業関連活動の訓練
> - 福祉用具の使用等に関する訓練
> - 退院後の住環境への適応訓練
> - 発達障害や高次脳機能障害等に対するリハビリテーション

ADL (activities of daily lining；日常生活活動)
生活関連動作 (activities parallel to daily living：APDL)
手段的ADL (instrumental activities of daily living：IADL)
日本作業療法士協会 (Japanese Association of Occupational Therapists：JAOT)

この通達により，「理学療法士及び作業療法士法」に示された作業は，手芸や工作に加え，ADL（日常生活活動），生活関連動作（APDL），手段的ADL（IADL），職業関連活動も含まれることが明確になったのである．

(2) 日本作業療法士協会（JAOT）の定義

日本作業療法士協会とは，作業療法士国家資格者で構成される日本の専門職団体で

ある．医療，保健，福祉の向上を目的に，①作業療法の学術の発展，②作業療法士の技能の向上，③作業療法の有効活用の促進，④作業療法の普及と振興，⑤内外関係団体との提携交流，⑥大規模災害等により被害を受けた人の自立生活回復に向けた支援を柱に活動している．すでに，「理学療法士及び作業療法士法」で定義されているが，作業療法士自らが考える，作業療法の対象，範囲，目的を明確にするために，実践に基づいた定義が必要であると考え，作業療法士たちは議論をしてきた．最初に日本作業療法士協会が定めた定義は，1985年の総会時に承認された以降も検討を重ねてきた．以下に，2018年に改定された日本作業療法士協会の総会で承認された作業療法の定義を示す[3]．作業療法士たちがとらえている作業が理解できる．

> 作業療法は，人々の健康と幸福を促進するために，医療，保健，福祉，教育，職業などの領域で行われる，作業に焦点を当てた治療，指導，援助である．作業とは，対象となる人々にとって目的や価値を持つ生活行為を指す．
>
> （註釈）
>
> - 作業療法は「人は作業を通して健康や幸福になる」という基本理念と学術的根拠に基づいて行われる．
> - 作業療法の対象となる人々とは，身体，精神，発達，高齢期の障害や，環境への不適応により，日々の作業に困難が生じている，またはそれが予測される人や集団を指す．
> - 作業には，日常生活活動，家事，仕事，趣味，遊び，対人交流，休養など，人が営む生活行為と，それを行うのに必要な心身の活動が含まれる．
> - 作業には，人々ができるようになりたいこと，できる必要があること，できることが期待されていることなど，個別的な目的や価値が含まれる．
> - 作業に焦点を当てた実践には，心身機能の回復，維持，あるいは低下を予防する手段としての作業の利用と，その作業自体を練習し，できるようにしていくという目的としての作業の利用，およびこれらを達成するための環境への働きかけが含まれる．

この定義では，作業療法の目的は「人々の健康と幸福を促進する」である．そして，対象となる人々にとって作業は「目的や価値を持つ生活行為」としている．

(3) 世界作業療法士連盟（WFOT）の定義

作業療法の発展を促進するための国際組織として，世界作業療法士連盟（WFOT）がある．WFOTは，①作業療法協会，作業療法士および他の関連職種間との国際協力を促進する，②臨床実践能力の推進と作業療法サービスの質の基準を制定する，③専門職の倫理と利益の促進を支援する，④作業療法学生の国際交流を促進する，⑤情報交換を促進する，そして，⑥作業療法士の養成を促進する，を目的として掲げている．

WFOTの作業療法の定義（2012年）を以下に示す[4]．

> Occupational therapy is a client-centred health profession concerned with promoting health and well being through occupation. The primary goal of occupational therapy is to enable people to participate in the activities of everyday life. Occupational therapists achieve this outcome by working with people and communities to enhance their ability to engage in the occupations they want to, need to, or are expected to do, or by modifying the occupation or the environment to better support their occupational engagement.

MEMO
日本作業療法士協会（JAOT）は，1984年から作業療法学会で「作業療法の核を問う」というテーマのシンポジウムを開催してきた．作業療法の核が作業であると，作業療法士自身が確認したことにより，作業療法の専門性を説明しやすくなったといえる．

世界作業療法士連盟（World Federation of Occupational Therapists：WFOT）

訳：作業療法はクライエント中心の保健専門職で，作業をとおして健康と幸福を促進する．作業療法の基本的目標は，人々が日常生活の活動に参加できるようになることである．作業療法士は人々や地域社会と協力して，人々がしたいこと，する必要があること，することが期待されている作業に結びつく能力を高めるか，または，作業との結びつきをより適切にサポートするよう作業や環境を調整することで，この成果を達成する．

この定義では，作業療法の基本的目標が「人々が日常生活の活動に参加できるようになること」としており，作業は「日常生活の活動」であることがわかる．また，その作業は，「人々がしたいこと，する必要があること，することが期待されている」という視点でとらえることが記されている．

(4) 作業を定義する必要性

作業について3つの定義を示したが，一般的に用いられている意味とは若干異なる．作業は，一般用語として用いられる意味と作業療法における専門用語としての意味をもつため，わかりにくいもの，混乱しやすいものと受け止められてきた．そのため，作業療法士は作業を定義することを大切に考えてきた．

試してみよう

作業に関する考え方は，今では日常生活と結びついて定義されている．日本作業療法士協会の作業の定義を自分の言葉で対象者に説明できるよう，臨床実習までに準備しておこう．

2) 作業を理解すること

作業療法は，その目的からも作業を抜きに語ることはできない．さらに理解を深めるためには，作業療法を学ぶ人が自らの作業を理解することが大切である．作業療法は，個々人にとっての作業の理解と，作業に従事することそのものが健康に結びつくという作業の機能をとおして，人を理解していく．人が何をしたいのか，何をしなければならないのかを知る必要がある．それは，対象者の人生をとおして健康と幸福を得ることをめざすためである．

(1) 自分自身の作業を知ること

毎日の生活において，人が日常行う数多くの活動は作業に結びついている．生活すべてにおいて，多くの作業はありふれたものであり，当たり前のこととして，日常の流れの一部になっている．このような作業は，普段は習慣的に行っている．自分自身の一日を確認してみる．朝起きて，顔を洗う，化粧をする，ひげを剃る，髪を整える，食事をとる，歯を磨く，ゲームをする，SNSにアクセスしてインスタグラムやブログ，ユーチューブを見る，インターネットショッピングをする，公共交通機関や自転車などで通学する，授業を受ける，レポートを書く，友達とおしゃべりをする，サークル活動に参加する，アルバイトをする，料理をする，お菓子を作る，音楽を聴く，風呂に入るなど，多くのことを行っている．私たちはこのようにたくさんの作業を，これが作業であると意識せずに行っている．

SNS (social networking service)

作業は前述の定義のとおり，ADLや関連活動などの日常生活の課題，遊び，仕事に分けられる．作業はこのように一般的なものであり，習慣となるようなものである．「次の休みは何をしようか」や「今日は何を食べようか」というものもあるが，時に，同じようにみえる作業でも特別なものになることがある．友だちの誕生日にケーキを焼く，プレゼントを探す，誕生会を計画するなどは，特別なものといえる．友だちとの親密さによっても，その意味づけは変わる．また，いつもと違うこと，年に1回行うことであっても，特別になることがある．同じ誕生日でも，成人を迎える18年目の誕生日は，特別な意味が加わる．人生の節目として位置づけられ，社会的にも意味がある．60歳をはじめとする長寿の祝いにつながる誕生日も同様である．この他，人生の分岐点になるときにも特別な選択をすることがある．あなたが選択した，作業療法士になろうと大学や作業療法士養成校に入学したことは国家資格を得る学び

表1　課題1「私の一日」

活動		役割							作業											
									作業分類			場所		意味		技能			社会的特性	
		学生	勤労者	家庭維持	友人	家族	趣味人	その他	日常生活	仕事	遊び	慣れている	新奇な	重要である	重要でない	運動	対人	問題解決	一人で	誰かと
（記入例）	テレビを見る						○				○	○			○	○			○	
6：00	起床																			
7：00																				
8：00																				
9：00																				
10：00																				
11：00																				
12：00																				
13：00																				
14：00																				
15：00																				
16：00																				
17：00																				
18：00																				
19：00																				
20：00																				
21：00																				
22：00																				
23：00																				
24：00	就寝																			

につながり，発達の遅れた子どもたちとかかわる施設に就職を決めることは，その後の人生の方向の選択につながる．これらの選択は，環境や果たす役割，期待される行動をも変える重要なものである．今，このときの選択が，将来を決める可能性をもつ．

(2) 自分の一日の活動から作業を知る

作業は，作業療法の対象者だけでなく，作業療法士自身にも，学生の生活にも関連していることを理解するために，自分の生活や日課を分析してみよう．作業の意味や作業に必要な技能，作業の特性などから分類する．

表1を用いて，以下の課題をやってみよう．

課題1「私の一日」

ステップ1：典型的な一日の活動を記入する．起床から就寝までの活動を，順番に思い出して書き出す．

ステップ2：記入したそれぞれの活動に対し，その活動の該当する役割に○を付ける．どの役割にも該当せず，単に習慣的になっている場合は，何も付けない．逆に，複数の役割を果たす場合は，複数に○を付ける．

ステップ3：記入したそれぞれの活動が，作業分類として，日常生活，仕事，遊びのどれに属するか，○を付ける．

ステップ4：記入したそれぞれの活動を行う場所は，自分にとって慣れている（いつもの安心できる）場所なのか，あるいは新奇な（目新しくて，珍しい）場所なのか，どちらかに○を付ける．

MEMO
学生であっても，24時間，学生の役割を果たしているわけではない．家族や友人の役割を果たすことや，アルバイトによる勤労者の役割を果たしていることもある．多くの役割を果たすことで，その役割に合った行動をとっていることが理解できる．

ステップ5：記入したそれぞれの活動が，自分にとって意味や価値のあるものなのかについて，重要である，重要でない，どちらかに○を付ける．

ステップ6：記入したそれぞれの活動に必要な技能は，運動技能（自分が動いたり，物を動かしたりする技能），対人技能，問題解決技能のうち，どれにあたるのか選び，○を付ける．

ステップ7：記入したそれぞれの活動は，一人で行うものか，誰かと行うものなのか選び，○を付ける．

自分の一日がどのような作業で構成され，どのような役割をもち，何を大切にしていたか，気がついたことを箇条書きにしてみよう．それがあなた自身の作業の特徴の一つといえる．

作業が何かを知るために，自分の時間を何をすることに使っているか，どのように活動ができているのか，何の目的でなされるのか，自分以外の周りの人に，あるいは社会にどのような意味をもっているのか，知っておく必要がある．

人は作業をするという経験によって，作業そのものの文化や歴史，楽しさなど，作業のもつ意味と，作業を行う自分をとりまく社会の理解をもたらす．何がどのように起こったのか，何を意味するか，何が良いのか，何が良くないのか．このように作業をとおして，私たちの生活基盤，社会に参加する方法を学んでいる．

MEMO
人はそれぞれ作業におく意味が異なる．例えば，「料理」をすることは，一人暮らしをしている場合は，栄養摂取に大きな意味をもつ．あるいは，料理を職業とする場合や趣味になる場合もある．作業におく意味は，役割や環境により変わってくる．

2. 作業の分類と背景

1）作業の分類

作業の分類については，作業療法の発展してきた歴史や，その文化のなかで，分類に取り組んできた流れがあるため，さまざまなものがある．日本作業療法士協会では，作業療法の定義に注釈をつけて，作業を「日常生活活動，家事，仕事，趣味，遊び，対人交流，休養など」と説明している．この他に，作業の意味で考え，分類する方法もある．

(1) 遊びか仕事かの視点

遊びか仕事かの視点で作業の意味を考えることができる[5]．遊びと仕事の区別については**表2**[5]に示す．遊びは自発的であり，楽しいものであるため，リラックスしたり，即興的に展開したりする．これに対して，仕事は義務的で，生産的であるため，努力が期待され，規則がある．ただし，遊びと仕事は，明確に線を引くことができるわけではない．仕事のなかにも楽しみがあり，遊びのなかで努力することもみられる．

表2　遊びと仕事

遊び	仕事
自発的	義務的
楽しい	生産的な
リラックスする	努力が必要な
即興的	規則づくめ

（Parham D著，永井洋一訳：作業科学―作業的存在としての人間の研究．三輪書店；1999．p.77-88[5]）

(2) 作業バランスの視点

遊びか仕事かという視点の他に，「しなければならない」と「したい」という視点もある．仕事は義務だからといって，「しなければならない」ものばかりとは限らない．「したい」と思う場合や楽しいものになることもある．

小林ら[6]は，一日の作業の意味を，作業を行ったものが抱く義務「しなければならない」と，願望「したい」に分類し，そのバランスを検討した．これが作業バランス自己診断である（**図1**）[6]．

試してみよう
自分の作業について，義務と願望のバランスをみてみよう．

2）作業の背景，環境

作業は，特定の個人と結びつくものであり，同時にこれまでの流れ，背景，環境にも影響を受け，行われるものである．人と作業と環境は分けて考えることはできない．人の経験は常に状況に依存している．他の人の存在，文化の違い，時代や年代などの時間，物理的な環境が影響することも知っておく必要がある．

MEMO
場所と時間が作業に影響する
物理的空間は人が意味のある作業を行うことで，大切な場所になる．時間も同様に，作業が行われる状況によって，単純な過去の出来事ではなく思い出となる．個人の歴史や価値ある作業が行われたかどうかによって，空間や時間が特別なものに変わる場合がある．

課題2　「学生生活の1コマ」

図2は，地域のイベントに出場するために，大学のサークル仲間が練習している

ステップ１
右の表に，日頃あなたがしている作業１日分を書き出してください
朝起きて最初に何をしますか．昨日のことや今日これからのことを思い浮かべながら，朝から順番に考えると記入しやすいと思います

ステップ２
書き出した作業について，あなた自身はどのようにお考えですか
最も当てはまるものを○×または番号で選んでください

ステップ３
作業数を集計し，表の一番下に記入してください

ステップ４
義務的作業と願望的作業のバランスを作図します
まず，以下のⅠ，Ⅱ，Ⅲ，Ⅳの割合を合計します
次に，右の記入例のようにあなたの作業バランスを図にします

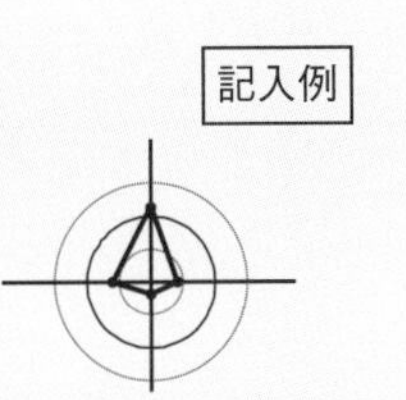

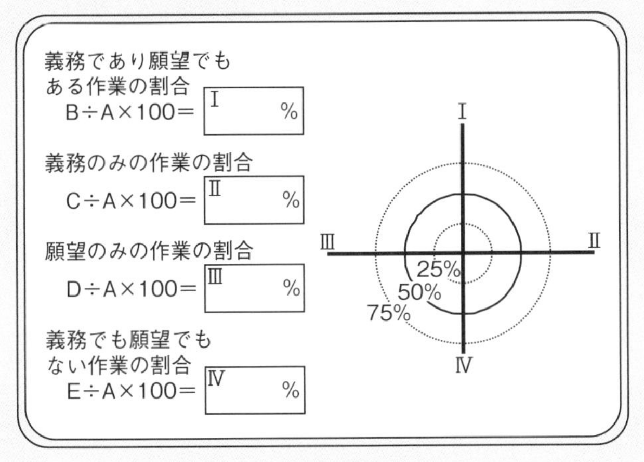

作業バランスの図は書けましたか？
それでは，「解説」に進んでください

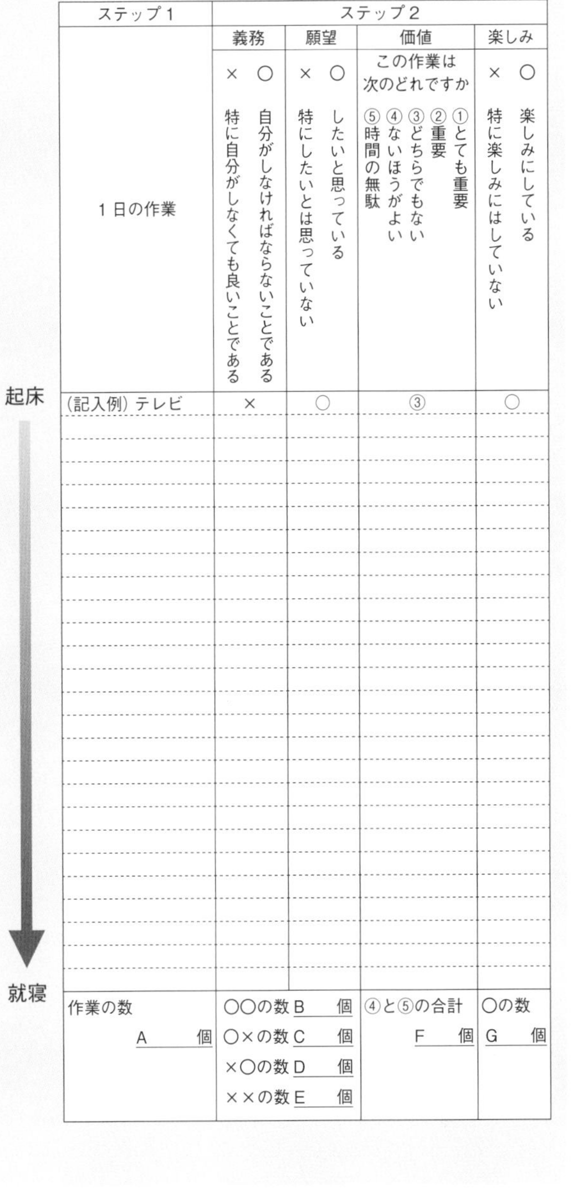

ステップ１	ステップ２			
	義務	願望	価値	楽しみ
１日の作業	×　特に自分がしなくても良いことである ○　自分がしなければならないことである	×　特にしたいとは思っていない ○　したいと思っている	この作業は次のどれですか ①とても重要 ②重要 ③どちらでもない ④ないほうがよい ⑤時間の無駄	×　特に楽しみにはしていない ○　楽しみにしている
起床　(記入例) テレビ	×	○	③	○
就寝				
作業の数 A　個	○○の数 B　個 ○×の数 C　個 ×○の数 D　個 ××の数 E　個		④と⑤の合計 F　個	○の数 G　個

図１　作業バランス自己診断
（小林法一ほか：作業療法 2003；22：620[6]）

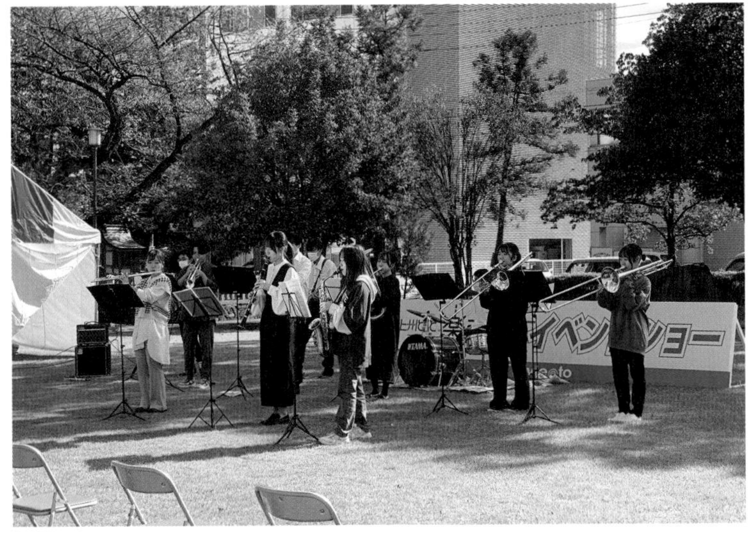

図２　課題２「学生生活の１コマ」

風景である．メンバーの多くは楽器演奏を習い始めたばかりで，これまで自主練習してきたものを，初めて一緒に屋外で音を合わせている．秋空の下，芝生の上で，少し緊張しているかもしれない．

学生時代のサークル活動では，毎日練習を続け初めて人前で演奏するとき，秋の学園祭などの時間的要素がある．公園の木々や緑の芝生，楽器やテントなどの自然や人工の物理的環境と，演奏するサークル仲間，演奏を聞く教員や立ち止まって聞き入る通行人，地域のイベントなどの社会的環境がある．作業が展開される場所と時間には，作業を支える物や人，文化がある．これらを作業の背景という．

図2は，見る人の背景によっても，見方が変わってくる．多くの人は自分の経験を関連づける．屋外で楽器演奏の経験のある人は，そのまま自分の思い出につながるだろう．楽器の感触や音色を感じるかもしれない．楽器演奏の経験がなくとも，芝生のやわらかさや日差しのまぶしさ，緑の空気のさわやかさを思い出すかもしれない．しかし，戦争で生きるか死ぬかといった状況におかれている人は，のんきな若者たちの集団としか受け止めないかもしれない．作業は人の背景によって，その意味が変わってくる．

試してみよう
あなたのスマートフォンやパソコンのなかにある，人が作業をしている写真を1枚選んで，時間的要素，物理的環境，社会的環境から，その背景を説明してみよう．

3．作業と国際生活機能分類（ICF），健康の社会的決定要因（SDH）

1）国際生活機能分類（ICF）

WHO
（World Health Organization；世界保健機関）

国際生活機能分類（International Classification of Functioning, Disability and Health：ICF）

WHO（世界保健機関）は，2001年，国際生活機能分類（ICF）を発表した[7]．ICFの概念モデルを**図3**に示す．作業療法では，対象者の障がいの理解や生きることの困難さをともに解決しようと考える．生きることの困難さを解決するためには，障がいの見方や理解は，生活機能の障がい，作業を機能させることの障がいととらえていることに変わりない．作業療法士やリハビリテーション専門職がICFの視点を重要とする理由である．作業は，生活機能のなかの「活動」と「参加」に当たるものである．

ICFは，障がいを生活機能のプラス面からとらえるという視点に転換し，「環境因子」「個人因子」という個別性の強みを活かす概念モデルである．人は病気や事故などにより障がいをもつと生きることがたいへん困難になる．作業療法は，障がいの理解や，生きることの困難さを一緒に解決しようとする仕事である．生きることの困難さは，「心身機能・身体構造」だけを改善しても難しい．物理的・人的要因や制度，文化など社会的環境を調整することにより，「活動」や「参加」を向上させることが可能となり，生きることの困難さを解決することにつながる．人が生きることの全体像をとらえる枠組みとして，ICFを用いることは，作業療法の役割を理解することに役立つ．

2）持続可能な開発目標（SDGs）

持続可能な開発目標
（Sustainable Development Goals：SDGs）

日本作業療法士協会の定義から，作業療法は持続可能な社会をつくる役割を担っており，持続可能な開発目標（SDGs；**図4**）を達成するはたらきかけをめざしている[8]．SDGsは2015年の国連サミットで採択された国際目標であり，2030年までに持続可能でより良い世界をめざす17の目標から成る．作業療法は，SDGsの「3 すべての人に健康と福祉を」に直接はたらきかけるものであるが，それだけに限らない．作業療法は，「4 質の高い教育をみんなに」「5 ジェンダー平等を実現しよう」「8 働きがいも経済成長も」「10 人や国の不平等をなくそう」「11 住み続けられるまちづくりを」，そして「16 平和と公正をすべての人に」をめざしていることが理解できる．

QOL（quality of life；生活の質）

病気や障がいを抱え，なんらかの制約があったとしても，その状態にうまく適応すれば，働くことや社会参加ができて健康だと感じることができる．同様に，年をとって機能が衰えても，上手な対処法を見出せれば，自らのQOL（生活の質）は保たれる

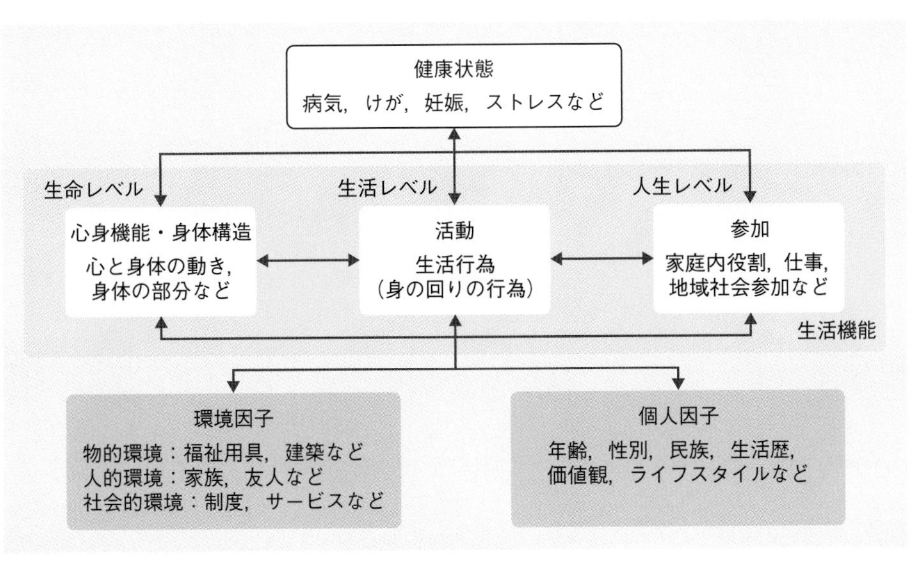

図3　国際生活機能分類（ICF）（WHO，2001）

MEMO
国際生活機能分類（ICF）は医療，福祉，教育など異なる領域で共通に使うことのできる概念であり，対象者も含めた多くの職種が連携していくために必要な共通言語としての活用が期待できる．

SUSTAINABLE DEVELOPMENT GOALS
1 貧困をなくそう
2 飢餓をゼロに
3 すべての人に健康と福祉を
4 質の高い教育をみんなに
5 ジェンダー平等を実現しよう
6 安全な水とトイレを世界中に
7 エネルギーをみんなに そしてクリーンに
8 働きがいも経済成長も
9 産業と技術革新の基盤をつくろう
10 人や国の不平等をなくそう
11 住み続けられるまちづくりを
12 つくる責任 つかう責任
13 気候変動に具体的な対策を
14 海の豊かさを守ろう
15 陸の豊かさも守ろう
16 平和と公正をすべての人に
17 パートナーシップで目標を達成しよう

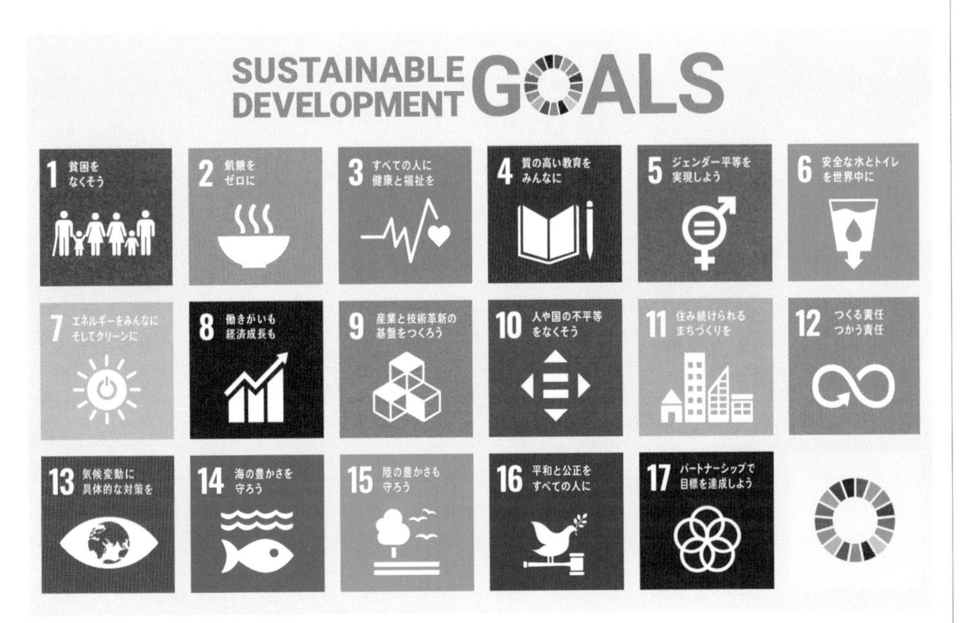

図4　持続可能な開発目標（SDGs）

と，オランダの家庭医であるヒューバーは言い，ポジティブヘルスと名づけた．その一方で，どのように社会とかかわることができるかは，社会や環境要因などの外的条件によっても変わると述べている[9]．

ヒューバー（Huber M）

人々が生まれ育ち，生活し，働き，そして年をとるという営みが行われる社会の状態を，WHOは健康の社会的決定要因（SDH）と定義し，健康格差の原因になるとしている（**図5**）[10]．舗装されていない道路や段差，階段などの物理的環境にとどまらず，雇用や収入，社会保障制度，さらには自立を阻害する差別や偏見などの社会状況は，困難を抱える人たちにはいっそう大きく影響するものとなる．

健康の社会的決定要因（Social Determinants of Health：SDH）

カナダの作業療法士であるハメルは，作業療法は「できるようにしていく」だけでは不十分であり，できる機会が提供されないと意味がないと述べている[11]．そして，経済的困窮は，障がいそのものより作業を困難にしているという．なぜなら，経済的困窮は，教育や雇用の機会，適切な住居や移動手段を制限することで社会参加を阻害するからである．貧困による問題の本質は，物の不足ではない．貧困が社会的排除に

ハメル（Hammell KW）

MEMO
国際生活機能分類（ICF）の「環境因子」は健康の社会的決定要因（SDH）と共通している．どちらも健康状態に影響するものと位置づけている．日本作業療法士協会による「作業療法の定義」の註釈には，作業療法の手段として「作業」の利用に加え，「環境への働きかけ」があげられている．環境を分析し，働きかける力が重要である．

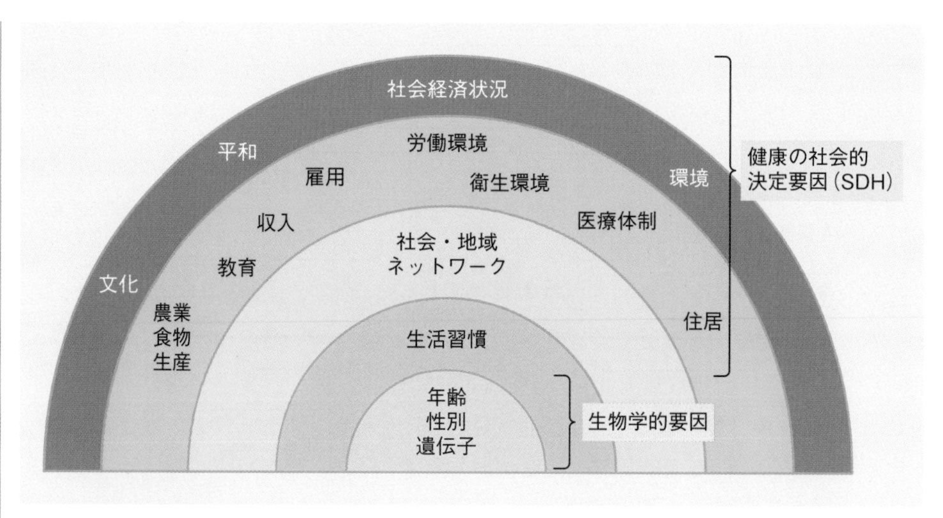

図 5　健康の社会的決定要因（SDH）
（WHO：概略報告書．全ては公平性のために．健康の社会的決定要因に関する世界会議．日本福祉大学．2013[10]）

つながることであるともいわれている．経済的困窮は居場所やつながりを失い，役割を奪うものとなり，できるようになりたいこと，できる必要があること，できることが期待されていることを考えることすら難しくしてしまう．SDGsの「1 貧困をなくそう」は大きな目標である．

■引用文献

1）理学療法士及び作業療法士法．1965.
https://www.mhlw.go.jp/web/t_doc?dataId=80038000
2）厚生労働省：医療スタッフの協働・連携によるチーム医療の推進について（通知）．
https://www.mhlw.go.jp/topics/2013/02/dl/tp0215-01-09d.pdf
3）日本作業療法士協会：作業療法の定義．
https://www.jaot.or.jp/about/definition/
4）World Federation of Occupational Therapists（WFOT）：About Occupational Therapy.
https://wfot.org/about/about-occupational-therapy
5）Parham D 著，永井洋一訳：遊びの展望．Zemke R，Clark F 編，佐藤剛監訳：作業科学―作業的存在としての人間の研究．三輪書店；1999．p.77-88.
6）小林法一，宮前珠子，村田和香：作業の意味に基づく作業バランス―健常者を対象とした探索的検討．作業療法 2003；22：620.
7）厚生労働省：「国際生活機能分類―国際障害分類改訂版―」（日本語版）の厚生労働省ホームページ掲載について．2002.
https://www.mhlw.go.jp/houdou/2002/08/h0805-1.html
8）外務省：持続可能な開発目標（SDGs）達成に向けて日本が果たす役割．
https://www.mofa.go.jp/mofaj/gaiko/oda/sdgs/pdf/sdgs_gaiyou_202206.pdf
9）Huber M, van Vliet M, et al.：Towards a 'patient-centred' operationalisation of the new dynamic concept of health：a mixed methods study. BMJ Open 2016；6（1）：e010091.
10）世界保健機関（WHO）：概略報告書．全ては公平性のために．健康の社会的決定要因に関する世界会議（2011，リオデジャネイロ）．日本福祉大学；2013.
https://extranet.who.int/kobe_centre/sites/default/files/pdf/JA_World_Congress_on_social_determinants_of_health_summary.pdf
11）Hammell KW：Sacred texts：a sceptical exploration of the assumptions underpinning theories of occupation. Can J Occup Ther 2009；76（1）：6-22.

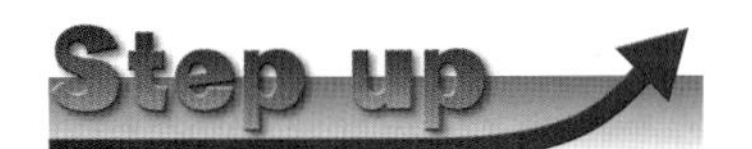

日本災害リハビリテーション支援協会（JRAT）で活躍する作業療法士

1．仕事の内容

筆者は現在，一般病院で臨床に従事するかたわら，一般社団法人日本作業療法士協会（Japanese Association of Occupational Therapists：JAOT）の災害対策室長，公益社団法人北海道作業療法士会の代表理事として，一般社団法人日本災害リハビリテーション支援協会（Japan Disaster Rehabilitation Assistance Team：JRAT）などに関与しています．その仕事は，すべての人々への作業の継続支援であり，「災害発生前（平時）から災害発生時を想定した作業を支援し，発生時にはできるだけ素早く多職種連携のもとで作業を継続し，平時の作業に復帰せしめる」，災害作業療法ともいえます．

災害時の避難所での生活や車中泊などの劣悪な環境では，心身のストレスも加わり，災害関連死につながる生活不活発病を引き起こすことも多く，専門的な対応の必要がありますが，自治体や他団体などからの指示の遵守とともに，作業療法士の役割を超えないことが最重要です．

JRATでは2019年4月に，災害リハビリテーションを，「被災者・要配慮者等の生活不活発等や災害関連死を防ぐために，リハビリテーション医学・医療の視点から関連専門職が組織的に支援を展開し，被災者・要配慮者などの早期自立生活の再建・復興を目指す活動の全て」と定義しました．

平時には事前策（リスクマネジメント）として，自治体や他団体（災害派遣医療チーム〈Disaster Medical Assistance Team：DMAT〉，日本医師会災害医療チーム〈Japan Medical Association Team：JMAT〉など）と連携した合同研修や訓練を行い，高齢者や障がい者などの要配慮者の介護予防とともに災害発生時の支援システムの構築を行います．

図1は，2020年8月に，一般社団法人レジリエンスジャパン推進協議会が主催した青森県いまべつ町での「避難所における感染症防止」実証検証に参加したときの様子です．

有事には事後策（クライシスマネジメント）として，DMATやJMATなどに帯同します．JMATの傘下で医療救護活動としてJRATでの活動を行います．医療救護活動というと，避難所などでの運動・生活評価や指導，環境整備などの直接的な支援活動を思い浮かべると思いますが，自治体や他団体との連絡や調整，派遣するスタッフや支援物資の確保や調整など，ロジスティクスも重要となります．図2は，2016年4月の熊本地震の際に，熊本県庁対策本部に設置された多団体の連絡会議やJRAT現地活動本部にロジスティクスとして参加したときの様子です．

法のもとでの医療救護活動（一般的に14日間）が終了した後は，平時の作業に復帰していくため，活動資金を確保しながら都道府県の作業療法士会（理学療法士や言語聴覚士とリハビリテーション専門職として連携することも多い）や個人のボランティア活動が行われます．感染症が蔓延している状況においては，特に情報共有や実践への装備，訓練などが重要なため，ボランティア活動にも所定の研修や講習などを受ける必要があります．図3は，2018年9月の北海道胆振東部地震時，医療救護活動が終了した後に，北海道作業療法士会が町の健康教室で生活支援活動を行ったときの様子です．

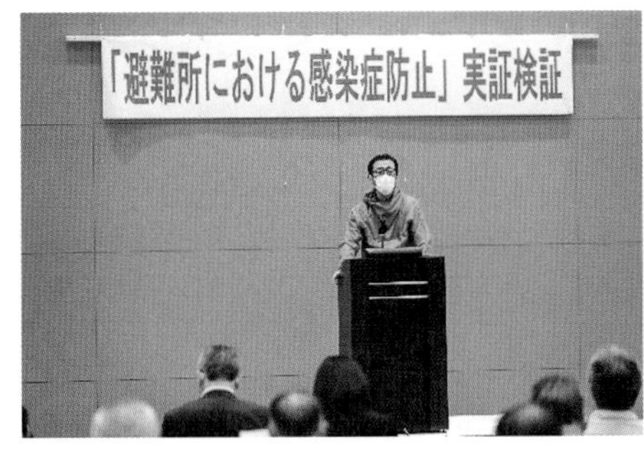

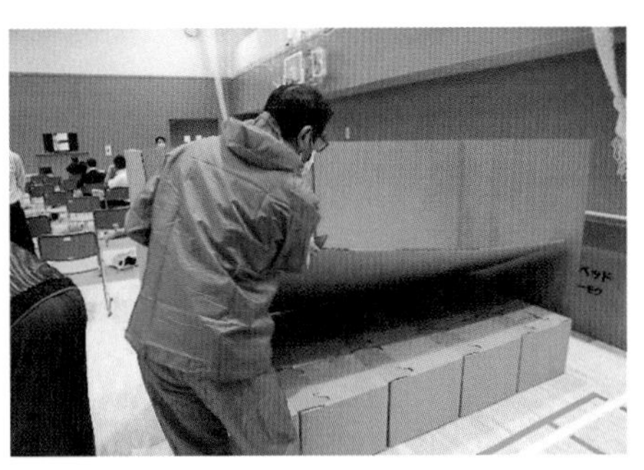

図1　「避難所における感染症防止」実証検証の様子
左：青森県いまべつ町の体育館において避難訓練に参加した町民らに説明をする筆者．
右：町民らと一緒に段ボールベッドを組み立てる筆者．

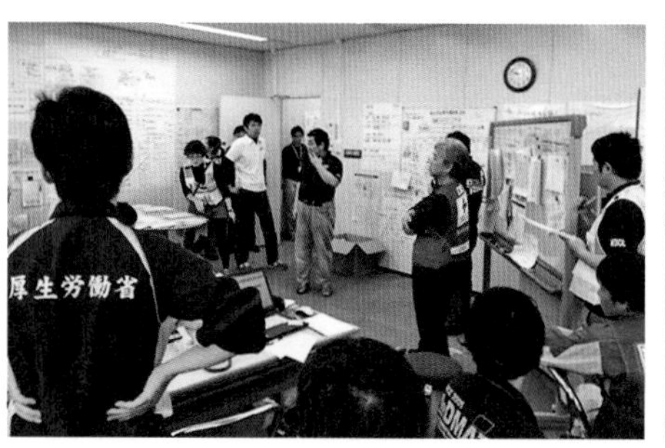

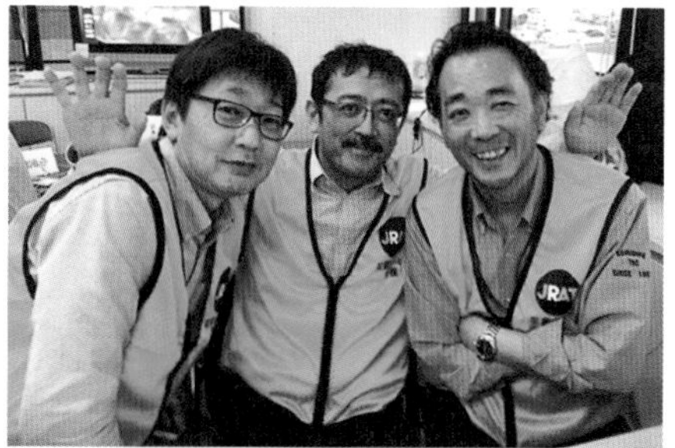

図２　日本災害リハビリテーション支援協会（JRAT）現地活動本部
左：熊本県庁にてDMATを中心とした医療救護調整本部.
右：JMAT 現地活動本部長らと筆者（中央）.

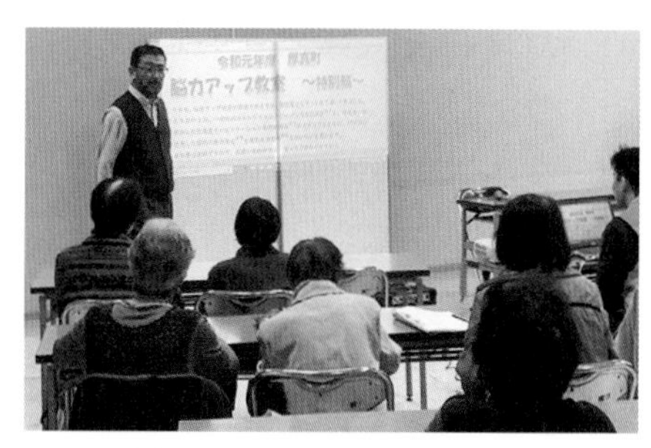

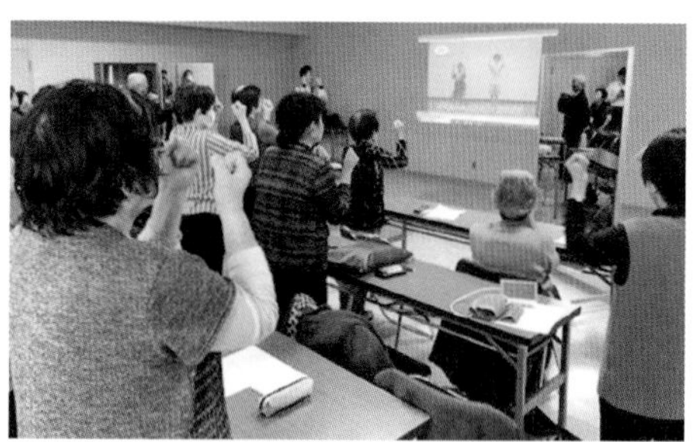

図３　生活支援活動（健康教室）の様子
左：北海道安平町の脳力アップ教室において説明をする筆者.
右：作業療法士会のスタッフによる体操指導.

2. 今の職業をめざした理由

災害時におけるリハビリテーション専門職の活動は，大規模災害とともに変遷してきました．筆者も2011年の東日本大震災のときに，東北・北海道支部のブロック長として，また東北各支部，全国各支部，日本作業療法士協会，さらに個人や北海道作業療法士会において連絡調整の重要性を強く認識したことに始まります（2012年，第46回日本作業療法学会にて発表しました）．

その活動をとおして，平時には活発な作業，災害時には素早く作業を回復しうる「柳に雪折れなし」のような「しなやかな暮らし（resilient life）」をめざし今日に至っています．

3. 学生へのメッセージ

寺田寅彦は，「『地震の現象』と『地震による災害』とは区別して考えなければならない．『現象』のほうは人間の力でどうにもならなくても『災害』のほうは注意次第でどんなにでも軽減されうる可能性がある」[1]，あるいは，「日本人を日本人にしたのは，実は学校でも文部省でもなくて，神代から今日まで根気よく続けられてきたこの災難教育であったかもしれない」[2] と述べています．

熱意をもって被災地支援に向かうと，自分も被災者の一員になることもあるので注意が必要ですが，災害立国日本において，このような作業の継続は重要ですので，ぜひとも，自助，公助，共助のどのレベルにおいても活躍できるよう学んでください．

（清水兼悦・札幌山の上病院，一般社団法人日本災害リハビリテーション支援協会〈JRAT〉事務局，一般社団法人日本作業療法士協会災害作業療法検討推進委員長）

■引用文献

1）寺田寅彦：災難雑考．中央公論；1935.
2）小宮豊隆編：寺田寅彦随筆集．第5巻．岩波書店；1948.

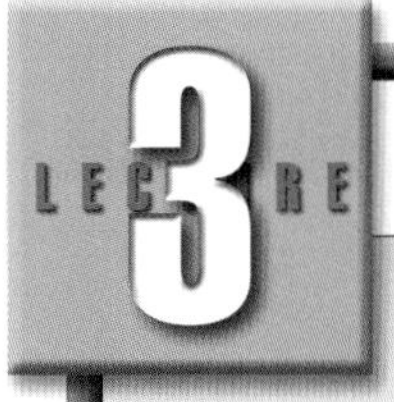

作業療法に関連する医療・介護保険制度

到達目標

- 日本の保険制度を理解する.
- 諸外国と比較し，日本の保険制度の特徴を理解する.
- 保険制度のなかで作業療法士の果たす役割を理解する.

この講義を理解するために

人々が作業療法のサービスを受けるためには，さまざまな保険制度を利用することが可能ですが，主流は医療保険制度と介護保険制度といえます．したがって，作業療法サービスを提供するうえで，これらの保険制度について理解していることは重要です．この講義では，作業療法に関連する保険制度について学習します．

また，作業療法士の職域は，保険制度に大きく左右されます．諸外国（アメリカ，カナダ，デンマーク）の保険制度と作業療法について知ることは，作業療法がどのように社会情勢に合わせたサービスを提供しているのかを理解するために重要といえます．

この講義の前に，以下の項目を学習しておきましょう．

□ 自分や身近な人が保険制度を利用した経験について整理しておく．
□ 医療におけるリハビリテーションの定義を復習しておく（Lecture 1 参照）．
□ リハビリテーションにおける作業療法士の役割について復習しておく（Lecture 1 参照）．

講義を終えて確認すること

□ 日本の医療保険制度について説明できる．
□ 日本の介護保険制度について説明できる．
□ 諸外国と比較し，日本の保険制度の特徴が理解できた．
□ 日本と諸外国の保険制度における作業療法の役割について理解できた．
□ 保険制度がどのように作業療法の職域に影響を与えるのか理解できた．

講義

LECTURE 3

覚えよう！
社会保険制度には，医療保険，介護保険，年金保険，労働者災害補償保険（労災保険），雇用保険の５つがある．

ここがポイント！
加入している保険によって自己負担額が変わる．医療保険は３割，介護保険は１割だが，労災保険の場合，自己負担はない．

MEMO
社会保険診療報酬支払基金（社保）
病院と保険会社の仲介をしながら，医療費が適切に使われているのかについて審査する門番のような役割を担っている．

関連法領域別の作業療法士の働く場所
▶ Lecture 7・表２参照．

1．日本における保険制度の変遷

日本国憲法には「すべての国民は，健康で文化的な最低限度の生活を営む権利を有する（第25条第1項）」と定められており，医療保険制度と介護保険制度はそのために制定された社会保険制度に含まれる．本講義では，日本における医療・介護保険制度と作業療法士の役割について説明する．

1）日本の医療保険制度

医療保険制度は，健康上の問題があった場合に，誰でも等しく医療サービスを受ける権利を保障するものである．また，患者が巨額の医療費の支払いによって貧困に陥らないよう，医療保険制度では病気やけがで医療が必要になった際に，患者自身が全額を支払うのではなく，保険に加入する被保険者が出し合った保険料（掛け金）から医療費の一部が支払われる（**図1**）[1]．

かぜをひいて近隣の病院を受診した際には，受付に保険証を提出し，診察を受けて，診察後には実際にかかった医療費（診療費，検査費，薬剤費など）の一部負担金（3割）を窓口で支払う．そして，残りの医療費（7割）は，病院（保険医療機関）が審査支払い機関である社会保険診療報酬支払基金（以下，社保）に請求し，社保は保険会社（医療保険者）から加入者が掛け金として支払った保険料を受け取り，医療費として病院に支払う．このように，日本の医療保険制度では，すべての国民が必要なときに望む医療サービスを受けることが保障されている．

2）医療保険制度における作業療法

作業療法のサービスを受けるためには，さまざまな保険制度（医療保険制度，介護保険制度，社会福祉制度）を利用することが可能だが，主流は医療保険制度である．2021年では全国64,230人の作業療法士協会員のうち，31,241人（48.6％）が医療保険制度下（医療法関連施設）で働いていると報告されている[2,3]．

医療保険制度における作業療法には，分野ごとに保険点数が決められており，それによって患者への対応の枠組みがおおむね決まっている．回復期リハビリテーション病院にて脳卒中患者のリハビリテーションを行う場合，1日に実施できるリハビリ

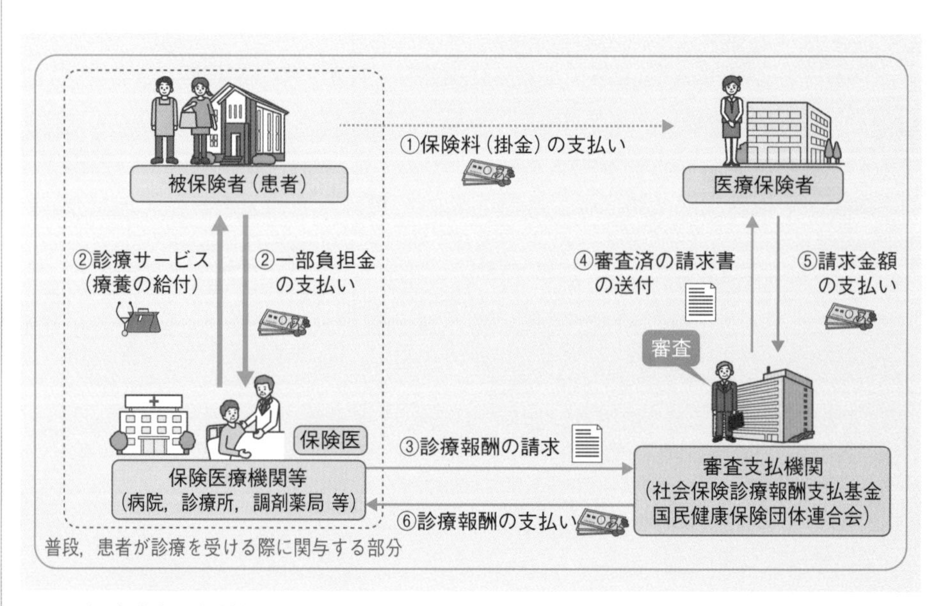

図1　保険診療のながれ
（厚生労働省：我が国の医療保険について[1]）

テーションは9単位(3時間)と定められている．そのため，理学療法士，作業療法士，言語聴覚士それぞれがおおむね1時間ごとの訓練を提供している．また，脳血管疾患の場合は，発症日から180日までリハビリテーションを受けることができるため，患者の多くは回復期リハビリテーション病院に3〜5か月程度入院し，集中的にリハビリテーションを受けることができる．

一方，訓練の時間や期間は厚生労働大臣によって定められているが，具体的な介入内容について特に制限はない．そのため，作業療法士は患者と話し合いながら作業療法の目標を設定し，基本的動作訓練(97.8%)や，ADL(95.3%)，手工芸(32.5%)など，さまざまな治療手段を，患者一人ひとりに合わせて実施している[2]．

ADL(activities of daily living；日常生活活動)

LECTURE 3

3) 日本の介護保険制度

「介護保険法」は，高齢化の進展に伴い，要介護高齢者の増加，介護期間の長期化など，介護ニーズが高まるなか，高齢者の介護を社会全体で支え合う仕組みとして2000年に施行された．基本的な考え方として，単に高齢者の身の回りの世話をするということを超えて，高齢者の自立を支援すること，多様な保健・医療・福祉サービスを，利用者の選択により受けられること，そして給付と負担の関係が明確な社会保険方式であることがあげられる．

介護保険制度の仕組みを**図2**[4]に示す．介護保険の加入者には，第1号被保険者(65歳以上)と第2号被保険者(40歳から64歳までで，医療保険の加入者)の分類がある．介護保険料の支払いは，40歳以上に義務づけられているが，サービスの対象者(受給者)は，原則として第1号被保険者のみである．第2号被保険者は，老化に起因する疾病(指定の16疾病)により介護認定を受けた場合に限りサービスの対象となる．

介護保険を受けるためのプロセスを**図3**[4]に示す．最初に，利用者(または家族)

MEMO

介護保険で対象となる特定疾病

がん(医師が一般に認められている医学的知見に基づき回復の見込みがない状態に至ったと判断したものに限る)，関節リウマチ，筋萎縮性側索硬化症，後縦靱帯骨化症，骨折を伴う骨粗鬆症，初老期における認知症，進行性核上性麻痺，大脳皮質基底核変性症およびパーキンソン病，脊髄小脳変性症，脊柱管狭窄症，早老症，多系統萎縮症，糖尿病性神経障害・腎症・網膜症，脳血管疾患，閉塞性動脈硬化症，慢性閉塞性肺疾患，両側の膝関節または股関節に著しい変形を伴う変形性関節症が含まれる．

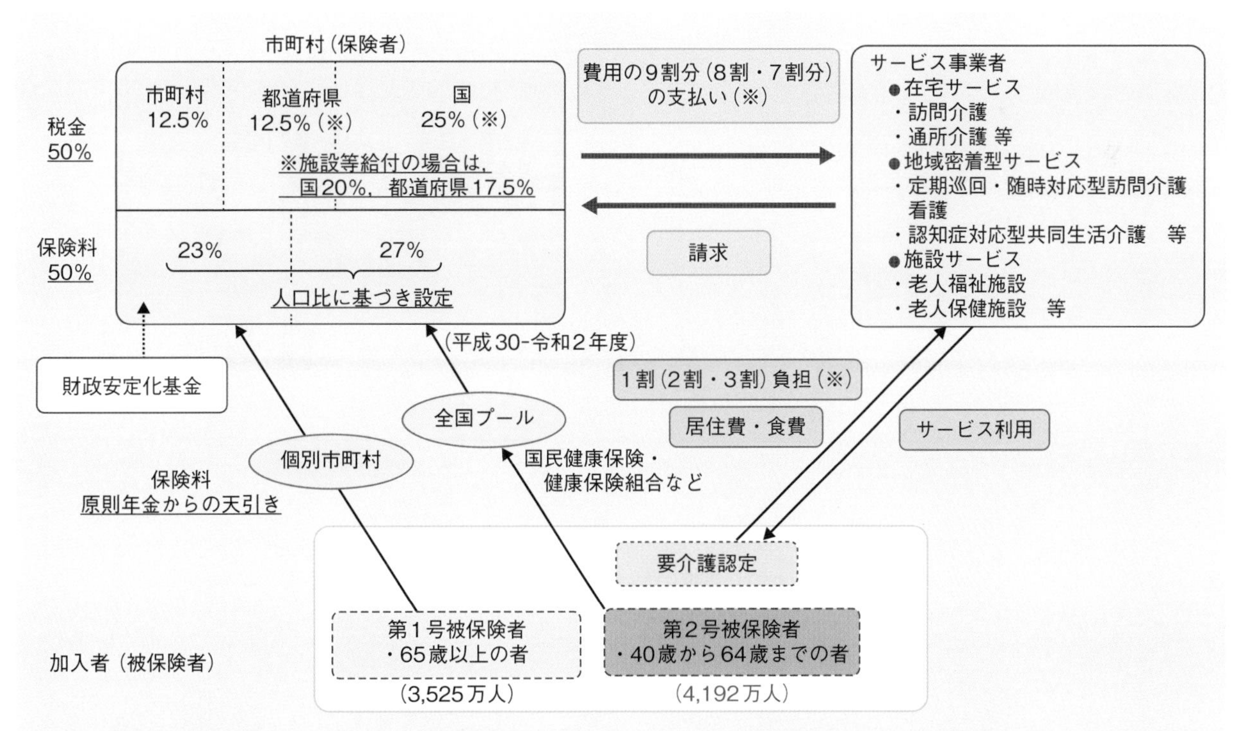

図2 介護保険制度の仕組み
(厚生労働省：介護保険制度の概要[4])

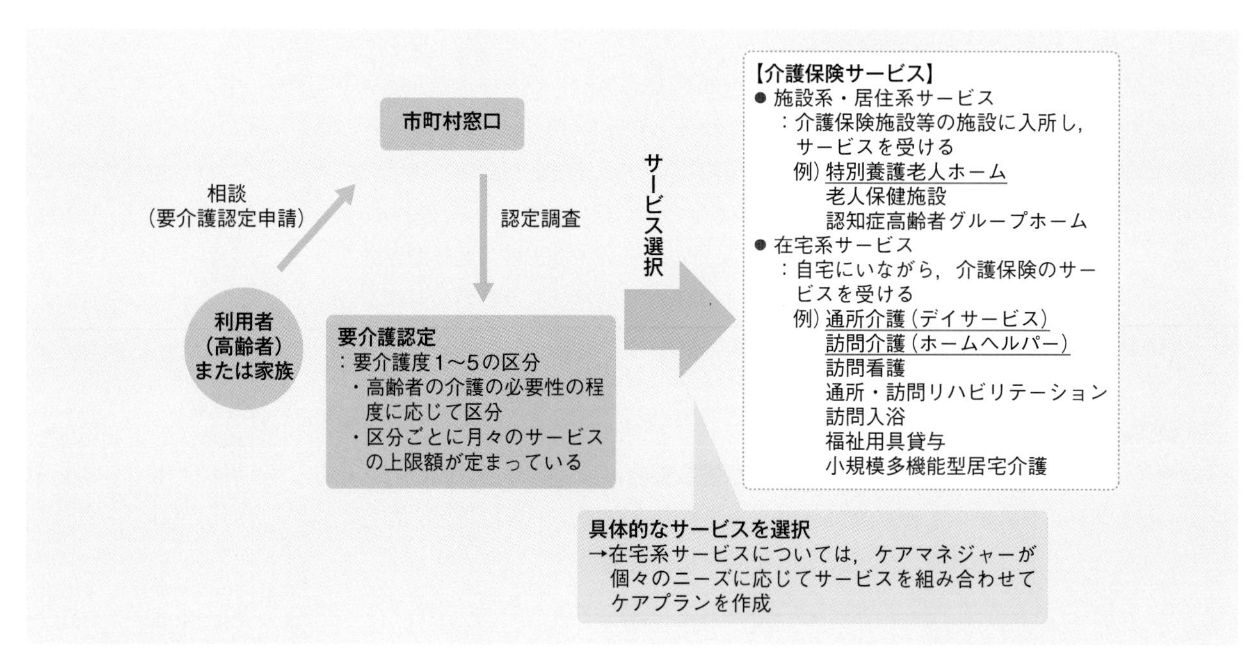

図３　介護保険の利用方法
（厚生労働省：介護保険制度の概要[4]）

ここがポイント！
介護保険では，在宅系だけでも訪問入浴や訪問リハビリテーションなど，複数の事業者がかかわるため，作業療法士として他職種だけでなく他事業者との連携も不可欠となる．

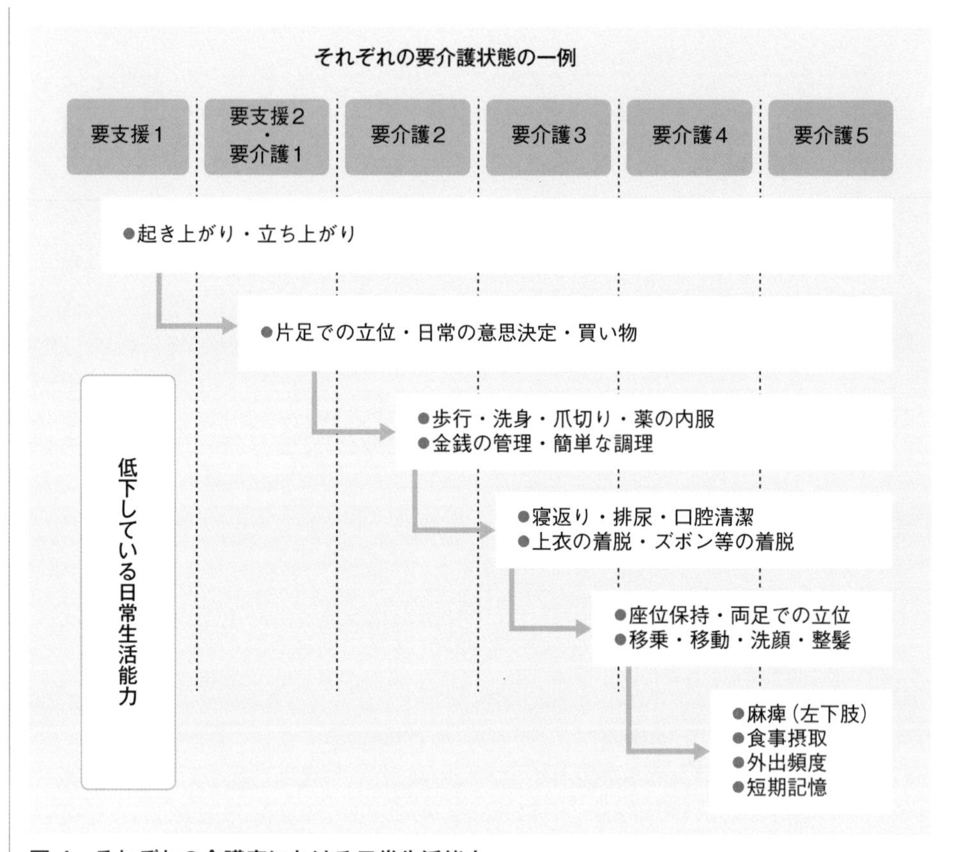

図４　それぞれの介護度における日常生活能力
（厚生労働省：介護保険制度の概要[4]）

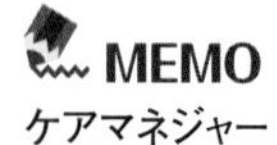
MEMO
ケアマネジャー（介護支援専門員）
介護を必要とする人が介護保険サービスを受けられるように，ケアプラン（サービス計画書）の作成やサービス事業者との調整を行う専門家である．ケアマネジャーになるためには，介護支援専門員実務研修受講試験に合格する必要があり，作業療法士も条件を満たせば資格が取得できる．

が市区町村に要介護認定の申請をし，主治医の意見書や認定調査を経て介護度が決定される．介護度には，要支援1～2の「生活機能が低下し，その改善の可能性が高いと見込まれる」状態から，要介護1～5の「現在，介護サービスが必要である」状態まで7段階に分けられ，数字が大きくなるほど介護度が高いことを表す（**図4**）[4]．次に，ケアマネジャーを通じて，個々のニーズに合わせた施設系・居住系もしくは住宅系のサービスが支給限度額内で組まれる．サービスの利用費は，利用者の収入に応じて1～

3 割の自己負担が生じる．

介護保険は高齢者の自立支援のためにさまざまな保健・医療・福祉サービスを利用者の意思により受けられるシステムとして，日本の高齢化社会を支えている．

4) 介護保険制度における作業療法

介護保険制度下では働く作業療法士は，8,533 人（全体の 13.3%）と医療保険制度の次に多い[2,3]．具体的には，介護老人保健施設（3,275 人，5.1%），老人訪問看護ステーション（610 人，1.2%），地域包括支援センター（21 人，0.0%）などに勤務している[2,3]．また，作業療法の目標としては，ADL の改善（78.8%），運動機能の維持・代償指導（70.6%），運動機能の改善（60.4%），生活リズムの改善（45.6%），身辺処理能力の維持・代償動作（45.4%）の順に多く[2]，生活機能の維持を目標としていることがわかる．また，訓練内容として，基本的動作訓練（94.5%），ADL（92.6%）以外にも，集団での身体運動活動（40.3%）や生活圏拡大活動（37.3%）などが提供されており[2]，一対一での機能訓練以外にも，病気や障がいを抱えた人が慣れ親しんだ地域での生活を継続できるような支援を提供している．

このように，作業療法士の患者とのかかわり方には，少なからず医療・介護保険制度が影響しており，その枠組みのなかで可能な限り患者にとって有益となるリハビリテーションを提供しているのである．

ここがポイント！
介護保険制度の活用例
70 歳の男性が脳梗塞を発症し，回復期病院に転院した．右の上下肢に重度の麻痺を呈しており，自宅退院予定であるが，車椅子生活が予測される．そこで，同居家族が市区町村に要介護認定の申請を行い，審査によって要介護 3 と認定された．次に，家族が最寄りの居宅介護支援事業所に相談し，ケアマネジャーを紹介された．ケアマネジャーは，日中，同居家族が不在となること，今までは床に布団を敷いて寝ていたことなどから，日中の訪問介護（ホームヘルパー）の利用や，福祉用具貸与（介護ベッドのレンタル）などを含むケアプランを作成した．結果，本人も家族も安心して自宅に退院し，在宅生活を送ることが可能となった．

2. 諸外国の医療保険制度

作業療法がどのように社会保険制度に合わせたサービスを提供しているのかを理解するためには，諸外国の医療保険制度や作業療法と比較して考える必要がある．以下に，特徴的な医療保険制度をもつ例として，アメリカ，カナダ，デンマークを取り上げ，各国の医療保険制度（**表 1**）と作業療法について説明する．

MEMO
世界作業療法士連盟（WFOT）が設立された 1952 年から，アメリカ，デンマーク，カナダは加盟しており，日本（1972 年に正式加盟）と比較すると長い作業療法の歴史をもつ．

1) アメリカ

(1) 医療保険制度

アメリカでは保険への加入が個人の自由とされているため，無保険者が国民の 10% 程度存在し，高額な医療費（かぜによる受診で数万円，入院 1 日で数十万円）を支払わなくてはならないという医療格差が問題となっている．公的保険制度としてメディケアやメディケイドなどがあるが，国民の大半は勤務先が加入する民間医療保険に加入している．一方，保有する保険会社が提携している病院でなければ保険適用されないことが多く，受けられる医療の内容に制限があることがアメリカの医療保険制度の弱点といえる．

さらに，自由診療のため，診療・治療費（医療費）の設定が各病院によって異なる．また，病院が医療費を保険会社に申請した際に，保険会社が医療サービスの内容について審査し，医療費の支払いを判断している．そのため，確実に保険会社から医療費を得て病院として経営するためには，科学的根拠に基づいた質の高い医療を提供する必要があり，これがアメリカの医学の発展につながっているとされる．

アメリカ作業療法協会（American Occupational Therapy Association：AOTA）

(2) 作業療法

アメリカには，2022 年時点でおよそ 14 万人を超える作業療法士がおり，世界で最も多い（**図 5**）[5]．アメリカ作業療法協会（AOTA）が 2019 年に発行した白書[6]によると，アメリカでは病院で働く作業療法士が最も多く（28.6%），学校（18.8%），高齢者施設（14.5%）と続く．特に，病院で行われる作業療法は，患者が加入している保険によって訓練期間や回数が定められ，訓練内容についても保険会社の審査を受ける．そのため，診療後には自身が行った訓練内容と，それによる効果，今後も継続する必要性について毎回報告書を作成し，保険会社に提出することが求められる．

MEMO
アメリカでは，1970 年代に個別障害者教育法（Individuals with Disabilities Education Act：IDEA）が制定され，1999 年からはすべての公立校に作業療法士の配置が義務づけられている．学校には作業療法室が設置され，学校作業療法士は個別教育計画（individualized education program：IEP）の作成や，集団・個別作業療法など，教員のコンサルテーションや教育のコーディネーター的な役割を担っている．

表 1　諸外国の医療保険制度

	日本	アメリカ	カナダ	デンマーク
制度類型	● 社会保険方式 ・国民皆保険 ・職域保険，地域保険	● メディケア（65 歳以上の高齢者，障害者等を対象） ● メディケイド（一定の条件を満たす低所得者を対象） ● 民間保険（国民の 65％が雇用主を通じて加入）	● 税方式 ・国民皆保険	● 税方式 ・国民皆保険
自己負担	● 自己負担：3 割 ● 義務教育就学前：2 割 ● 70 歳以上：1〜3 割 ● 高額療養費制度（年齢，所得に応じた自己負担限度額がある）	● 保有する保険により，異なる	● 主たる医療：自己負担なし ● 歯科診療，処方薬剤，リハビリテーション：全額個人負担	● 主たる医療：自己負担なし ● 歯科診療など：全額個人負担
受診方法	● かかりつけ医をもつことが推奨されているが，受診する病院，治療内容は自分で自由に選べる	● 保険ごとに受診可能な契約医があり，診療は予約制で 1 週間ほど待つこともある ● 受けられる医療の内容は保有する保険により異なる	● 専門医を受診する前に，地域の家庭医を受診することが必須 ● 予約が取りづらく専門医につながるまでに数か月かかることもある	● 専門医を受診する前に，地域の家庭医を受診することが必須

	日本	アメリカ	カナダ	デンマーク
作業療法士の数（順位）	99,776 人（2 位）	142,007 人（1 位）	18,906 人（8 位）	13,100 人（11 位）
人口 1 万人あたりの作業療法士の数（順位）	8 人（8 位）	4 人（19 位）	5 人（15 位）	22 人（1 位）

図 5　諸外国の作業療法士の数
（WFOT：Occupational Therapy Human Resources Project 2022[5] をもとに作成）

MEMO
科学的根拠に基づく作業療法（evidence-based occupational therapy：EBOT）
最善の作業療法には，科学的根拠，臨床経験，患者の価値観の 3 つの要素が重要とされる．

そのような背景から，アメリカでは科学的根拠に基づく作業療法（EBOT）が重要視されており，作業療法教育課程においてもカリキュラムの核となっている．対象者の状況を正確に把握するための評価尺度や，対象者にとって最も効果的な訓練手段を先行研究から調べるスキルは，アメリカで作業療法を提供するために必須といえる．さらに，作業療法の効果を科学的に示すことも，作業療法が医療専門職として存続するためには不可欠となる．このような背景があり，作業療法の学術的発展は，アメリカを中心に進んできたのである．

2）カナダ

（1）医療保険制度

カナダは国民皆保険制度を採用しており，原則として医療費の自己負担はなく，すべてを税財源で公的に負担している．したがって，税金を払っていることにより，誰でも無料で医療が受けられる．なお，歯科診療，処方薬剤，リハビリテーションなどについては，全額自己負担となっている．一方，医療機関を利用するには，最初に地域の家庭医を受診し，専門医につないでもらう必要がある．しかし，絶対数の少ない家庭医の受診は予約が取りづらく，検査を受け，専門医につながるまでに数か月かかることもあるといわれている．このように，好きなときに受診できないという待ち時間の長さがカナダの医療保険制度の弱点といえる．

(2) 作業療法

カナダには約19,000人の作業療法士がおり，世界第8位である（**図5**）[5]．医療分野（病院）に勤務する作業療法士も一定数いるが，訪問リハビリテーションや地域で働く作業療法士も多くみられる[5]．その理由として，機能訓練としてのリハビリテーションは保険診療外（全額自己負担）となっていることがあげられる．

そのような背景から，カナダ作業遂行測定（COPM）という尺度が開発され，作業療法介入の枠組みとして広く用いられている．COPMは，患者にとって大切な作業を列挙してもらい，それぞれに対する遂行度と満足度を聴取するものである．継続的な機能訓練が保険診療外となるカナダにおいては，身体機能の改善だけでなく，不自由があっても自分らしく生活できるかどうかをリハビリテーションの目的として患者に理解してもらうことが重要となる．COPMは患者と作業遂行に焦点を当てた治療計画を立案・実施し，効果を実感してもらうための重要なツールといえる．このようにして，カナダでは作業遂行を支援する専門家としての作業療法士の役割が確立してきたのである．

> **MEMO**
> カナダ作業遂行測定（Canadian Occupational Performance Measure：COPM）
> カナダ作業遂行モデル（Canadian Model of Occupational Performance：CMOP）を基盤として作成された，作業遂行に対する患者のとらえ方を理解するための評価尺度である．
> ▶ Lecture 7・図1参照．

3) デンマーク

(1) 医療保険制度

デンマークはカナダ同様に税方式の国民皆保険を採用しており，医療費は原則無料となる．また，高齢者サービスも充実しており，在宅介護サービスは自治体が無料でスタッフを派遣してくれる．さらに，教育費（幼稚園～大学）も無料であり，デンマークは世界有数の福祉国家として知られている．しかし，これは消費税率25%，国民負担率（租税・社会保障負担率）70%という高納税国であるからこそといえる．

無料であれば医療費は高騰し，カナダのように待ち時間が長くなりそうだが，デンマークでは家庭医が患者の症状を見極めて，軽症の患者に対しては必要最低限の治療にとどめるなど，医療費の無駄づかいを回避する役割を担っている．

(2) 作業療法

デンマークには約13,000人の作業療法士がおり，決して多いとはいえないが，人口1万人あたりの作業療法士の人数は22人と，2位のスウェーデン（12人）と比較しても飛び抜けて多い（**図5**）[5]．よって，デンマークは世界で最も作業療法が充実している国であるといえる．また，臨床領域も，病院から地域，高齢者施設まで幅広く展開されており，作業療法士不足は特に問題となっていない[5]．デンマークの作業療法の特徴としては，共同意思決定があげられる．デンマークでは，患者自身が納得してサービスを受けるかどうかを自己決定するという，「自己決定の尊重」が文化的に重要視されている[7]．したがって，作業療法士がサービスを提供する際にも，何を目的とするのか，どんな支援をするのかについて，患者とともに考え，合意していくことが必要となる．このようにして，デンマークをはじめとする北欧諸国を中心に，対象者を主体としつつも協業するという作業療法士の姿勢が育まれてきた．

> **MEMO**
> 共同意思決定（shared decision making：SDM）
> 患者とセラピストが対等なパートナーとして話し合いながら治療方針を決定していく方法である．

4) 日本との比較

日本と諸外国（アメリカ，カナダ，デンマーク）を比較しながら，日本の医療・介護保険制度の特徴を再考する．日本では，社会保険制度が採用されており，掛け金と自己負担は生じるものの，自分で病院や医療サービスを選ぶことができ，いつでも受診することができる．作業療法士も，枠組みはあるものの，患者の希望する訓練プログラムを選択することができるなど，他国に比べると自由度も高い．

作業療法は，それぞれの国の医療保険制度に合わせて発展しており（科学的根拠に基づく作業療法，COPM，共同意思決定など），日本の作業療法は，医療の提供において自由度が高いため，医学にとどまらず，心理学や社会学などの背景をふまえながら多彩に発展してきている．

作業療法の存在意義と役割は，その国の人口構成によるニーズや保険制度によって大きく左右される．今後も，作業療法士は状況を的確に判断しながらその場に暮らす人にとって必要なサービスを提供する必要がある．

3. これからの医療・介護保険制度と作業療法士の役割

作業療法は医療として発展してきたが，高齢化が進む社会においては生活支援の専門職としての存在感が増してきている．特に，2014年以降は各自治体における地域包括ケアシステムの構築が進んでおり，そのなかで作業療法士が担う役割は大きいといえる．地域包括ケアシステムとは，可能な限り住み慣れた地域で，自分らしい暮らしを人生の最期まで続けるための支援システムである[8]．このシステムは，住まいを中心に，医療，介護，生活支援，介護予防が一体となっており，地域包括支援センターやケアマネジャーをコーディネーターとしながら，必要な支援を医療・介護を問わず包括的に利用できるよう支援するものである．

作業療法は「その人らしい生活」のためのリハビリテーションを専門としており，生活に焦点を当てた地域包括ケアシステムにおいては，作業療法の専門性が大いに活かされている．特に，そのために開発された生活行為向上マネジメント（MTDLP）は，対象者にとって意味のある生活行為を再び行えるように支援するためのパッケージとして，地域高齢者の生活を向上させることに寄与している．

日本では昔から病気や障がいをもった場合，家で家族がみるという文化が根づいていた．それがさまざまな法律の施行により，患者を病院や施設でみるシステム（医療保険）へと移行してきた．そして，昨今では再び，地域社会全体で健康問題と介護問題に取り組むためのシステム（介護保険，地域包括ケアシステム）が構築されてきている．今後も日本の社会情勢に合わせて，制度は常に変化し続けることが予測される．

作業療法の職域は，保険制度の変遷に合わせて発展してきたことが，日本や諸外国の様子からも読み取れる．科学的根拠に基づき，作業遂行に焦点を当て，共同意思決定を推進するなど，作業療法にはさまざまな可能性があり，これからも時流に合わせて発展していくことが必要である．

MEMO

地域包括ケアシステム

高齢化に伴う医療や介護の需要の増加に備えるために，厚生労働省によって2014年施行された「医療介護総合確保推進法」のなかで提言された．

▶ Lecture 12・図1参照．

生活行為向上マネジメント（management tool for daily life performance：MTDLP）

▶ Lecture 6参照．

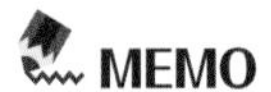

MEMO

生活行為

食事や入浴などのADL，調理や買い物などの手段的ADL（instrumental activities of daily living：IADL），仕事など生産的生活行為，俳句やゴルフなどの余暇的生活行為，ボランティア活動などの社会参加活動など，多様な行為が含まれる．

ここがポイント！

作業療法士は，今後も人口分布や価値観などの社会状況や，保険制度について敏感であることにより，時代に求められる作業療法を展開し，対象者や社会に貢献していくことが重要である．

■引用文献

1）厚生労働省：我が国の医療保険について．
https://www.mhlw.go.jp/stf/seisakunitsuite/bunya/kenkou_iryou/iryouhoken/iryouhoken01/index.html
2）日本作業療法士協会：作業療法白書2015．
https://www.jaot.or.jp/files/page/wp-content/uploads/2010/08/OTwhitepepar2015.pdf
3）日本作業療法士協会：作業療法白書2021．
4）厚生労働省：介護保険制度の概要．
https://www.mhlw.go.jp/stf/seisakunitsuite/bunya/hukushi_kaigo/kaigo_koureisha/gaiyo/index.html
5）WFOT：Occupational Therapy Human Resources Project 2022.
https://wfot.org/resources/occupational-therapy-human-resources-project-2022-alphabetical
6）American Occupational Therapy Association：2019 Workforce and Salary Survey. 2020.
7）竹内真澄：海外情報 デンマークの作業療法．作業療法ジャーナル 2013；47（8）：940-1.
8）厚生労働省：地域包括ケアシステム．
https://www.mhlw.go.jp/seisakunitsuite/bunya/hukushi_kaigo/kaigo_koureisha/chiiki-houkatsu/dl/link1-4.pdf

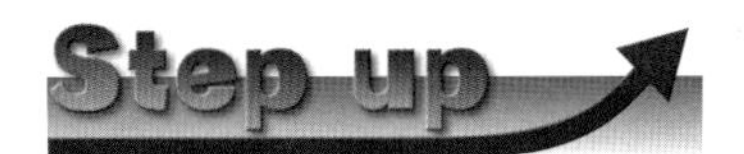

行政（市役所）で活躍する作業療法士

1．仕事の内容

「なぜ，市役所職員として作業療法士が採用されているの？」と思う人も多いと思います．1982年に制定された「老人保健法」の保健事業の施行をきっかけに，病院を退院した市民の機能訓練を市区町村が保障するため，地方自治体における作業療法士や理学療法士の雇用が進みました．

他の領域の作業療法士と大きく異なる点は，公務員は，「全体の奉仕者」として公共の利益のために勤務している点と，行政事務は福祉や介護保険など，各分野の根拠となる法令などに基づいて行われている点です．

筆者が勤める兵庫県明石市では，作業療法士や理学療法士が福祉局に配置されており，高齢者福祉を中心とする保健・福祉事業，児童発達支援センターでの通園児・家族に対する支援などに従事しています．対象領域は老年期，身体障害，発達障害が中心になりますが，精神疾患をもつ市民にかかわることもあります．つまり，地域住民の支援には，作業療法におけるすべての領域に関する知識が必要といえます．

明石市では，2030年のあるべき姿を「SDGs未来安心都市・明石―いつまでも すべての人に やさしいまちを みんなで」として，暮らしの質を重視した町づくりを加速させ，市民満足度のさらなる向上をめざしています．そして，作業療法士もその実現に向けて，個々の住民や地域の団体，市域全体に対して，直接的および間接的なアプローチを行っています．

以下，高齢者福祉を中心とする業務の概要について，行政リハビリテーション専門職の活動概念図をもとに作成した行政で働く作業療法士の役割と機能（表1）[1]に当てはめて説明します．

表1　行政で働く作業療法士の役割と機能（明石市）

	具体的内容	例
個別支援・直接的アプローチ	個人を対象にした直接的な作業療法の実施や相談業務	●個別のプログラム指導 ●個人の相談対応
個別支援・間接的アプローチ	直接的業務を行わず，「個」（個人）への支援者やチームを支援し，間接的に「個」を支える業務	●事業委託先の支援・研修 ●サービス従事者養成研修
地域支援・直接的アプローチ	「組織」や「会」などへ，直接的に介入し，その地域づくりを支援する業務	●地域の団体に対する出前講座 ●住民自主グループの活動支援
地域支援・間接的アプローチ	「核」となるグループや人へのかかわりをとおし，住民が主体的に地域づくりを発展していくよう，間接的にサポートする業務	●関係機関や地域組織への啓発 ●市民ボランティアの育成 ●地域リハビリテーション活動支援やネットワークづくり
計画策定，事業管理など	計画策定や評価，新規事業の立ち上げ，委託管理などのプロデュース的業務	

（日本公衆衛生協会：平成28年度「地域保健総合推進事業」行政リハビリ専門職のための手引き．2017[1]をもとに作成）

1）個別支援・直接的アプローチ

要介護認定者や障害者手帳保持者に対する住環境整備や補装具などの相談対応などを行います．

2）個別支援・間接的アプローチ

要支援認定者などの自立支援やQOL（生活の質）の向上をめざし，多職種で事例検討を行う自立支援型ケアマネジメント会議や，介護保険サービスからの卒業をめざす短期集中予防サービスなどにかかわる他の専門職やサービス事業所への研修や支援などを行います．

3）地域支援・直接的アプローチ

地域の介護予防力の強化のため老人クラブ，自治会，地域ボランティアなど，地域のさまざまな団体からの依頼を受けて介護予防やフレイル予防に関する正しい知識を伝える介護予防教室や，住民が自主的に介護予防体操に取り組む自主グループ活動の育成，支援などを行います．

4）地域支援・間接的アプローチ

市民ボランティアや支援者へ，介護予防活動を支援する際に必要な知識や視点を伝える研修を行います．また，

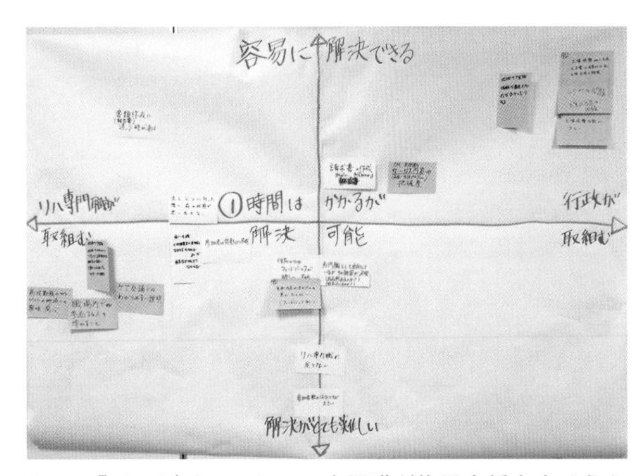

図1 「リハビリテーション専門職が住民支援をするうえでの課題」についての話い合いの結果
KJ法を用いてカードに意見を記述し整理しています.

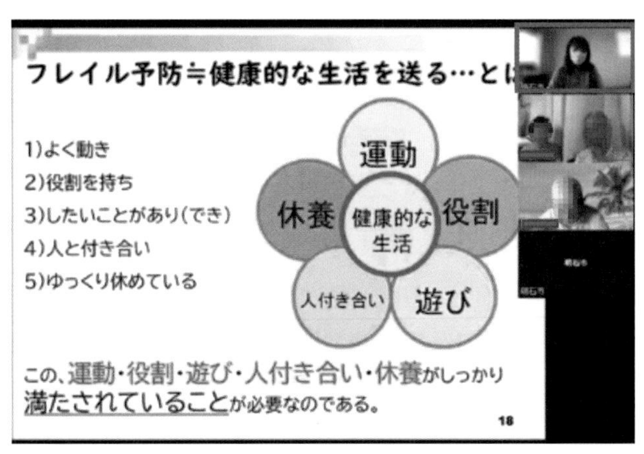

図2 オンラインによる介護予防教室の一場面
右上の赤枠が筆者.

地域リハビリテーション活動支援事業（介護保険制度，介護予防・日常生活支援総合事業，一般介護予防事業）を活用して，病院や施設などで働く作業療法士や理学療法士などを自主グループや地域ケア会議などへ派遣しています．さらに，派遣するリハビリテーション専門職らと，地域住民の生活機能の維持・向上や自立支援に役立つ支援方法，リハビリテーション領域での医療・介護連携の推進方法などについて，研修会や連絡会などで話し合います（図1）.

5）計画策定，事業管理など

新型コロナウイルス感染症拡大が高齢者に与えた影響について調査・分析し，その結果を支援者や地域住民に周知する，ウィズコロナ社会を見据えてICT（情報通信技術）を活用したオンラインによる介護予防教室（図2）を計画するなど，プロデュース的な業務を行います.

作業療法士は，地域住民の主体的な生活を支える視点をもって，地域住民やそれをとりまく環境や資源について適切に評価し，解決が必要な課題を整理します．それを行政における施策に反映し，施策が効果的に機能するようコーディネート（支援）しています.

2. 今の職業をめざした理由

新人の頃から，「退院までに効果を上げる」という時間に追われる支援ではなく，クライアントとじっくりと向き合える在宅療養生活における支援に魅力を感じていました．市役所へは，在宅療養者への機能訓練ができる職場ということで入庁しました．当時（1992年）は作業療法士の知名度が低く，「作業療法士って何をする人？　理学療法士と何が違うの？」と尋ねられ，説明をしてから支援を開始する日々でした.

3. 学生へのメッセージ

明石市では，高齢者，認知症の人，障がい者，子どもなど，すべての地域住民が自分らしくいきいきと暮らせる町づくりを展開するために，地域共生社会室が新設されました．この考えは，地域リハビリテーションの理念にも通じるものがあると思います．学生の皆さんには，目の前のクライアントや，その家族だけでなく，彼らが生活を営んでいる地域社会にも視野を広げて彼らを理解する材料にしてほしいと思います．そのなかで，その人がどう生きてきたのか，これからどう生きたいのか，そこで自分らしくいきいきと生活していくために，作業療法士は何を支援するのか．大袈裟かもしれませんが，こうしたことを一人ひとりが考え，行動することが切れ目のない地域リハビリテーション支援体制の構築に寄与するのではないかと考えています.

あなたの前にいる人の「いきいき生きる」を支援するために，あなたは何をしますか？

（高橋明子・明石市福祉局地域共生社会室地域総合支援担当）

■引用文献

1）日本公衆衛生協会：平成28年度「地域保健総合推進事業」行政リハビリ専門職のための手引き．2017.

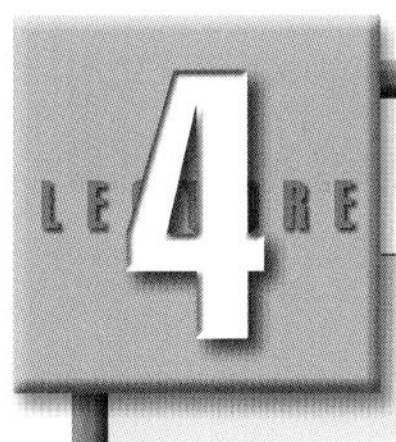

社会構造と作業療法

到達目標

- 国際障害分類（ICIDH）が国際生活機能分類（ICF）に移行した理由と，両者の違いを理解する．
- 少子高齢化がもたらす危惧について説明できる．
- 作業療法の対象者が生活する場において，問題を解決するための技術革新を予測できる．

この講義を理解するために

作業療法の知識は，人の生活に対して有用な結果をもたらすために発展してきた「実学」といえます．対象が人であるということは，個人差が大きく，いろいろな障害や生活行為上の問題に対処する必要性があります．問題の解決に際しては，対象者自身が変化すること（病状の改善や新たな能力を身につけるなど），対象者の環境が変化すること（住宅の改修や社会制度の変更など）が必要です．前者だけで解決することもあれば，後者のみで解決することもあります．実際は，両方ともに挑む必要がある場合が多くみられます．対象者自身を変化させるためには，基礎医学や臨床医学・各種治療理論を学び，環境を変化させるためには，社会や経済の動向も知る必要があります．

この講義を学ぶことで，日本がたどってきた環境の変化に触れ，将来予測される作業療法の形を考えるきっかけにしましょう．

この講義の前に，以下の項目を学習しておきましょう．

□「厚生労働白書」を検索して閲覧しておく．

□ 作業療法に活用できる ICT（情報通信技術）を調べておく．

□ 日本作業療法士協会が示している「倫理綱領」を確認しておく．

講義を終えて確認すること

□ ICIDH と ICF の違いが理解できた．

□ ICF を用いた場合の，プラスの因子とマイナスの因子の意味が理解できた．

□ 少子高齢化，人口減少の予測値が理解できた．

講義

1．序：社会構造と作業療法

日本作業療法士協会の作業の定義
▶ Lecture 2 参照.

ADL (activities of daily living；日常生活活動)

「作業療法は，人々の健康と幸福を促進するために，医療，保健，福祉，教育，職業などの領域で行われる，作業に焦点を当てた治療，指導，援助である．作業とは，対象となる人々にとって目的や価値を持つ生活行為を指す」[1)]とあるように，人々の健康と幸福を促進することにその目的がおかれている．対象である人の生活行為は，ADL (日常生活活動) から家事活動，就学，職業，趣味など幅が広く，それらの実践には個人の意向 (価値観) や活動する場面での守らなければならないルールなどにも配慮が必要であるため，作業療法士には柔軟な対応力が求められる．

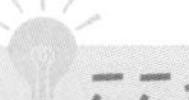

ここがポイント！
作業療法をとりまく環境として，①リハビリテーションの進め方に影響を与えた概念の変化，②少子高齢化と人口減少，③国民生活の変化と産業構造の変化，④教育方針の変化などがあげられる．作業療法士は，社会の変化や対象者をとりまく環境の変化に敏感であることが求められる．

この講義では，作業療法の内容が社会の状態 (社会構造) などによって受ける，または受けてきた影響 (環境因子) について解説する．

2．リハビリテーションの進め方に影響を与えた概念の変化

1) 障がいのとらえ方の変化 (ICIDH から ICF へ)

障がいのとらえ方に大きな変革があったのは国際障害分類 (ICIDH) から国際生活機能分類 (ICF) への改定である．いずれも WHO (世界保健機関) が提唱した概念であり，作業療法における対象者のとらえ方や目標設定，サービス内容の言語化において大きな変革をもたらした．

国際障害分類 (International Classification of Impairments, Disabilities and Handicaps：ICIDH)

国際生活機能分類 (International Classification of Functioning, Disability and Health：ICF)
▶ Lecture 2 参照.

WHO (World Health Organization；世界保健機関)

(1) 国際障害分類 (ICIDH) (図 1)

1980 年に WHO が採択した分類法で，障がいの構造を「疾患または変調」「機能・形態障害」「能力障害」「社会的不利」に分類した．障がいの原因として「疾患または変調」が存在し，それが「機能・形態障害」を引き起こし，それが「能力障害」へ波及し，最終的に「社会的不利」がもたらされるという考え方である．ただし，「機能・形態障害」が「能力障害」を引き起こさなくても，「社会的不利」を直接もたらすという流れも示している．「疾患または変調」により，外見上の美醜に影響があった場合，「能力障害」がなかったとしても，他者から偏見に満ちた目で見られ，活躍の機会を奪われることや，権利が制限される (差別を受ける) などの「社会的不利」が発生する場合である．それまで医学的診断のみによって障がいの解釈が行われていた作業療法において，障がいを階層的に示し，障がいの説明に社会的不利の状況を含めた点においても画期的な概念であった．しかし，リハビリテーションを進めるにあたって，ICIDH では対処できない (無視できない) 問題も浮上した．

1 つには主観的な障がい (体験としての障がい) の問題である．利き腕を切断した場合，その人が抱える問題は利き手の損傷という障がいを惹起させるが，その障がいの程度を個々人がどのようにとらえるかという個人差は幅が広い．腕を失った悲しみから，その衝撃にとらわれて悔やむばかりでリハビリテーションが進まない対象者から，多少の後悔の念を抱きつつも現実を受容し，早期から義手の導入に対して積極的に取り組める心理状態を示す対象者が存在する．このような状況はサポートする医療者が決める事柄ではなく，対象者個人が体験している問題である．個人的背景も，リハビリテーションを進めるうえで無視できない問題である．

さらに，ICIDH では，障がいの程度を主に医療従事者が測定することが前提となっていた．このことは，障がいをマイナスの因子でしか表現できないという問題点を有していた．例えば，上肢切断であれば，切断部位や断端長，可動域，筋力などの検査結果だけを取り上げ，利き手なのか非利き手なのかに言及しない部分である．非

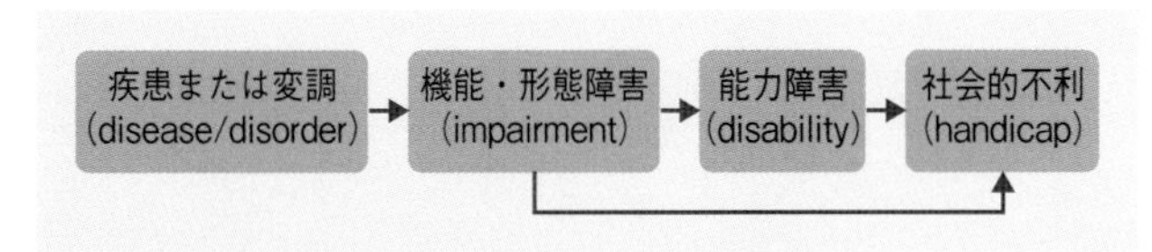

図1　国際障害分類（ICIDH）による障害モデル

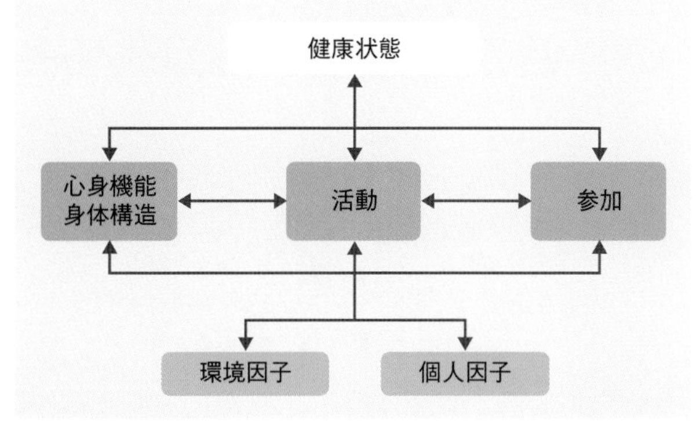

図2　国際生活機能分類（ICF）による生活機能モデル

利き手切断であれば，利き手が残存しているというプラスの情報が記録されない．また，「環境因子」も配慮されていなかった．「環境因子」にはマイナスの因子もあるがプラスの因子もある．切断を余儀なくされたが，社会保障制度（労働者災害補償保険〈労災保険〉など）によって，義手の処方や練習に対し，本人の経済的負担が大幅に軽減された状態でリハビリテーションを受ける場合などである．

(2) 国際生活機能分類（ICF）

このような背景から，ICIDHは2001年にICF（**図2**）へと改定された．疾病や障がいの程度をとらえるのみならず，対象者の「生活」をとらえてその状況を表現しようとしている点がICIDHとの違いである．ICFでは，「健康状態」「心身機能・身体構造」「活動」「参加」「環境因子」「個人因子」の6つの側面から対象者の全体像を表現する．

それぞれの因子（「心身機能・身体構造」と「活動」との関係など）は相互依存性と相対的独立性を示す．また，「環境因子」と「個人因子」が加わったことにより，対象者の状況をより説明できるようになり，それぞれマイナスの因子とプラスの因子を意識することでリハビリテーションを進める際の注目ポイントが明確になった．

2) 作業療法の対象と目的の変化[2)]

(1) 診療報酬

診療報酬改定の推移[2)]を**巻末資料・表1**に示す．当初，身体障害領域における作業療法の点数（診療報酬）は，「簡単なもの」「複雑なもの」という作業療法士が同時に対応できる対象者の人数で区分されていたが，疾患別の報酬となり，付帯するリハビリテーションの内容（メニュー）に応じて加算されるという複雑な構成になった．また，回復期リハビリテーション病棟においては，理学療法と作業療法，言語聴覚療法がほぼ同等の取り扱いになった．

(2) 作業療法の対象疾患（表1）

1985年から2015年にかけて，作業療法の対象疾患は，身体障害領域においては脳血管障害が，精神障害領域では統合失調症が，発達障害領域においては脳性麻痺，老年期障害においては脳血管障害が最多であり，変化はない．ただし，第2位および第3位をみると，身体障害領域では関節リウマチや認知症に変わって，骨折やパーキンソン病が上位を占めるようになった．回復期リハビリテーション病棟において，大腿骨近位端骨折にて入院する対象者を頻繁に担当することが増えたことが一因と推察される．精神障害領域の第2位，第3位では感情障害に対する作業療法の頻度が増している．発達障害領域では自閉症，アスペルガー症候群，学習障害などが，老年期障害領域においては器質性精神障害や骨折に対する作業療法の頻度が増加している．

(3) 作業療法の目的（表2）

対象疾患の変化に応じて，作業療法の目的も変化してきた．身体障害領域では運動機能へのアプローチが最多を占めていたが，ADL（日常生活活動）の改善が最多とな

ここがポイント！
ICFでは，障がいなどによって制限を受けているマイナスの影響のみならず，対象者が利用可能な能力や資源，資産があればプラスの影響をもたらすという点も表現する．

MEMO
● **相互依存性の例**
「心身機能・身体構造」において，利き手の麻痺があげられた場合，「活動」の制限として食事動作の困難が引き起こされ，両方の因子が依存関係にあることを表している．
● **相対的独立性の例**
「心身機能・身体構造」で同じように利き手の麻痺が生じたとしても，非利き手で食事ができるようになれば「活動」には制限がない状態に至り，両方の因子になんら関係がないということを表す．

MEMO
診療報酬
病院や診療所などの医療機関が実施した医療行為（技術）や提供した物品（薬剤や処置に用いた物品）に対して支払われる費用のこと．その額は中央社会保険医療協議会（中医協）によって検討された後，厚生労働大臣が告示している．
▶ Lecture 3参照．

パーキンソン（Parkinson）病

アスペルガー（Asperger）症候群

LECTURE 4

表 1　作業療法の対象疾患

身体障害	1985 年	1995 年*	2005 年	2015 年
1 位	脳血管障害	脳卒中	脳血管障害	脳血管障害
2 位	脳外傷	失行・失認	骨折	骨折
3 位	関節リウマチ	認知症**	パーキンソン病	高次脳機能障害
精神障害	**1985 年**	**1995 年***	**2005 年**	**2015 年**
1 位	精神疾患	統合失調症**	統合失調症	統合失調症
2 位	知的障害**	双極性障害**	感情障害	感情障害
3 位	成人神経系疾患（脳卒中，脳外傷，パーキンソン病）	神経症	精神遅滞・知的障害	器質性精神障害（認知症，人格・行動障害を含む）
発達障害	**1985 年**	**1995 年***	**2005 年**	**2015 年**
1 位	データなし	脳性麻痺	脳性麻痺	脳性麻痺
2 位		知的障害**	精神遅滞・知的障害	自閉症，アスペルガー症候群，学習障害など特異的な学習障害と広汎性発達障害
3 位		重症心身障害	自閉症，アスペルガー症候群	精神遅滞・知的障害
老年期障害	**1985 年**	**1995 年***	**2005 年**	**2015 年**
1 位	データなし	脳卒中	脳血管障害	脳血管障害
2 位		認知症**	記憶記銘障害，認知症	器質性精神障害（認知症，人格・行動障害を含む）
3 位		パーキンソン病	骨折	骨折

*順位は個別作業療法．　**疾患名および障害名は，時を経て名称の変更が行われているため，本書発行時に通用している名称に変更した．
（日本作業療法士協会：作業療法白書 1985，1995，2005，2015 をもとに作成）

表 2　作業療法の目的

身体障害	1985 年	1995 年*	2005 年	2015 年**
1 位	データなし	運動機能の発達促進，改善，維持	運動機能の改善	日常生活活動の改善
2 位		日常生活活動の最大限自立	上肢運動機能の改善	運動機能の改善
3 位		認知機能の発達促進，改善，維持	日常生活活動の改善	上肢運動機能の改善
精神障害	**1985 年**	**1995 年***	**2005 年**	**2015 年****
1 位	データなし	対人交流技能獲得，改善の援助	社会生活適応能力の改善	コミュニケーション・対人技能の改善
2 位		精神機能の発達促進，改善，維持	日常生活活動の改善	社会生活適応能力の改善
3 位		生きがい，達成感獲得の援助	余暇活動の指導・援助	生活リズムの改善
発達障害	**1985 年**	**1995 年***	**2005 年**	**2015 年****
1 位	データなし	運動機能の発達促進，改善	運動機能の改善	コミュニケーション・対人技能の改善
2 位		認知機能の発達促進，改善	上肢運動機能の改善	運動機能の改善
3 位		感覚機能の発達促進，改善	日常生活活動の改善	日常生活活動の改善
老年期障害	**1985 年**	**1995 年***	**2005 年**	**2015 年**
1 位	データなし	運動機能の改善	日常生活活動の改善	日常生活活動の改善
2 位		体力増進	運動機能の維持・代償指導	運動機能の維持・代償指導
3 位		生きがい活動への動機づけ	運動機能の改善	運動機能の改善

*順位は個別作業療法．　**順位は長期目標．
（日本作業療法士協会：作業療法白書 1985，1995，2005，2015 をもとに作成）

り，精神障害領域では 1995 年に最も多かったコミュニケーション・対人技能の改善が再び最多となり，発達障害領域でもコミュニケーション・対人技能の改善が，老年期障害領域では運動機能の改善から ADL の改善が最多となっている（**表 2**）．生活行為向上マネジメント（MTDLP）の導入も影響し，目的は活動・参加レベルでの取り組みに移行しつつある．

(4) 作業療法の種類(治療手段)

「作業療法白書」から作業療法の種類(治療手段)の推移をみると,1995年において身体障害領域では上肢の基本動作訓練が最も利用頻度の高い手段であり,徒手的他動運動,衣服着脱訓練・指導,座位バランス訓練,書字,食事訓練・指導と続いていた.精神障害領域では紙細工,革細工,散歩,縫い物,各種絵画,料理が多く,発達障害領域では運動遊び,触覚遊び,座位バランス,食事訓練,衣服着脱訓練,書字の利用頻度が多い.老年期障害領域では基本動作訓練,紙細工,座位バランス,徒手他動運動,上肢機能訓練,立位バランスが上がっている.10年経過した2005年には,身体障害領域では徒手的訓練,食事,移動・移乗,更衣,器具を用いた訓練,排泄が上位を占め,精神障害領域では音楽,編み物,絵画,書道,その他軽スポーツ,外出・散歩が,発達障害領域では感覚・運動遊び,物の操作,徒手的訓練,食事,更衣,自助具,老年期障害領域では移動・移乗,徒手的訓練,食事,起居,排泄,更衣という順であった.

上記2回分(10年前後)の頻度が高い作業療法の種別をみると,身体障害領域では運動機能およびADLに着目したものが継続され,精神障害領域では手工芸・趣味活動に関する活動が,発達障害領域では遊びを利用した物やADLと運動機能に注目したもの,老年期障害領域では運動機能とADLに関連する種目が用いられていたことが共通している.しかし,それらの活動においては対象者の社会的・文化的背景に異なりがあり,2020年頃と比較するとそれぞれの質が変わっている.運動機能に着目した場合であっても,治療理論の発展・増加により,運動学的なアプローチのみで対応していた時代から,各種治療理論(ボバース法などを代表とする促通手技)が導入され,経皮的電気刺激やミラーセラピー,CI療法,促通反復療法(川平法),ロボット療法などの選択肢が増えている.

3. 少子高齢化と人口減少[4]

1) 高齢者をとりまく状況

介護保険が施行されて3年が経過した2003年の「厚生労働白書」[4]では,核家族化に伴い,高齢者の単身世帯の増加や,地域社会における人間関係の希薄化が問題視されたが,その状況は改善していない.2003年当時,本格的な人生80年時代が始まり,60歳以降に健康で過ごせる期間が男性で17.1年,女性で20.7年といわれた.高齢者は,経済的にはある程度豊かで,おおむね健康であるが,人とのかかわり(特に,家族以外とのかかわり)が少ないなどの傾向が指摘されている.一方,高齢者が就労することや,社会貢献活動に参加することは,健康や生きがいづくりにつながると考えられ,高齢者が活躍することで,働き手の増加を生み出すだけでなく,高齢者自身にとっても良い影響があるという考えが生まれた.しかし,高齢者が就業を希望しても適当な仕事が見つからなかったため就業できなかったという人の割合も多かった.企業側の採用にかかわる年齢制限が制約となっているという事実も指摘されている.これらのことから,定年の引き上げ,継続雇用制度の導入などによる65歳までの安定した雇用の確保,中高年齢者の再就職支援の強化,シルバー人材センターの活用など,企業の人事,労務のあり方そのものの見直しに継続的に取り組むという方向性が提言された.一方,2010年には高齢者自身のボランティア活動への意欲は高く,ボランティア組織で活動している人のうち,60歳代以上の人は65.7%を占めていた[5].

2) 地域包括ケアの進展

介護予防・生活支援は,市区町村などにおいて実施する体制がつくられているが,自主的な地域社会での支え合いなどを行う主体にはNPO法人や地域の自治会組織などが

MEMO

生活行為向上マネジメント
(management tool for daily life performance:MTDLP)
作業療法における一つの臨床思考過程を説明したものであり,本人にとって,「やりたい」と思っている生活行為に焦点を当てたマネジメントツール[3].
▶ Lecture 6 参照.

MEMO

2005年以降の「作業療法白書」では,質問項目が変更されたため詳細な種類についての記載がみられない.

MEMO

- **ボバース(Bobath)法**
イギリスのボバース夫妻が提唱した脳性麻痺や脳卒中患者に対する治療手技.主に運動麻痺に対して導入される.
- **経皮的電気刺激法(TENS:transcutaneous electrical nerve stimulation)**
リハビリテーションの進行において障壁となる疼痛を軽減するために電気刺激を与える方法.痙縮の軽減や筋力増強目的で使用されることもある.
- **ミラーセラピー(mirror therapy)**
鏡に映した非麻痺側の手の動きを見ることで,鏡の裏にある麻痺した手が運動しているような錯覚を与え,運動を誘発させる.上肢切断者の幻肢痛(感覚障害)の改善にも用いられる.
- **CI療法(constraint-induced movement therapy)**
脳卒中による運動麻痺に対して非麻痺側上肢の使用を制限し,麻痺側上肢の使用機会を増すことで改善を促す方法.麻痺側上肢の使用に際しては対象者に応じて段階的に課題を設定する.
- **促通反復療法(川平法)**
鹿児島大学の川平和美氏が考案した脳卒中患者の麻痺側上下肢に対して回復を促す方法.随意運動を反復させることで脳からの神経回路を再建したり強化したりする.
- **ロボット療法**
上肢や下肢の運動を訓練用ロボットによって実施する方法.セラピストは患者の能力に応じたメニューを選択・確認することで機能回復を円滑に進むよう援助する.

調べてみよう
地域社会に影響を与える高齢化は進行している．この傾向は都道府県によって異なるという予測がなされており，20～64 歳の人口はすべての都道府県で減少するが，65 歳以上の人口は増加する都道府県と減少する都道府県がある（図 3）[6]．高齢化と単身世帯が増加し，小売業の廃業や商店街の衰退により，地方だけではなく都市部でも，社会的弱者が食料品の購入に困難を伴うという，いわゆる「買い物難民」が社会問題として注視されるようになった．農林水産省ホームページにて「食品アクセス（買い物弱者・買い物難民等）問題ポータルサイト」を検索してみよう．

調べてみよう
「平成 15 年版厚生労働白書」（2003 年）の「高齢者をとりまく現状・課題」を調べ，現在の高齢者の状況と比較してみよう．

ここがポイント！
高齢者における家族以外とのかかわりとして調べた内訳は，友人・近所の人・親戚と会ったり出かけたりする頻度であった．その結果，約 10 年前と比較すると女性のほうが家族以外とのかかわりが活発になっており，男性は減少していた．さらに，男女の差は拡大していた．近所付き合いの状況では，お茶や食事を一緒にしたり，相談をしたりといった付き合いは都市部ほど少なかった．

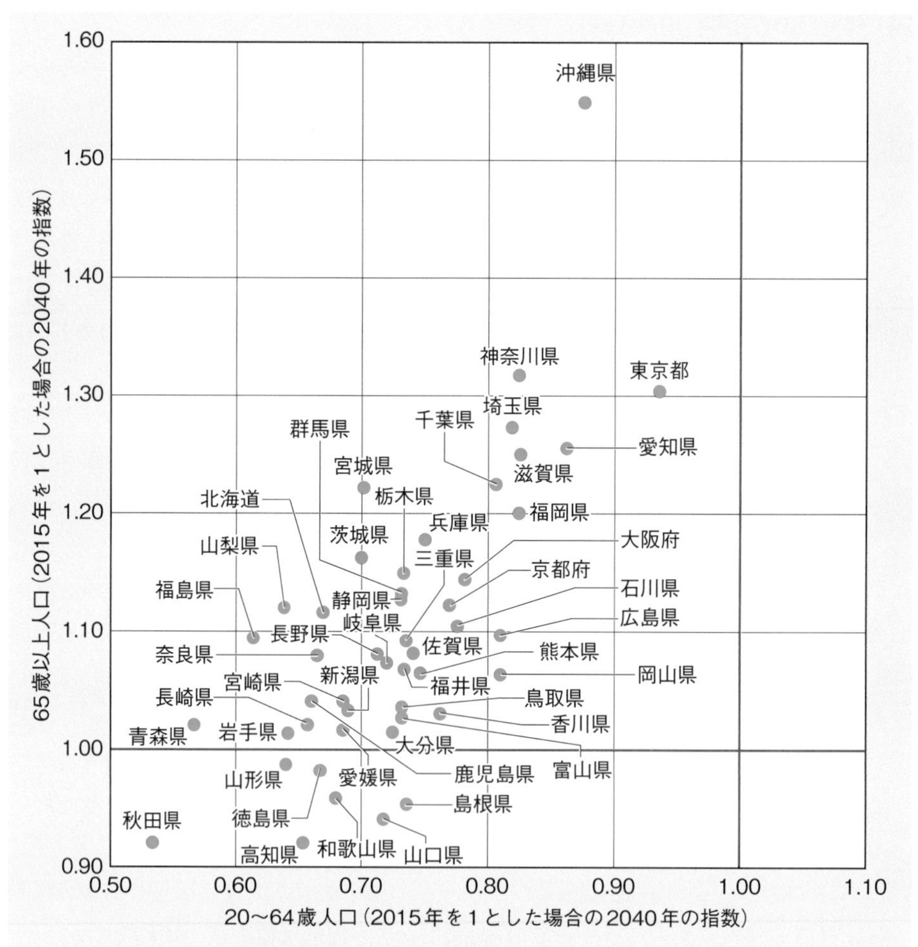

図 3　都道府県ごとの人口の増減（2015 年から 2040 年にかけて）
（厚生労働省：令和 2 年版厚生労働白書[6]）

重要な役割を果たしている．しかし，自治体の限られた財源や人材だけでは，今後増加する高齢者の介護予防・生活支援に対応できないため，ボランティアとして高齢者自身が他の高齢者に対して介護予防・生活支援に取り組むという状況が期待されている[4]．

2010 年の「厚生労働白書」[7] には社会保障のあり方として，在宅医療・福祉サービスの不足により，住み慣れた地域や家で暮らし続けることが難しかった保護型社会保障から，中学校区など一定の区域に在宅医療・福祉サービスを整備し，本人の希望をふまえて最期まで自宅で暮らすことも可能となる参加型社会保障が提案され，「地域包括ケア」という用語が使われ始めた．2016 年には，人口減少・高齢化を乗り越える視点として，地域包括ケアを深化させ，暮らしと生きがいを両立させる地域共生社会へのパラダイムシフトが提案されている．2018 年には「ニッポン一億総活躍プラン」が策定され，誰もが家庭や職場，地域など，あらゆる場で居場所をもち活躍できる社会の実現をめざすこととなった．言い換えると，今まで居場所がなかった人たちが居場所をもち，社会貢献する機会を得ることで生きがいを獲得できるという考え方である．これまでの地域包括ケアの対象者が地域包括ケアの担い手になることが望まれている．

平均寿命と健康寿命の差が開くと，医療費や介護費の負担が大きくなる．高齢化に伴い医療費などの増大が予測されるなか，個人の生活や幸せのためにも，健康寿命を延伸させるとともに平均寿命との差を縮めることが重要である[8]．

3）担い手の不足

重要な問題として，日本の人口は減少の見通しであり，2020 年から 2025 年にかけ

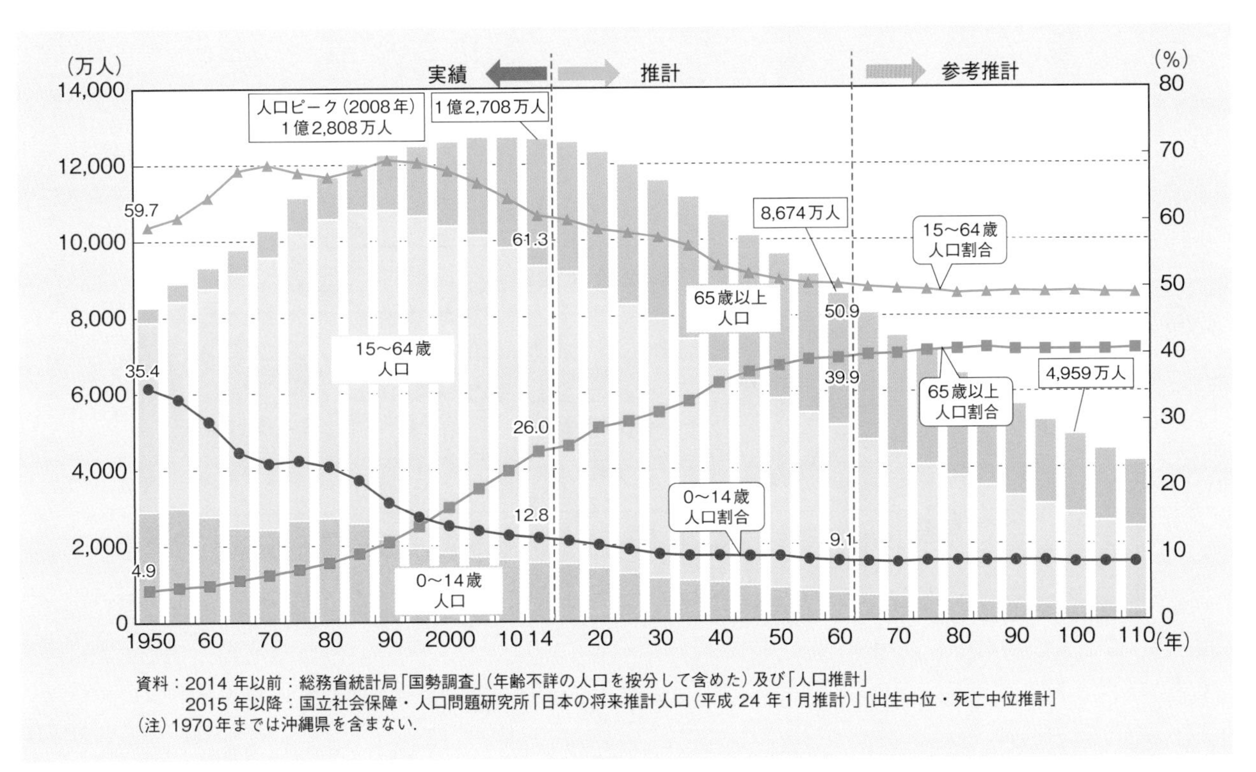

図 4　日本の人口推移
(厚生労働省：平成 27 年版厚生労働白書[9])

てすべての都道府県で人口減少に転じることが予測された (**図 4**)[9]．2060 年には，高齢化率が 39.9% と 65 歳以上の人口が約 2.5 人に 1 人という社会になると予測されている[10]．こうした状況から，2003 年「厚生労働白書」[4] にて述べていた高齢者の社会参加に拍車がかかり，社会保障においては支えられる立場から支える立場への転換を図ることで難局を乗り越える施策が進んでいる．

4）人材不足への対応策

医療分野の ICT (情報通信技術) 化や，遠隔医療・介護ロボットの導入促進を進める[11] ことで，医療・福祉分野での人材不足を軽減し，高齢者の人口がピークを迎える 2040 年頃および人生 100 年時代を迎え，担い手不足，人口減少という不安を克服するために，女性や高齢者の就業率のいっそうの向上とともに，働く人のポテンシャルを引き上げ，活躍できる環境整備をめざす[6] ことが目標となった．医療福祉従事者は，2040 年には最大 1,070 万人 (就業者の 5 人に 1 人) に増加するとの見通しがある．健康寿命の延伸と，医療・福祉現場の生産性を上げることにより，少ない人手でも現場が回っていく体制を実現していく必要がある[6]．

ICT (information and communication technology；情報通信技術)

4．国民生活の変化と産業構造の変化

1）社会構造の変化と国民の生活様式の変化

図 5[13] にみられるように時代背景は徐々に変化している．昭和 20 年代 (1945 年～) は戦後復興が課題であり，第一次産業に重点がおかれ，昭和 30 年代 (1955 年～) から工業化の進展が目立ち，安定的経済成長をもたらしたが，後にはサービス産業が増加し，経済は停滞を余儀なくされている．働き方については，非正規雇用が増加し，核家族化および共働き世帯の増加とあいまって，人口減少社会を迎えている．さらに，就労の形態として 2020 年初旬から始まった新型コロナウイルス感染症拡大を経て，通勤を必要としないテレワークを導入する企業が増加した．

以上のような大きな流れに比して，生活のなかでは，道具の進歩によって作業療法

MEMO
テレワーク (telework)
ICT を利用して場所や時間にとらわれないで働く労働形態で，2001 年度に厚生労働省が報告した「平成 13 年版労働経済の分析」[12] においてすでに「情報通信技術革新はテレワーク雇用や在宅就業といった自宅等で仕事を行う労働形態を可能とし，高年齢者，障害者及び家庭責任を負っている人の就労を容易にする利点がある」と紹介されていた．新型コロナウイルス感染症の蔓延によってテレワークは普及し，多くの人がテレワークという就労形態を体験したことから，障害者・高齢者も利用することの障壁が下がったと思われ，今後も継続される (もしくは進歩する) ことが望まれる．

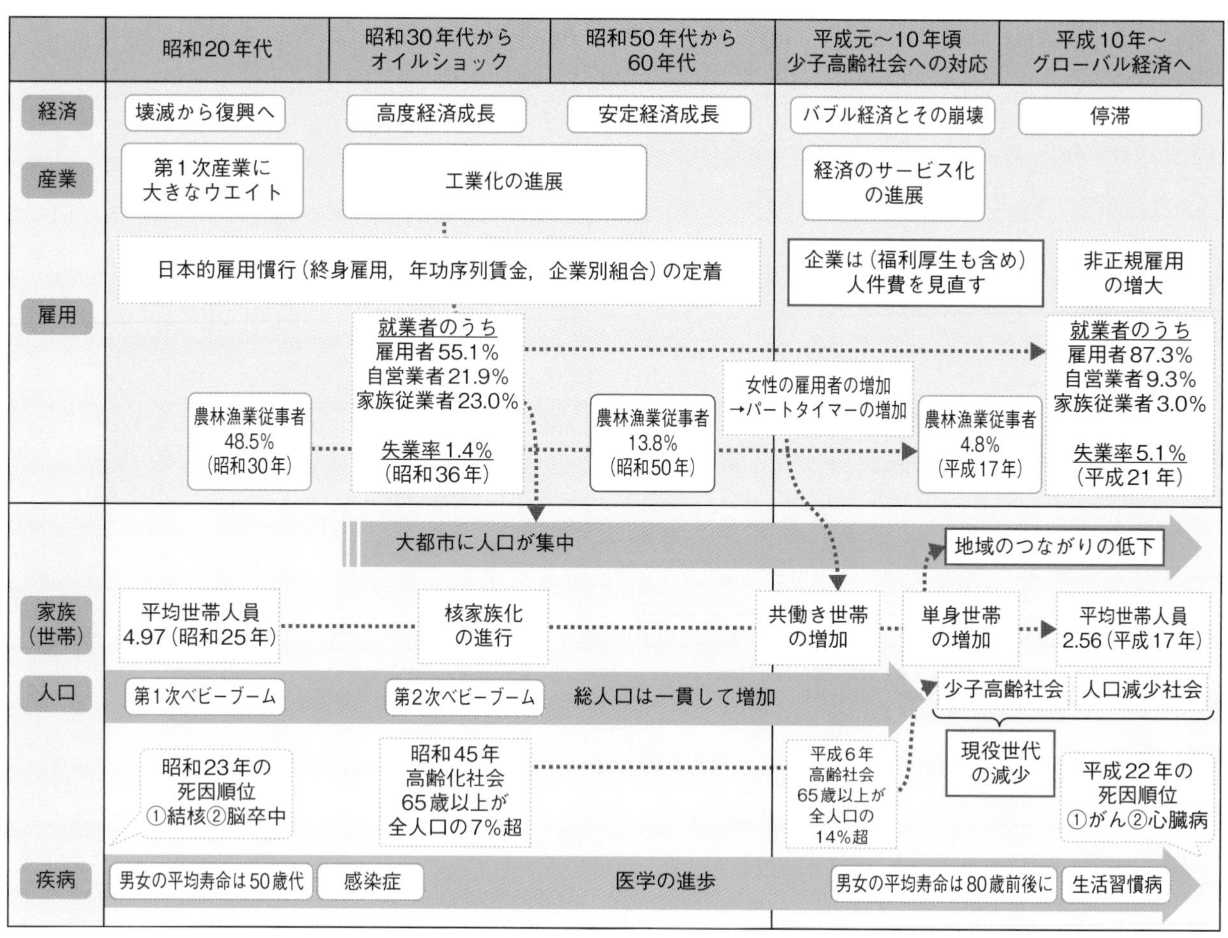

図5　時代背景

（厚生労働省：平成23年版厚生労働白書[13]）

士が対応する問題が変わってきた．例えば，コミュニケーションの一つである電話機の利用においては，機器の進歩により援助する観点が大きく変化した．昭和の時代では，電話機の操作はダイヤルを回し，ダイヤルのある本体とは別の受話器を口と耳に当てて通話する両手動作であった．このことは片麻痺をきたした対象者にとって，受話器を持つとダイヤルが回せない，通話中にメモが取れないという問題を有していた．しかし，スマートフォンが普及した現代では，片手でも操作可能であるうえに，スピーカーを利用すれば耳に当てなくても会話の内容を聞き取ることができ，片手でメモを取ることができるようになった（以前は，受話器を肩にかける商品〈**図6**〉や自助具があった）．

このように，ICT機器の発展は，必要とされる動作や上肢機能に変革をもたらし，時には練習が不要である．辞書を使う場合，紙をめくるという動作は不要となり，発声による入力や，キーボードや液晶画面に触れる動作になっている．対象者の社会・生活環境が作業療法の援助内容を変化させるということは今後も続く．

試してみよう

ICTツールの進歩がこの先，どのような生活行為の変更をもたらすか推察してみよう．

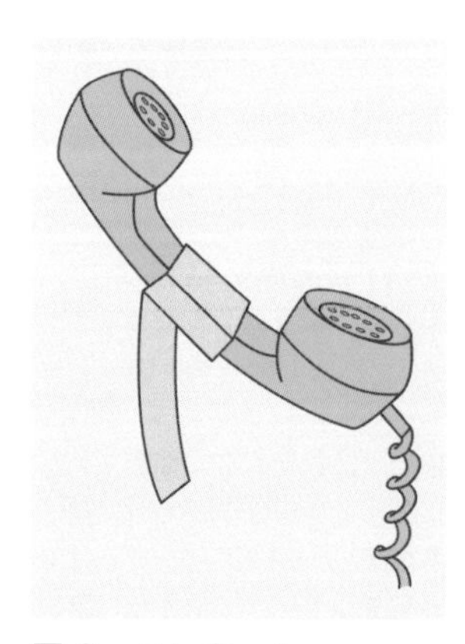

図6　テレカール

受話器の握り部分から張り出したレバー状のフックを肩にかけて使う．

2）産業構造の変化[14]

（1）介護予防事業における高齢者の活躍と医療職の積極的な関与

2018年，厚生労働省に「2040年を展望した社会保障・働き方改革本部」が設置され，翌年に厚生労働省保険局がとりまとめを公表した[14]．2040年頃は団塊ジュニア世代が高齢者となり，高齢者の人口の伸びは落ち着くが現役世代（担い手）は急減し，「総就業者数の増加」「より少ない人手でも回る医療・福祉の現場を実現」が必要であると記載された．作業療法に関係があると考えられる具体的な取り組み案には，70歳までの就業機会の確保，地域共生・地域の支え合い，疾病予防・重症化予防，介護予防・フレイル対策，認知症予防，ロボット・AI・ICTなどの実用化推進（研究開発と実用化，活用），タスクシフティングを担う人材の育成，シニア人材の活用推進があげられる．作業療法士が支える高齢者は，自宅での生活において復職や就労という目標が増加し，共生社会への参入をとおして介護予防などに貢献できる人材であることが求められる．また，作業療法士自身も生産性の向上が必要であり，ロボット・AI・ICTなどとのかかわりも増加すると考えられる．

(2) 2050年頃の働き方[15)]

経済産業省も「未来人材ビジョン（令和4年5月）」[15)]を公表し，あらゆる場所でデジタル技術が活用されると記述している．生産年齢人口は2050年には2021年の2/3に減少するとされ，より少ない人口で社会を維持するため，社会システム全体の見直しが迫られている．次の社会を形づくる若い世代は「常識や前提にとらわれず，ゼロからイチを生み出す能力」「夢中を手放さず1つのことを掘り下げていく姿勢」「グローバルな社会課題を解決する意欲」「多様性を受容し他者と協働する能力」といった意識・行動面の能力や姿勢が求められている．事務従事者は42％減少，販売従事者は26％減少，情報処理・通信技術者は20％増加，開発・製造技術者は11％増加，販売・小売業は27％減少，製造業は1％減少となり，支援する対象者の業種に変化が予測される．さらに2050年には仮想空間上のオフィスとアバターの登場，ロボットと遠隔操縦者の存在，身体的能力の拡張（パワーアシストスーツ）などの技術が普及するため，これらの技術に対する理解や経験も必要となる．

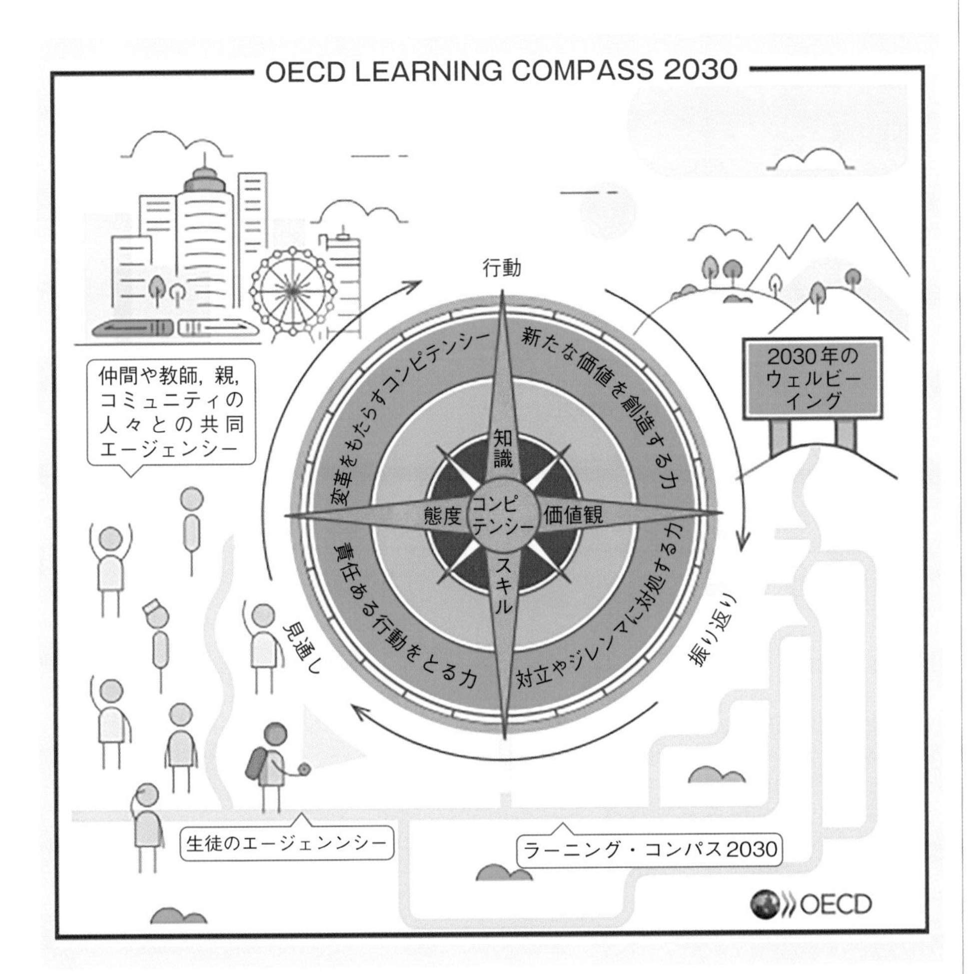

図7 Education 2030ラーニング・コンパス
（白井 俊：OECD Education2030プロジェクトが描く教育の未来―エージェンシー，資質・能力とカリキュラム．ミネルヴァ書房；2020[16)]）

MEMO
- **介護予防・フレイル対策**
住民主体の「通いの場」は2017年度において4.9％の参加率であるが，2020年度末までに6％をめざす．
- **シニア人材の活用推進**
働くことによる生きがい，介護予防，自立支援へつなげ，高齢者の就労を支援するため，介護助手などとしてシニア層の参入を促進する．

AI（artificial intelligence；人工知能）

調べてみよう
2040年を展望した社会保障・働き方改革について，厚生労働省のホームページから調べてみよう．

調べてみよう
「未来人材ビジョン」について，経済産業省のホームページから調べてみよう．

MEMO
持続可能な開発目標（Sustainable Development Goals：SDGs）
2015年9月，国連サミットで採択された国際目標として17の目標が掲げられた．作業療法に関係する目標は「3すべての人に健康と福祉を」「5ジェンダー平等を実現しよう」「8働きがいも経済成長も」「11住み続けられるまちづくりを」などがあげられる．また，平等という観点からは日本作業療法士協会がLGBT（女性同性愛者〈lesbian〉，男性同性愛者〈gay〉，両性愛者〈bisexual〉，こころと身体の性が一致していない人〈transgender〉）に対しても支援できるガイドラインの作成に着手している．一方，在日外国人への作業療法サービスを視野に入れた展開が検討されており，地域共生社会をめざして，多様な支援方法が作業療法に含まれることになる．
▶ Lecture 2・図4参照．

MEMO
アバター（avatar）
インターネット上のコミュニケーションサービスなどで自分の分身として設定するキャラクター．

LECTURE 4

OECD（Organization for Economic Cooperation and Development；経済協力開発機構）

MEMO
コンピテンシー（competency）
ある職務または状況に対し，基準に照らして効果的，あるいは卓越した業績を生む原因としてかかわっている個人の根源的特性とされ，動因，特性，自己イメージ，知識，スキルから構成される複合的なものといわれている[16]．

LECTURE 4

5．教育方針の変化（「OECD Education 2030」の方針）[16]

新たな未来を牽引する人材を育成するために，教育方法の検討が進められてきた．OECD（経済協力開発機構）ではEducation 2030 プロジェクトを立ち上げ，教育において，何かを教えるという方法から，不安定で不確実，複雑，曖昧な世界において，一人ひとりの生徒が自信をもって自らを導いていくことができるように手助けする方法へと移行しつつある．知識レベルの教育から問題解決能力を向上するための教育への移行である．生徒たちの学びの方向性（羅針盤）として，Education2030 ラーニング・コンパス（学びの羅針盤）を提示した（**図7**）[16]．

そのなかでキー・コンピテンシーとして記載されているものは，異質な人々から構成される集団における相互にかかわり合う力，自律的に行動する力，道具を相互作用的に用いる力の3つとされた．OECDが考える2030年までの社会変化は，移民の増加，地球環境の変化，自然災害の増加，政府に対する信頼の低下，テロやサイバー犯罪の増加，経済的な格差の拡大，雇用のオートメーション化，失業率の増加，家族の形態の変化，肥満や自殺の増加，政治への市民参画の低下があげられている．

このような社会の変化に対して求められる能力は，新たな価値を創造する力，対立やジレンマに対処する力，責任ある行動をとる力であるといわれている．新しいルールや方法を作るうえで重要になるのが，倫理や道徳である．倫理や道徳の基盤がなければ，どのようなルールや方法をつくるべきか，つくろうとしているルールや方法が妥当なものかどうかを判断することができない．したがって，日本作業療法士協会が公表している「日本作業療法士協会倫理綱領」や「職業倫理指針」は重要であり，確認しておく必要がある．

■引用文献

1）日本作業療法士協会：作業療法の定義．　https://www.jaot.or.jp/about/definition/
2）日本作業療法士協会：作業療法白書 2015．
https://www.jaot.or.jp/shiryou/whitepaper/whitepaper2015/
3）日本作業療法士協会：生活行為向上マネジメント（MTDLP）とは？
https://www.jaot.or.jp/ot_support/mtdlp/whats/
4）厚生労働省：平成15年版厚生労働白書．
https://www.mhlw.go.jp/wp/hakusyo/kousei/03/dl/data.pdf
5）全国社会福祉協議会：全国ボランティア活動実態調査報告書．2010．
https://scb43a48fd0a99fa2.jimcontent.com/download/version/1332996660/module/5714270058/name/DD_08111830482620.pdf
6）厚生労働省：令和2年版厚生労働白書．　https://www.mhlw.go.jp/content/000735866.pdf
7）厚生労働省：平成22年版厚生労働白書．
https://www.mhlw.go.jp/wp/hakusyo/kousei/10/dl/02-02-08.pdf
8）厚生労働省：平成26年版厚生労働白書．
https://www.mhlw.go.jp/wp/hakusyo/kousei/14/dl/1-02-1.pdf
9）厚生労働省：平成27年版厚生労働白書．
https://www.mhlw.go.jp/wp/hakusyo/kousei/15/dl/all.pdf
10）厚生労働省：平成28年版厚生労働白書．
https://www.mhlw.go.jp/wp/hakusyo/kousei/16/dl/all.pdf
11）厚生労働省：平成29年版厚生労働白書．
https://www.mhlw.go.jp/wp/hakusyo/kousei/17/dl/all.pdf
12）厚生労働省：平成13年版労働経済の分析．第6節．
https://www.mhlw.go.jp/wp/hakusyo/roudou/01/2-6.html
13）厚生労働省：平成23年版厚生労働白書．
https://www.mhlw.go.jp/wp/hakusyo/kousei/11/dl/01-01.pdf
14）厚生労働省保険局：「2040年を展望した社会保障・働き方改革本部のとりまとめ」について．
https://www.mhlw.go.jp/content/12601000/000513520.pdf
15）経済産業省：未来人材ビジョン．
https://www.meti.go.jp/press/2022/05/20220531001/20220531001-1.pdf
16）白井 俊：OECD Education2030 プロジェクトが描く教育の未来―エージェンシー，資質・能力とカリキュラム．ミネルヴァ書房；2020．

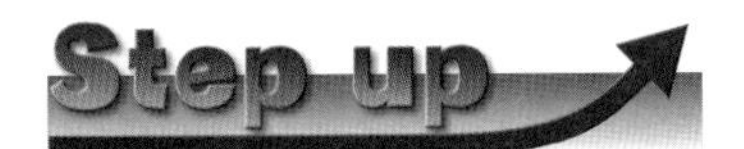

特定非営利活動法人（NPO 法人）を立ち上げて活躍する作業療法士

1．仕事の内容

兵庫県たつの市を拠点として，2004 年に NPO 法人いねいぶるを設立し，障がい者支援を中心とした活動を行っています．加えて，2012 年に T-SIP たつのソーシャルインクルージョンプロジェクトという市民団体を設立して，町で暮らす人々の「やってみたい」を支援する「町まるごと」を対象とした作業療法を実践しています．

以下に紹介する内容は，障がい者にとって必要な作業に限らず，誰にとっても必要な作業を開発し，多様な人たちや社会との混じり合いのなかで，作業を基盤としながら，滑らかでやわらかな社会を再構築していく実践となっています．

1）ユニバーサル SUP プロジェクト

「楽しむことをバリアフリーに！」をコンセプトに，障がいのある人たちと，「町おこし×デザイン×リハビリテーション」の関係者が集まって，「みんなの得意がつながる，社会が変わる，楽しさと笑顔の時間が広がる」ことを目的に，たつの市新舞子浜から発信するユニバーサル SUP（stand up paddleboard）プロジェクトを展開しています．

年齢や性別，体力，障がいの程度に合わせて，その人に合った試作機をデザインし，ユニバーサルデザインの専門家や町おこしの活動家と共創して，誰もが楽しめる新たな海のスポーツ開発に取り組んでいます（図 1）．

2）ユニバーサルショッピング体験（小学校の授業での福祉プログラム）

市内の商業店舗の協力を得て，小学生が 1 学期間を通じて福祉を学ぶ総合学習を企画・運営しています．ユニバーサルな視点についての事前調べ学習や，リモートでの店舗見学，店舗内で障がいの疑似体験やユニバーサルデザイン調査などを行うユニバーサルショッピング，体験後の振り返り，商業店舗のスタッフを教室に招いてのユニバーサル化コンペティションの開催，商業店舗のスタッフから実績報告会など，子どもたちにとって日常の場面である商業店舗を，多様性やユニバーサル文化を学ぶための場としてデザインし，実際の作業を体験しながら理解を深められるよう学習環境をデザインしています（図 2）．

3）ご近所デジタルマイスターの育成（老いと対話×デジタル化）

人生のセカンドライフでもあるシニア世代が，人との交流が減ることを原因とした孤立や孤独感を抱えている場合が少なくありません．デジタルデバイドによる経済格差を解消しつつ，デジタルを介した新たなご近所同士のつながりづくりに取り組んでいます．老いとデジタルデバイドの解消ニーズは，「困り感」よりも「生活の広がり」が重要であるため，デジタルマイスターの養成講座の運営を通じて，ご近所同士で気軽に頼れる同世代のデジタル仲間の場づくりに取り組んでいます（図 3）．

4）子ども食堂運営支援とフードバンクたつの

小学校区を目安に，子ども食堂の立ち上げと運営をサポートするための子ども食堂運営支援事業を実施していま

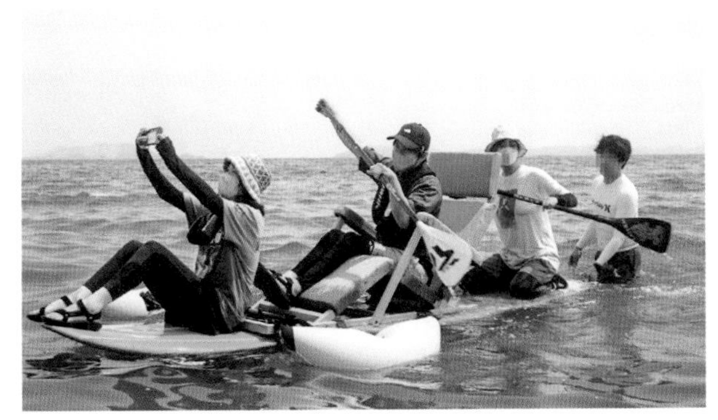

図 1　ユニバーサル SUP プロジェクト

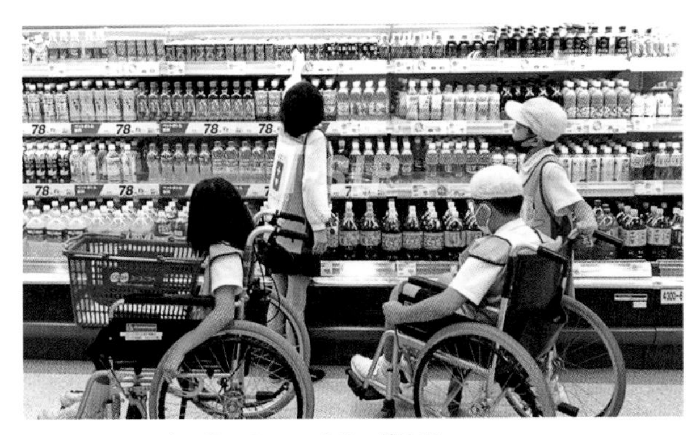

図 2　ユニバーサルショッピング体験
車椅子や白杖などを使用することによって学びます．

LECTURE 4

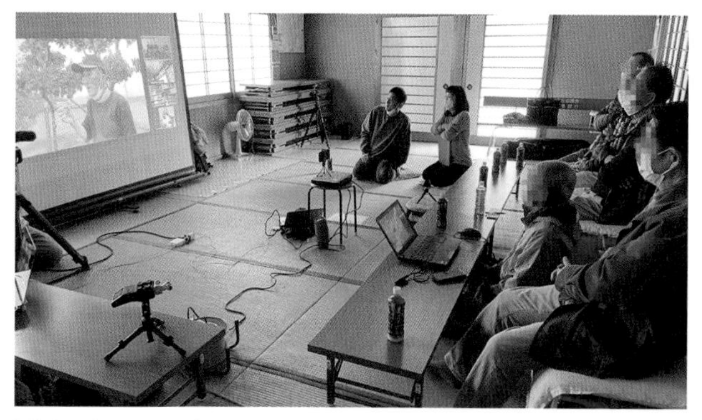
図３　シニア同士でスマートフォンの使用方法を教え合える場

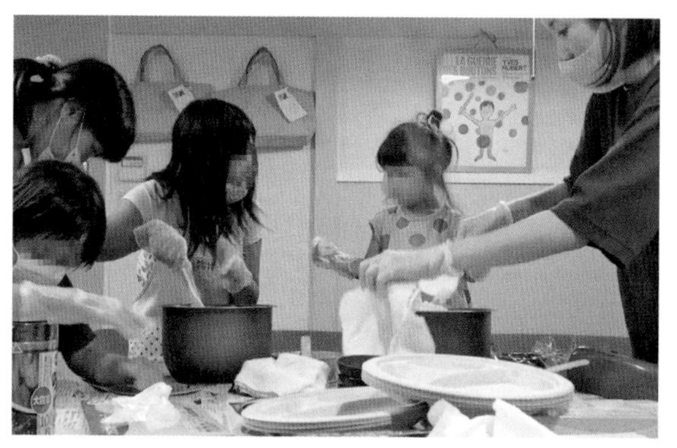
図４　子ども食堂の様子

LECTURE 4

す．子ども食堂は，顔を知っている大人がつくる安全な場が，そのまま地域をつなぐ共生の場にもなっています．また，食品事業者の過剰商品や家庭での余剰食品を預かり，必要とする団体や個人へ配布するフードバンク活動を行っており，これらの食品は，子ども食堂や高齢者サロンの活動および生活困窮世帯へ配られ，食品ロス対策と生活支援を結ぶ活動となっています（図 4）．

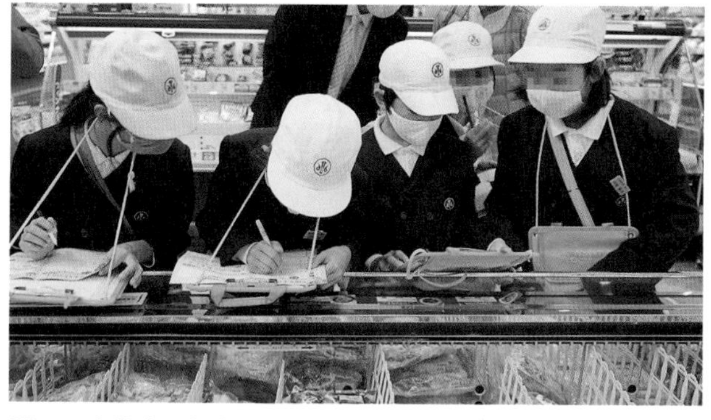
図５　小学生の総合学習の様子

5)「プラ・エコ・まなぶ」みんなではじめるエコ活動（環境保全授業）

「気づいて・選んで・いつものことに」をコンセプトに，小学生がプラスチックゴミを増やさない経済活動を学べる総合学習を企画・運営しています．スーパーマーケットの協力を得て，トレーレス販売を行うための方法を学び，店内でのトレーレス販売体験，家庭でのプラスチックごみの分別調査などを行っています．販売体験では，店内アナウンス，来店者へのトレーレス商品の買い方説明とエコ活動インタビュー，店内入口でプラスチックと環境に関する学習発表，リサイクルボックス前で学習発表，店内商品のエコマーク探しなどを行っています．障がい者がボランティアスタッフとして参加し，子どもたちの販売体験をフォローしています（図 5）．

2. 今の職業をめざした理由

養成校に入学した頃は，「人の生活が便利になる道具や方法をつくる」という職業イメージをもっていました．その後，さまざまな作業療法教育を受けるなかで，医療や福祉に関する知識と経験を得て，現在の仕事につながっていったと思います．医療機関で出会った多くの障がい者が抱えていた，目に見えないこころの痛み，生活のしづらさ，社会の障壁や脆弱さを知るたび，社会参加と社会自体を作業の視点から変革していくことの必要性を意識するようになりました．作業は，個人の心身機能に限らず，その作業が行われる場の力や，周りの人との関係性によっても，能力の発揮のされ方や生活への溶け込み方が変わります．今後も，誰もが参加する機会のある作業を用いて，混じり合う社会の実現をめざしていきます．

3. 学生へのメッセージ

「町まるごと」作業療法をしていると，頼れる人が増えて，「できること」の世界が広がっていきます．これは，疾患や障がいのある人に限ったことではありません．疾患や障がいがあってもなくても，頼れる人が多ければ多いほど，できることが増えて，世界が広がっていくのです．

そして，作業療法士が社会と混じり合うことは，作業が社会を変える装置になる可能性を広げていくことでしょう．

（宮崎宏興・NPO 法人いねいぶる）

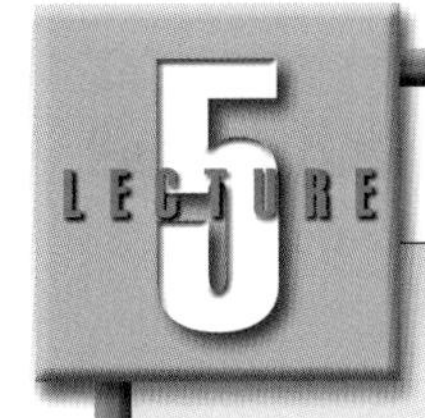

障害者の生活と自立

到達目標

- 障害者の自立生活運動（IL 運動）と障害学について理解する．
- 自立のとらえ方，考え方を理解する．
- 障害者の自立生活の実際，障害者の自立生活に役立つ法制度の基本を理解し，それらから導かれる作業療法士の役割について説明できる．

LECTURE 5

この講義を理解するために

最初に IL 運動について学習します．IL 運動は生存や自由を求める障害者による闘いでしたが，きっかけとなった出来事やその後の展開を知っておくことが大切です．

次に，当事者学とよばれる障害学について学習します．障害学は，従来の医療や社会福祉による障害の見方と大きく異なるものであり，障害者による生存や自由を求める闘いから生まれたという発想が原点にあります．そのため，学問が生まれた過程や特徴を理解することが重要です．

また，障害を考えるうえでは，自立の概念の理解が欠かせないため，多様な自立のとらえ方を知り，IL 運動の思想的理解を深めていきます．

障害者の自立生活の実際から，障害者の自立生活にかかわる法制度の基本事項を学び，作業療法士の役割を考えていきます．

この講義の前に，以下の項目を学習しておきましょう．

- □ 障害者の自立生活運動（IL 運動）について学習しておく．
- □ 障害学について学習しておく．
- □「自立」について自身の生活からイメージするものを整理しておく．

講義を終えて確認すること

- □ IL 運動と IL 運動にかかわる出来事が理解できた．
- □ 自立生活センターについて説明できる．
- □ 自立生活プログラム，ピアカウンセリングについて説明できる．
- □ 障害学とはどのような学問か，またイギリス障害学とアメリカ障害学の違いが理解できた．
- □ IL 運動の自立のとらえ方と，人間像，価値観について理解できた．
- □ 障害者の生活および社会生活のための法制度について説明できる．
- □ IL 運動と障害学から求められる作業療法士の役割について説明できる．

講義

1. 序：障害者の生活と自立

障害者を英語で表記する場合，辞書では“disabled person”“handicapped”とあり，障害者権利条約では“persons with disabilities”としている．また，イギリスの障害学では，“disabled people”とすることが一般的である．“persons with disabilities”は，障害を個人の属性ととらえる意味合いがあるが，“disabled people”については“disability（能力）”を受身形で表しており，無力化された人々と訳せる．筆者は，後者の表現が，より障害学の特徴を示していると考える．障害学では，障害者が経験するさまざまな社会的障壁や差別は，社会や環境が解消すべきものととらえる．そのため，社会や環境の問題を明確にするためにもあえて「障害」を用いている．

一方，「障害」を「障がい」とするようになったのは，「害」の字が「害悪」「公害」など否定的で負のイメージが強く，不快感を覚える障害者もいるとの地方自治体の配慮がはじまりである．

本講義では，障害学の考え方に深く関係するので，「障がい」とせず「障害」とし，障害学の視点を学ぶ目的から，「障害」「障害者」と表記する．

気をつけよう！
障害者にあてる英語として“handicap”があるが，これは差別用語にあたるので注意する．語源は“cap in hand（手に帽子を持つ）”，すなわち物乞いである．17世紀半ばにイギリスで生まれた強弱の差をあらかじめ調整したゲームで用いられたのが始まりといわれ，次第に障害者に用いられるようになったとされる．

LECTURE 5

2. 自立生活運動（IL運動）とは

1）自立生活運動（IL運動）のはじまり

障害学と深くかかわる実践として自立生活運動（IL運動）がある．IL運動とは，いわば存在を否定されず自己決定による自由な人生を送るための生存を賭(か)けた闘(たたか)いである．日本では1970年前後に2つの大きな出来事があった．

一つが，脳性麻痺者の団体である青い芝の会の運動が大きく展開するきっかけになった，母親による2歳になる障害児の殺人事件である．事件後，町内会や心身障害児の父母の会による母親に対する減刑嘆願運動が行われた．父母の会は「生存権を社会から否定されている障害児を殺すのは止むを得ざる成り行きである」という抗議文を市長に提出した．青い芝の会は，そうした動きに対して，殺された障害児の立場から批判をしたのである．社会のみならず親までも障害者の存在を肯定せず，それ自身の存在として認めていないことへの批判だった．

時期を同じくして，東京都府中療育センターの管理体制に対して，在所生から批判の声があがる．男女が同じ大部屋に収容され，規則的で管理的な生活を強いられ，服装など個人の自由を表現することはまったく許されない環境に対し，待遇改善を求めて東京都庁前にテントを張り1年あまりの座り込み闘争をした．

こうした運動は，その後，親もとや施設を離れ，地域で協力者を求め，生活をつくる方向へと展開する．その際にヒントになったのが，アメリカのIL運動の実践だった．その立役者はバークレー自立生活センターを発足したロバーツである．ロバーツは14歳でポリオに罹患し，呼吸障害を伴う四肢麻痺となった．動くのは左手の指が2本のみで，「鉄の肺」とよばれる人工呼吸器を使用して生活をしていた．四肢麻痺の学生第一号としてカリフォルニア大学に入学後，大学は24時間のヘルパーシフトをつくり，ロバーツは学生ながら入学してきた障害をもつ学生に対するサービス支援を有償で行った．ロバーツは卒業後，地域のアパートでの生活に踏み出し，障害者が誰でも地域で生活するために必要なサービスを提供する拠点としてバークレーに自立生活センターを誕生させた．自立生活センターはその後全米に広がり，1970年代後半の最盛期には400か所以上となった．

自立生活運動（independent living movement：IL運動）

MEMO
青い芝の会
1957年，脳性麻痺者相互の親睦を深めることを目的として東京に発足した団体．茶話会やレクリエーションを中心に活動をしていたが，茨城県の閑居山願成寺に開かれた障害者コミューン「マハラバ村」に加わった横塚，横田，小山らがそこを去り，神奈川で活動を開始した後，障害児の殺害事件をきっかけに障害者運動としての活動が鮮明になった．

自立生活センター（center for independent living：CIL）

ロバーツ（Roberts EV）

MEMO
鉄の肺
1930年から50年代にポリオが流行し使用された人工呼吸器で，患者の首から下を気密タンクに入れ，タンク内を陰圧にして胸郭を広げ吸気を生じさせていた．

MEMO
国際障害者年（International Year of Disabled Persons）
国連総会は，国際連合憲章によって宣言された人権と基本的自由の信条のもと，1971年「精神遅滞者の権利に関する宣言」，1975年「障害者の権利に関する宣言」の採択を忘れず，その実現のために1976年の国連総会で決定，1981年を「完全参加」（full participation）をテーマとする国際障害者年と宣言し，リハビリテーションの効果的対策の促進など5つの目的を掲げた．

2) 自立生活運動(IL運動)の展開

国際連合(国連)が指定した国際障害者年(テーマは「完全参加と平等」)の前年である1980年には,リハビリテーションサービス提供団体・研究機関,障害者権利擁護団体,障害をもつ当事者団体,政府機関などから構成される国際組織であるリハビリテーション・インターナショナル会議が開催された.この会議において,障害のある当事者が自らの声をあげるために障害者インターナショナルの立ち上げを宣言した.日本の障害のある当事者たちも,1981年に開催された第1回障害者インターナショナル世界会議に参加し,世界の障害のある当事者とのつながりが生まれた.また,この年に始まった財団法人「広げよう愛の輪運動基金」の障害者リーダー育成アメリカ研修プログラムに参加して,バークレーの自立生活センターで研修を受けた日本の障害者たちは,アメリカ型の自立生活のノウハウを身につけて日本に戻り,日本で最初の自立生活センターであるヒューマンケア協会の設立のための大きな力となった.

1990年代に入ると,全国組織を立ち上げる動きが生じ,当時存在した自立生活センターが検討を重ね,1991年には全国自立生活センター協議会(JIL)が発足した.2022年現在,JILに加入している各地の自立生活センターは120近くとなった.

自立生活センターは,運動体でもあり事業体でもある.自立生活センターで提供される柱となるサービスには,自立生活プログラムとピアカウンセリングの2つがある.これらは両輪であり,ノウハウとして自立生活の方法を獲得するだけでなく,教育やリハビリテーション,他者の視線や態度からいつのまにか抱いた「内なる健常者幻想」とよばれる障害のある自身に対する強い否定感を,仲間からのピアカウンセリングによって少しずつ解きほぐし,自身を肯定的に受け止められる「心を作り直す」ことで自立生活が可能になるとされる.

3. 障害学とは

1) 定義

作業療法を学ぶ学生にとって,「障害学」とは,多様な障害の原因を明らかにし,治療方法を開発する学問分野をイメージするかもしれない.本講義で学ぶ障害学は,身体やこころの正常を決めて,そこから逸脱するものを異常とみなし,治療・指導・援助の対象とする医療,リハビリテーション,教育,福祉などの専門性による障害のとらえ方に対して,障害のある当事者の視点から再評価することを可能にする学問とする.日本で初めて障害学を紹介した書籍には,「障害を分析の切り口として確立する学問,思想,知の運動である.それは従来の医療,社会福祉の視点から障害,障害者をとらえるものではない.個人のインペアメント(損傷)の治療を至上命題とする医療,『障害者すなわち障害者福祉の対象』という枠組みからの脱却を目指す試みである.そして,障害者独自の視点の確立を指向し,文化としての障害,障害者として生きる価値に着目する」[2]と書かれている.

2) イギリスの障害学の歴史

障害学は,前述したIL運動のような,障害者が自身の存在肯定と生存権を賭けた闘いから着想を得たものである.障害学は1980年代頃にアメリカ,イギリスにおいて誕生しているが,イギリスの障害学がつくられた過程は,障害学の発想や考え方を明確に知るうえでも重要な歴史として位置づけられている.以下にイギリスにおける歴史をひも解きながら,その学問体系を紹介する.

ハンプシャーにあった身体障害者終身収容施設であるレ・コート・チェシャー・ホームにおいて,入所者は継続的に施設内の自治権を求めた.その結果,1965年に施設の運営委員会への参画を勝ち取り,1974年には入所者は施設の生活のほとんど

障害者インターナショナル(Disabled Peoples' International：DPI)

全国自立生活センター協議会(Japan council on Independent Living Centers：JIL)

MEMO

自立生活プログラム

障害者が自立生活に必要な心構えや技術を学ぶ場.障害者と健常者がともに生きる場をつくるために「障害者自身が力をつけていく場」である.施設や在宅の閉鎖的な場所で暮らしてきた障害者が社会のなかで自立生活をしていくときに,先輩の障害者から生活技能を学ぶためにつくられた,障害者文化の伝達の場でもある.生活技能とは,対人関係のつくり方,介助者との接し方,住宅,性について,健康管理,トラブルの処理方法,金銭管理,調理,危機管理,社会資源の使い方などが含まれる[1].

MEMO

ピアカウンセリング(peer counseling)

自立生活運動における仲間(ピア)への基本姿勢であり,ピアカウンセリングでは,互いに平等な立場で話を聞き合い,きめ細かなサポートによって地域での自立生活を実現する手助けをする.ピアカウンセリングの役割には2つの側面がある.1つ目が「ありのままのあなたでいい」というメッセージを送り,尊重しあえる関係を構築する精神的サポート,2つ目が自立のための情報提供である[1].

MEMO

内なる健常者幻想

脳性麻痺者である青い芝の会の横塚がつくった言葉である.障害者自身が抱く障害に対する否定感と,いつのまにか健常者を理想の姿とし,一歩でも近づけることを目標としているという思い込みを表現している.横塚は,「内なる健常者幻想」から自由になることこそ社会を問い返す力になると考えた.

レ・コート・チェシャー・ホーム(Le Court Cheshire Home)

ハント（Hunt P）

隔離に反対する身体障害者連盟（Union of the Physically Impaired Against Segregation：UPIAS）

ここがポイント！
障害の個人モデル（individual model of disability）では，「障害は，障害者に帰属し，生じる不利益も障害のある本人に原因がある」とするが，障害の社会モデル（social model of disability）では，「障害とは，社会が障害者にもたらす不利益」とみなす．また，身体的制約（精神的・知的制約を含む）を“impairment”，社会によってつくられた障壁や差別を“disability”とした．

オリバー（Oliver M）
ゾラ（Zola I）

WHO（World Health Organization；世界保健機関）

国際生活機能分類（International Classification of Functioning, Disability and Health：ICF）
▶ Lecture 4・図2参照．

ここがポイント！
IL運動の主張は過激な印象を受けるが，当時のリハビリテーションはADL（activities of daily living；日常生活活動）自立のための訓練が主流であったため，ADLの自立が困難な人ほど，「自分で衣服の着脱をして時間をかけるよりも，他者の介助によって短時間で行い，残りの時間を自分の行いたいことに費やすほうが社会参加の機会につながり，自立している」ということであった．

QOL（quality of life；生活の質）

の場面に参画できるようになった．その後，入所者は，そもそも「なぜ障害者は施設で生活しなくてはならないのか」と疑問に思うようになり，問題意識は施設の外の世界へと広がる．そのなかの一人であった，筋ジストロフィーのために13歳から車椅子で生活をしてきたハントは，障害者の居場所は地域（community）であり，それを強く主張するためにも障害者自身の手による組織が必要と考え，1972年に隔離に反対する身体障害者連盟（UPIAS）を結成した．

UPIASは，1976年の声明文で，障害についてこれまでとは異なる解釈をした．それは「身体的な損傷のある人々に障害をもたらしているのは社会」であり，障害（disability）とは，身体の損傷（impairment）に加えて，「不必要に孤立させられ，社会への参加から排除されるという方法で，強制されている何か」というものである．そして，このことを理解するために，身体的な損傷（impairment）と社会的な状況から生じる障害（disability）を明確に区別する必要があるとした．

この声明に着想を得て障害学という学問に仕立てたのが，障害のある当事者であるオリバーである．オリバーは障害の社会モデルという障害を認識する新しい枠組みを提示し，これまでの社会一般に流通してきた枠組みを障害の個人モデルと表現し，それらの違いを明確にした．障害の社会モデルという新しい枠組みは，障害を障害者の悲劇や悲運で終わらせることなく，障害の根本的な原因は社会が障害者を考慮しないことにあり，障害者の経験するさまざまな障壁や差別を解消する責任は社会の側にあると規定した．

3）アメリカの障害学の歴史

イギリスの障害学に先んじて障害学を確立した人物がアメリカのゾラである．ゾラの障害学は，WHO（世界保健機関）による国際生活機能分類（ICF）に取り入れられたが，その障害学の解釈には偏りがあるとの指摘もある．しかし，ICFの作成中である1994年にゾラは亡くなっているため，ゾラ本人がどのように考えていたのかはわからないままである．以下，イギリスの障害学との違いと共通点を紹介する．

ゾラの障害学は普遍化モデルとよばれる．ゾラは16歳でポリオに罹患し，以来，障害者としての人生を送った．実生活のなかで障害を自らのアイデンティティとして受け入れることの困難をさまざまな場面で経験した．ゾラは，そうした困難は，高齢期であれば多かれ少なかれ誰でも経験するものと考え，社会モデルの発想は誰にとっても必要なものであるとした．こうした障害の範囲がイギリスの障害学との違いであるが，共通点は，健康至上主義とする医療専門職の考えが世の中を支配し，障害の個人モデルの発想が当たり前となってしまうことを問題視している点といえる．

4．障害学とリハビリテーション

障害学とリハビリテーションの関係をみると，1970年代に，アメリカにおいてIL運動からリハビリテーションに対して強い批判がなされた．その主張は，「障害問題の主体はリハビリテーション専門家ではなく障害者自身であり，改善しなくてはならないのは障害者の側よりも環境であり，従来の型にはまったリハビリテーションの過程である」[3]というものだった．

IL運動の主張は日本のリハビリテーションにも大きな影響を与え，リハビリテーションにおける介入の目標に大きな転換を迫ることになる．リハビリテーション医である上田敏は，IL運動の思想はリハビリテーションに対して自立のとらえ方の再考を促し，自己決定の重要性を指摘するものとしており，ADLの自立は社会参加のための必要条件にはならないとし，QOL（生活の質）の向上が重視されるべきとした．現在のリハビリテーションにおいて，ADLの自立とともにQOLの向上が重視されるようになった背景にはこのような経緯があった．

また，ICFの作成にはゾラのアメリカの障害学の考え方が取り入れられているが，その前身である国際障害分類（ICIDH）に対して，障害を形成する環境因子や社会的要因の認識が不足している点を批判したのも障害当事者団体の国際組織である障害者インターナショナルであった．1993年から公式にICIDHの改定作業が始まり，イギリスの障害学からは廃止を求める声が根強かった．それは，ICFにより，かえって障害の問題が社会問題化せず個人の問題になってしまうことを危惧してのことだった．WHOの改定チームは，それに対し，障害は人間にとって普遍的問題であり，ICFは，あらゆる人を想定した普遍化モデルであるゾラの障害学を採用し，社会モデルを統合したとしている．

国際障害分類（International Classification of Impairments, Disabilities and Handicaps：ICIDH）
▶ Lecture 4・図1参照.

5. 自立のとらえ方，考え方

自立の意味は単一ではなく，複数ある．先行文献[4]を参照しながら，障害に関係する自立の意味を記述する．

1) 自立の意味

- **身辺の自立（ADLの自立）**：日常生活における身の回りの事柄を自分自身で行えることを意味する．
- **心理的・精神的自立**：人間関係や集団生活における自立性をいう．自己決定や自己選択による責任を伴う自立や，親から独立するなどの依存からの自立，人間同士の交流のなかで確かな自分としてのアイデンティティを確立するなどの自立が含まれる．
- **経済的自立**：仕事に就き，自らの手で生活費を稼ぐことであり，年金や生活保護費を自分で管理できるなど，金銭管理が行えることも含まれる．
- **社会的自立**：社会にある秩序や道徳を身につけ，自分をとりまく人や社会から，社会に貢献できる人として受け入れられ，自らもそれが確認できるという状態や，社会のなかで主体的に生きる力を意味する．
- **自律性による自立**：自己決定，自己選択によって，自らの人生や生活のあり方を自らの責任において決定し，自らが望む生活目標や生活様式を選択して生きることを意味する．
- **住環境の自立**：自分に合った生活形態を決定し，生活の場を確保し，実践できるようになること，設備や内装に不便で使用不可能な点があれば改造し，自由に使用できる住環境を作り出すことができることを意味する．
- **発達段階に応じた自立**：それぞれの年齢に応じて生じるさまざまなリスクに挑戦し，経験を積み重ね，判断力を身につけることを意味する．
- **意思表示による自立**：自己の決定に優越する他者の決定に対して拒否を意思表示できることや，必要なときに援助を求めるなど，援助者と適切な関係を結べることを意味する．
- **目標概念としての自立**：独立した社会的人格として，自分の身体，生活，人生において主人公になることを意味する．

ここがポイント！
障害者支援においては，ADLの自立という自立の促進が重要視されてきた．IL運動においても「自立生活」という言葉が当てられており，「障害」と「自立」との抜き差しならない関係がうかがわれる．

調べてみよう
大阪にある自立生活センターを舞台にしている『インディペンデントリビング』（2015年制作）というドキュメンタリー映画がある．障害のある当事者がどのような自立生活を求めているのかを知ることができる．

2) 自立のとらえ方

IL運動の新しい自立のとらえ方は，当時のリハビリテーションに目標の転換を迫るほど大きな影響を与えたが，なぜ，「自立」にそうした影響力があったかを考える必要がある．それは，自立のとらえ方の根底にある人間像と価値観が関係している．

当時のリハビリテーションが目標としていたADLの自立や経済的自立を重視する背景には，自分のことは自分でできることが良いとする価値観があり，自立を「誰にも頼らない」という意味でとらえた人間観がある．一方，IL運動が主張した「自律性

MEMO
IL運動の自立のとらえ方
「自分で衣服の着脱をして時間をかけるよりも，他者の介助によって短時間で行い，残りの時間を自分の行いたいことに費やすほうが社会参加の機会につながり，自立している」とした．

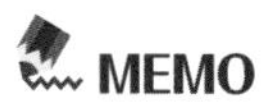

MEMO

近年では，医師で脳性麻痺による重度障害のある熊谷[5)]が，自立は依存しなくなることではなく，「依存先を増やすこと」という新しい自立観を提示し，世の中の人間像，価値観に大きな揺さぶりをかけている．

による自立」には，「誰にも頼らない」ことを良いとする価値観を打ち消し，むしろ自己決定や自己選択できることに価値があり，また自己決定や自己選択できる強い人間像を想定している．IL 運動は，新しい自立のとらえ方を主張したことで，新しい人間像と価値観を提示したといえる．それが，これまでのリハビリテーションの人間像，価値観に大きく揺さぶりをかける人間像，価値観であったため，当時のリハビリテーションに大きな影響を与えた．

6. 障害者の自立生活の実際

以下，脳性麻痺による重度障害のある女性 A さんの自立生活の様子を紹介する．以下は A さんによる文章である．

私は出生時に低酸素状態で生まれたため脳性麻痺になり，運動障害と言語障害がある．現在，30 代．今は自立生活センターで障害児・者の支援にかかわりながら，インターネットニュースのライターをしている．

私は小学校から高校まで普通学校に通った．中学までは歩行器で歩いていたが，高校入学後は移動の便利さを優先し，電動車椅子を使うようになった．高校卒業後，大学進学のため，実家を出て，一般の介助事業所を利用しながら，アパートで一人暮らしを始めた．そのまま大学院まで進学したが，大学院進学後，人生を変える出来事があった．

大学院修士課程 1 年生だった頃，同じ障害のある知り合いに誘われ，一緒にランチをしたのだが，そこに知り合いは介助者と現れた．当時，私は介助者を家の中で，しかも 1 日 2 時間しか利用しておらず，外出時はどこに行くのも自分一人で出かけるのが当たり前だと思っていた．そのとき，知り合いは介助者から食事介助を受けながら，私にさまざまな話をしてくれた．一方の私は，一人でこぼさずに食事をすることに必死になり，相手の話を集中して聞くことができなかった．その様子を見て，知り合いはこんな話をしてくれた．

「私も以前は一人で食事をしていましたが，自分で食べていると，食べることに必死になってしまい，せっかく家族や友人と一緒に食事をしているのに，周囲の人たちとの会話を楽しめていないことに気づきました．自力で食べることよりも，食事をしながら周囲の人たちとの時間を大切にしたかったので，私は食事介助を受けることを選びました．自分が何を大切にしたいかで，どのような介助を受けたいのかを自分で決めていいのです」

その言葉を聞いて，自分は友人と飲みに行くときも，自力で食べることに精いっぱいになり，友人との会話を楽しめていないことに気づいた．私も自力で外出や食事をすることよりも，食事介助を受けて，食事をしながら友人との会話を楽しみたいと思うようになった．それを当時利用していた介助事業所に話したところ，「好きなことをする前に，自分でできることは自分でやるべきだ」と言われてしまい，相談したのが自立生活センター（CIL）だった．

CIL では，一人暮らしをする障害者を対象に，障害者スタッフが中心となってさまざまなプログラムや介助派遣事業を行っている．現在，私も CIL が派遣する介助者を使って生活しているが，CIL の介助者を使い始めるにあたって，まず受けたのが自立生活プログラムだった．自立生活プログラムとは，障害者が介助者を使って一人暮らしをするために必要な知識やスキルを先輩の障害者が教えるというものだ．プログラムのなかで，介助者と一緒に料理や外出の練習などを実際にするときは，実費負担が生じるが，ほとんどは CIL の障害者スタッフがボランティアで行うことが多いだろう．

自立生活プログラムのなかで，実際に指示を出しながら，好きな料理を介助者と一緒に作る練習をすることで，私は介助者への指示の出し方を学んでいった．高校時代まで，家事はほとんど母に任せていたので，大学進学後，いきなり新しい介助者と一緒にどうやって料理を作ればいいのかもわからず，結果的に，自分の生活のはずなのに，食事はメニューも味つけもすべて介助者が決めていた．CIL の介助者に指示を出しながら自分で料理を作るようになり（図 1），初めて自分で何を食べるかを選ぶ楽しさを知った．

現在，私は重度訪問介護という制度を利用して，毎日，介助者に来てもらっている．利用時間は曜日によって異なり，平常は 1 日 9 時間から 14 時間利用する．介助者と一緒に遠出をする日はもっと長時間利用する．普段，夜間は介助を入れていないが，旅行などでホテルに泊まるときは，慣れていない環境なので，介助者に同じ部屋に泊まってもらい，夜間も必要に応じて介助を受ける．介助者と一緒にヨーロッパに行ったこともある（図 2）．

もともと重度訪問介護は，重度身体障害者がその必要性を社会に訴える形でつくられた制度だ．そのため，他の介助に比べ，利用時間や内容に制限が少なく，使い勝手がよい．必要と認められれば 1 日 24 時間使え，自動車の運転や通勤，通学など，一部例外を除いて，何にでも利用できる．また，「見守り」という項目もあり，特段，介助が必要のないときでも介助者が利用者の近くにいて，何か介助が必要なときにすぐに頼むことができる．自宅での介助が基本だが，外出時も利用できる．

私の場合，自宅での食事，トイレ，着替え，入浴，家事全般のほか，文章を書くことが好きなので，私の言ったことを介助者にパソコンに打ってもらうこともある．パソコンは自分でも打てるが，介助者に打ってもらったほうが断然速いし，自分でずっと打っていると体が痛くなってしまうので，介助時間中はできるだけ打ってもらうようにしている．一方，もちろん一日中のんびりしている日もあり，そんな日も介助者は私の近くにいて，私の指示があればお菓子を私の口に入れたり，かかってきた電話の相手に私の言葉を通訳したりする．

買い物も介助者と一緒に行く．特に何も買わず，店内を電動車椅子でぶらぶらするときも，介助者は私の後ろからついてきて，私が「詳しく見たい」と言った商品があれば，その商品を陳列棚から取って，私に差し出す．私がその商品を気に入らず，「戻して」と言えば，商品を元の位置に戻す．私が店員と話すときには，必要に応じて私の言葉を店員に通訳する．大学時代，介助者なしで外出していたときは，言語障害のある私の言葉を聞き取ってもらえるか不安で，外出先でほとんど人と話すことはなかった．しかし今は，外出時は常に介助者がそばにいるため，自分の言葉が相手に伝わらなかったら，介助者に通訳をしてもらえばいいと思えるようになり，気軽にいろいろな人と話せるようになった．自分一人で外出していた頃より，介助者と一緒に外出する今のほうが，自分の世界が何倍にも広がった気がする．

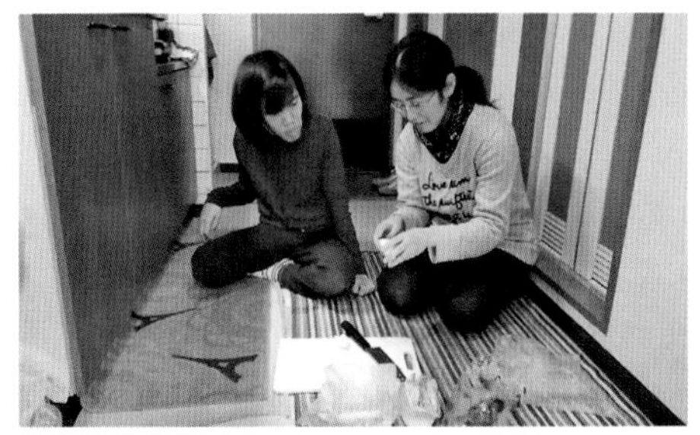

図 1 介助者に指示を出して，玉ねぎを切っている様子

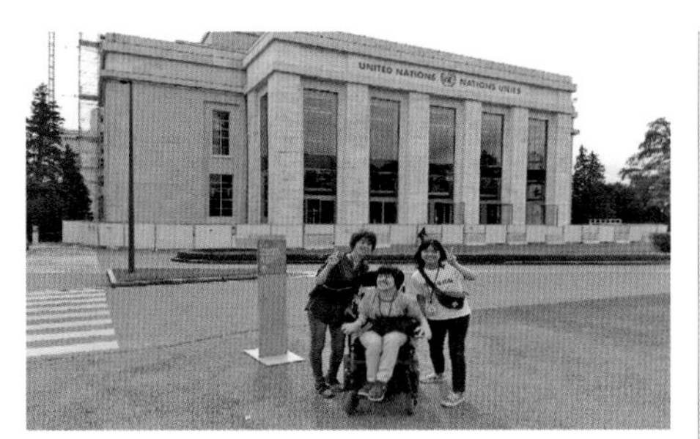

図 2 介助者 2 人と初めてのヨーロッパへ

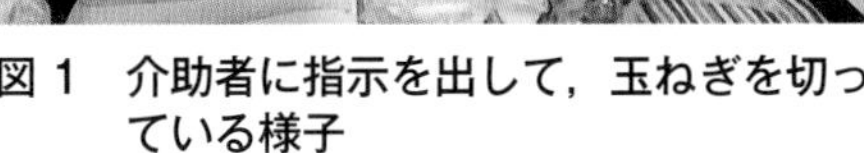

このように，A さんは，障害のある知り合いとの会話から，「自律性による自立」という新しい自立のとらえ方を知り，実際にそれを実践できる知識やスキルを自立生活センターの自立生活プログラムによって学び，現在の自立生活に至っている．また，「障害者総合支援法」に定められた障害福祉サービスの一つである重度訪問介護を利用し，活動中のすべてに自己決定，自己選択による介助を受けながら，自らが望む生活目標や生活様式を実現していることがわかる．

7. 障害者の生活を支援する諸制度

1）障害者の人権と尊厳に関する法的整備

近年，日本では障害者の人権と尊厳に関する法的環境に大きな変化が生じた．2013 年に「障害者差別解消法」(以下，「解消法」) が制定，2014 年に障害者権利条約の批准，2016 年 4 月から「解消法」を施行している．障害者権利条約が国連総会で採択されたのが 2006 年であり，日本は 2007 年に署名している．それ以降，同条約の批准に向けて，日本国内の障害者の人権と尊厳に関する法的環境の整備として，2011 年に「障害者基本法」(以下，「基本法」)，2013 年に「障害者雇用促進法」(以下，「促進法」) の改正を行ってきた．このように，障害者権利条約は，日本国内の障害者の人権と尊厳に関する法的環境整備の大きな推進力となってきた．

2）障害者の生活および社会生活のための制度

日本は 1998 年から「社会福祉基礎構造改革」を行ってきた．それまでは，行政の権限と責任で適切と判断した障害福祉サービスを提供してきたが (措置制度)，障害者の主体性や権利が損なわれるという主張から，2003 年に利用契約制度へ転換した．2006 年に「障害者自立支援法」が施行され，サービス利用をする障害者が必要なサービスを選び利用料を事業者に支払ってサービスを購入する形式が整った．2011 年の「基本法」の改正に伴って，2012 年に，「自立」から「基本的人権を享有する個人としての尊厳」に表現が変わり，より多様な障害やニーズに対して，きめ細やかに障害福祉サービスが提供できるような内容に変更し，名称も「障害者総合支援法」となった．

そのなかに，A さんが利用している重度訪問介護も含まれる．「障害者総合支援法」で利用できる障害福祉サービスを**巻末資料・図 2** に示す．サービス内容は，自立支援給付と地域生活支援事業がある．自立支援給付には介護の支援を受ける介護給付と，訓練などの支援を受ける訓練等給付の他，自立支援医療費，補装具費，サービス利用計画作成費などがあり，利用者に対して個別に給付される．また，地域生活支援事業には，市区町村が行うもの (市区町村地域生活支援事業) と都道府県が行うもの (都道府県地域生活支援事業) があり，市区町村地域生活支援事業では，相談支援，コミュニケーション支援，日常生活用具給付，移動支援，地域活動支援センターの機能強化，福祉ホーム事業などを対象とし，都道府県地域生活支援事業では，専門性の高い相談支援事業や広域的な支援，人材の養成・派遣を対象としている．

試してみよう

A さんの文章を読み，自立について考えてみよう．

MEMO

障害者総合支援法

正式名称は「障害者の日常生活及び社会生活を総合的に支援するための法律」．2013 年施行．

覚えよう！

日本において，障害者の差別の禁止に直接関連する法律には，「基本法」「解消法」「促進法」がある．「基本法」は，サービス提供，雇用，教育など，あらゆる分野を対象として，障害者の自立や社会参加の支援のための施策に関する基本原則を定めている．「解消法」は，雇用を除くあらゆる分野を対象に，「基本法」の理念に従い，障害者の差別の解消の推進にかかわる基本事項や行政，事業者に対する措置を定めるもので，訴訟で差別を争うときの法的根拠になる．雇用分野における障害者差別は，「促進法」によって禁止される．職業リハビリテーションや雇用割当制度などの福祉的制度に加え，差別禁止規定を定めている．

- **障害者雇用促進法**
  正式名称は「障害者の雇用の促進等に関する法律」．1960 年制定．
- **障害者基本法**
  1993 年制定．
- **障害者権利条約**
  正式名称は「障害者の権利に関する条約」．2006 年に国連総会で採択された．
- **障害者差別解消法**
  正式名称は「障害を理由とする差別の解消の推進に関する法律」．2013 年制定．

MEMO

利用契約制度

障害者の自己決定を尊重し，利用者本位のサービスを提供するため，障害者自身がサービスを選択し，契約によりサービスを利用するしくみ．

覚えよう！
公的扶助，社会保険の種類と対象について覚えよう．

経済的自立が困難な障害者が利用可能な所得保障の方法としては，公的扶助，社会保険があり，公的扶助については「生活保護法」に基づいており，親族扶養義務が優先されるため，親兄弟，配偶者に十分な所得がある場合，障害者は受給できない．社会保険については，障害基礎年金と障害厚生年金がある．国民年金にのみ加入の人は障害基礎年金，厚生年金に加入している場合には障害厚生年金を受給できる．

8. 作業療法士の役割

国際生活機能分類（ICF）は，誰もが生きていれば経験する「生きることの困難」について，当事者や家族，医療・保健・福祉分野の専門家，行政も含めて，すべての人が基本的な考え方を理解し，相互理解を促進し，問題解決のための協力をし合うために作成されたモデルである．人が生きることの全体性を生活機能と表現し，そのなかに「心身機能・身体構造」「活動」「参加」を含めている．なかでも最も重視しているのが「活動」と「参加」である．ICF の考え方として重要な点は，それらは関係し合うけれども，独立性をもっているというとらえ方である．「心身機能・身体構造」が回復しなければ「活動」「参加」に至らないというわけではなく，逆に，「心身機能・身体構造」が回復しなくても「活動」「参加」が可能となる方法を見つけられれば，結果として障害者の QOL が向上する可能性があるととらえるという視点である．このような視点は，IL 運動が主張してきた自己決定・自己選択の重視，自律性による自立，社会参加が色濃く反映されているといえる．

日本は，今後の超高齢社会を見据え，誰もが住み慣れた地域で人生の最期まで自分らしく暮らし続けられるよう，住まい・医療・介護・予防・生活支援が一体的に提供される地域包括ケアシステムの構築を進めている．そうしたなか，作業療法士にも，対象者の「活動」「参加」を支援する役割がよりいっそう期待されている．

地域包括ケアシステム
▶ Lecture 12・図 1 参照．

一方，障害者による IL 運動の歴史や，障害学という，障害者が自身の存在肯定と生存権を賭けた闘いから着想を得た，当事者学といえる学問の存在を知り，理解を深めることも重要である．

MEMO
作業療法の学問分野においても，障害学は重要な視点を提供する学問として位置づけられてきた．人間作業モデルを提唱したキールホフナー（Kielhofner G）は，障害学について，「作業療法のクライアントのほとんどは能力障害をもっているため，障害学のアイディアは実践家に数多くの教訓を示してくれる．この知識は，どんなリハビリテーションサービスがどのように提供されるかに関してますます影響を増してきている」[6] としている．

障害学の知見を作業療法にどのように応用できるかに関し，1 点目として，当事者の視点から自身の作業療法の点検ができることがある．例えば，作業療法士が患者に提供すべきと考える作業療法に患者が拒否を表明した場合，作業療法士はどうすればよいだろうか．そのようなときに，「自己決定・自己選択の重視」という当事者の視点は，専門的判断を優先しようとするパターナリズムとよばれる姿勢に一石を投じる．2 点目として，作業療法では対象者の作業する権利を保障する立場から，社会によってつくられた障壁や差別に対して，社会変革をはたらきかけることが必要である．現在は，障害の個人モデルに基づいた作業療法が圧倒的に多い現状であり，今後，障害の社会モデルに基づいた作業療法の展開も望まれる．3 点目として，地域における作業療法の展開がよりいっそう期待されるなか，作業療法士が障害者の生きた経験から学ぶ姿勢を持ち続け，作業療法に活かしていくことが重要である．

ここがポイント！
どのような作業療法を提供すべきかについては，障害学の知見をもとに自らの作業療法士としての役割に常に内省的な視点を持ち続けることで，より対象者の QOL の向上に役立つ作業療法に近づくことができる．

■**引用文献**

1) 全国自立生活センター協議会：ピアカウンセリングとは．　http://www.j-il.jp/about-pc
2) 長瀬 修：障害学に向けて．石川 准，長瀬 修編著：障害学への招待．明石書店；1999．p.11.
3) 砂原茂一：リハビリテーション．岩波書店；1980．p.203.
4) 吉川かおり：障害者「自立」概念のパラダイム転換―その必要性と展望．東洋大学社会学部紀要 2002；40（2）：17-30.
5) 熊谷晋一郎：自己決定論，手足論，自立概念の行為論的検討．田島明子編著：「存在を肯定する」作業療法へのまなざし―なぜ「作業は人を元気にする！」のか．三輪書店；2014.
6) ギャーリー・キールホフナー著，山田 孝監訳：作業療法実践の理論．原書第 4 版．医学書院；2014．p.217.

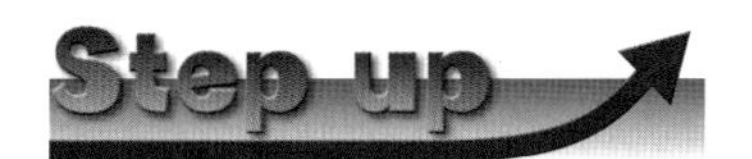

就労支援事業所を開設して活躍する作業療法士

1．仕事の内容

1）就労支援事業所の開設

筆者は，約20年間，精神科病院の作業療法室で働きました．2013年に勤務先の病院が就労支援事業所を開設することになり，立ち上げを担いました．スタッフの募集，間取りの相談，机や椅子など備品の準備，パンフレットの作成，プログラム立案，所内・所外作業（利用者の仕事）の準備，福祉事業所の開設申請手続き，書類準備など，およそ半年間で整えていきました．そのなかでも特に時間をかけたのは施設の理念づくりでした．病院に勤めているときには，退院した患者が復職後に再発し再入院となるエピソードを聞くことが多く，働くことは過度なストレスになるのではないか，病状安定のためには無理せず働かない生活もよいのではないか，とスタッフのなかにも不安な気持ちがありました．そこで私たちは複数の就労支援施設を見学し，支援者や当事者にいろいろな体験談を聞きました．「就労支援は人生支援」「働くことで元気になった」「仕事をしていない自分はダメだと思い，どんどん病気が悪くなった」「就労支援の施設に通って仲間ができた」など，こうした生の声を受け，私たちは，開始時の病歴や入院歴などで判断せず「働きたい希望をもつすべての人」を応援する施設にしようと決めました．

LECTURE 5

2）就労支援事業所の運営

2013年に就労移行支援事業（定員10人）と就労継続支援B型事業（定員10人）の2事業で開設，1年後にジョブコーチを配置，5年後には就労定着支援事業を開始しました．現在までに約70人を一般就労につなぎ，ここ3年間の1年定着率は87%です．1年以上の長期入院や入院を繰り返した人も多数支援しました．入院・通院中の人にとっては，病気をしても障がいがあっても働ける，仕事が続けられるという事実は大きな希望になります．病院やデイケア，他の就労支援事業所，ハローワーク，障害者職業センター，障害者就業・生活支援センター，行政，企業など，さまざまな機関と連携しながら運営しています．医療では多職種協働が当たり前になりつつありますが，福祉においても連携は不可欠です．利用者にかかわるたくさんの支援者や関係者が，会議だけでなく，メールや電話，報告書など，さまざまな方法で情報をやりとりし，タイムリーな支援をめざしています．

3）就労支援の実際 （図1～3）

病院の作業療法室では，患者のできていることに目を向け，失敗しない作業となるよう段階づけに心を配っていました．就労支援においてもストレングス（強み）はとても大切ですが，特に2年という利用期限のある就労移行支援事業においては，できないことの見極めが重要です．事業所での訓練や面談に加え，職業評価や企業実習をとおして，職業として続けていけるか，企業が求めるレベルの仕事ができるかを判断します．本人のやりたい仕事（正社員で事務系の仕事がしたいなど）があったとしても，適性をアセスメントし，職業としての選択は難しいと伝えることもあります．できないことを直視する厳しい局面にも立ち会います．「報告・連絡・相談」に代表される社会人としての振る舞いを一から覚えてもらうこともあります．「働くためには」と前おきし，できていないことをそのつど指摘することもあります．定期的に面談を繰り返し，通所日数を増やしながら仕事に就くための力をつけていきます．

作業療法士として，生活についても一緒に考えます．食事内容や睡眠リズム，休日の過ごし方も大切です．「疲れやすい」と施設を休みがちだった人と活動量を測定したことがありました．来所日は1日6,000歩なのに休日には200歩しか歩いていないことがわかり，普段の運動量を増やしてもらったところ，体力がついて疲れにくくなりました．その他，職場での人間関係についてのグループワーク，履歴書の書き方，面接の受け方など，作業療法の視点や経験を活かしてプログラム運営に携わるのは，本当にやりがいのある仕事です．就職面接の場にも同行します．「残業はしない」と打ち合わせで決めていても本番の面接では思わず「やります」と答えてしまうこともあります．そんなときは支援者として，本人の思いを大事にしつつも，体験期間を設けるなどの依頼や調整をします．

就職が決まることはとても嬉しいのですが，いざ仕事が始まると新たな苦労がみえてきます．仕事を続けるためには，仕事以外の楽しみをつくっていくなどのフォローも必要です．就労定着支援では，月1回の集まりや個別の悩み相談を行います．最近では卒業生とオンラインでの同窓会を行うなど，時代の変化や状況に合わせてどんどん

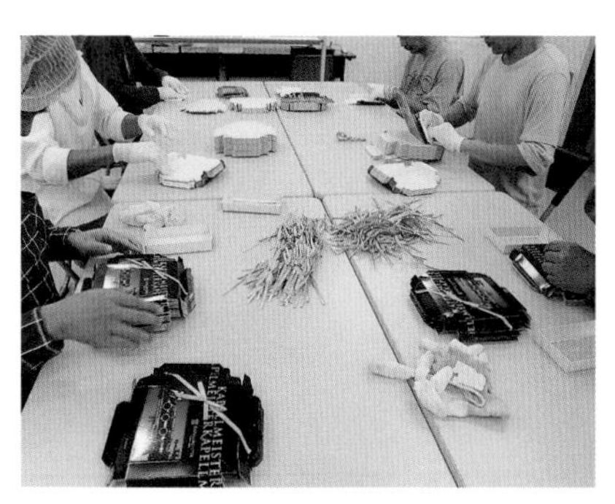

図１　所内作業の様子
チョコレートの飾り箱を組んでいます．どこに材料を置くか，身体の向きをどうするかを考え，効率よく疲れにくい作業方法をめざします．

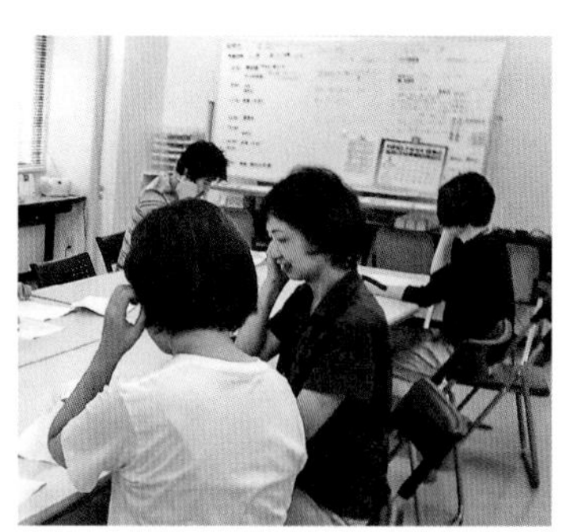

図２　就労セミナープログラムの一例
休みをとりたいときはどうするか，電車が遅れて遅刻しそうなときはどう言うかなど，電話連絡を練習します（中央が筆者）．

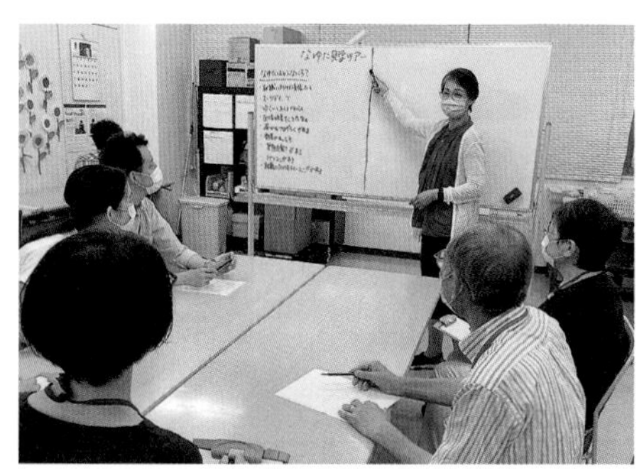

図３　スタッフミーティング
ホワイトボードに書き出すことで可視化しながら話し合いを進めます（発表者が筆者）．

ブラッシュアップしています．

2．今の職業をめざした理由

筆者は，高校生のときには看護師をめざしていましたが，部活動の先輩がバイク事故で下肢麻痺となったことをきっかけにリハビリテーション分野に方向転換しました．手先が器用だったことと生活のなかの活動が何でも治療につながることが面白そうだと作業療法を選びました．精神科の実習で，長期入院とホスピタリズムについて学び，「何とかしたい」と思い，精神科を選びました．

就労支援事業所の開設で声がかかったときは本当に驚きました．正直にいうと自信がなく，とても不安でしたが，長年の臨床経験のなかで，障がいがあることで結婚や出産，一人暮らし，仕事という当たり前の選択をあきらめている人と出会うことが多かったので，やりたい気持ちはありました．反面，福祉施設の立ち上げ・運営という初めてのチャレンジに足がすくみました．上司である医師から「診察で出会うたくさんの患者さんが仕事をしたいと話すが，就職しても症状が悪化して再入院になるケースが多い．何が起こっているのかわからないため，自施設を立ち上げてそこで試してみたい」という熱い思いを聞き，やっと決心できました．どんな人が就職できるのか，どうやったら就職できるのか，見当もつかないところからのスタートでした．

引き受けてすぐに，就労支援施設で働く精神保健福祉士の友人に相談しました．「昔は仕事をしたいと患者さんが言うと，調子が悪いのかと心配になって止めていたけれど，今はチャレンジしてもらえばよかったと思う．仕事に就ける人はもっと多いはず．いい仕事だよ．応援するよ」と背中を押してもらい，前に進む勇気をもちました．

3．学生へのメッセージ

学生や新人の頃には，ものを知らず恥ずかしい思いもたくさんしましたが，仕事を通じて自分自身も成長しました．失敗しないようにと緊張することが多いと思いますが，失敗をそのままにせず，次に活かすことで職業人として成長できると実感しています．あるとき，就職した利用者から「倉庫の鍵をなくしてしまった．上司に言えないから仕事を辞めようと思う」と相談があり，一緒に上司に謝罪をしました．もちろん注意を受けましたが，失敗をしても仕事を続けられたという経験を経て，次から失敗を隠さず報告できるようになりました．「ミスを正直に上司に報告したら，しかられたけど，これからも頑張ってくださいと言ってもらえた．ほっとしました」と話し，以前より仲間とうちとけて働けるようになったそうです．つくづく仕事は一人でするものではないと思います．

自分ができることは何だろう，やりたいことは何だろうと悩んだときに，一人で抱え込まず周囲に相談し，道を見つけていけたのは，本当に良かったと思っています．少しずつ行動を起こしていくと仕事がより面白くなっていきます．就労支援事業所での作業療法は，患者や利用者と一緒に人生に希望を見つける，とてもやりがいのある仕事です．皆さんもぜひいろいろなことにチャレンジしてみてください．

（馬場麻里子・医療法人社団東峰会 就労支援 Small Steps）

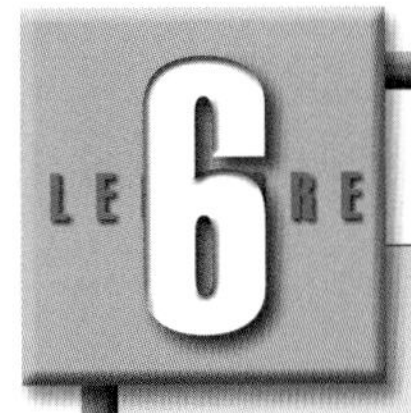

作業療法の基本的な枠組み

到達目標

- リハビリテーション専門職の一つである作業療法士の役割について説明できる.
- リハビリテーション専門職の定義を正しく理解し，説明できる.
- 作業療法の目的と構成要素について説明できる.
- 作業療法の基本的な考え方とアプローチの特徴についてイメージできる.
- 作業療法と国際生活機能分類（ICF）の関係性について説明できる.

この講義を理解するために

この講義では，作業療法士が，リハビリテーション専門職の一つとして，どのような役割があり，他の関連職種と比べてどのような特徴をもつのか，作業療法の基本的な枠組みを理解することを目標とします.

作業療法は，乳幼児期から人生の最終段階まで，あらゆるライフステージにかかわりをもちます．子どもにとっての作業は遊びであり，児童・青年期以降では，趣味や仕事，日常的な活動となります．人は作業を行うことで生きる意欲や活力を得ていますが，病気や障がいによって，作業ができなくなったときに，人や社会との関係性が阻害されます．作業療法士は，それが再びできるように，作業に焦点を当てた治療，指導，援助を行う専門職です．作業療法の具体的な内容はLecture 7以降で学習しますが，この講義では，その基礎について学びます．日本作業療法士協会のガイドラインを含めて学習してください.

この講義を学ぶにあたり，以下の項目を学習しておきましょう.

□ リハビリテーションの定義を復習しておく（Lecture 1 参照）.
□ ICF の構造を復習しておく（Lecture 4 参照）.
□ 自分にとって大切な作業とは何かを考えておく.

講義を終えて確認すること

□ リハビリテーション専門職の定義を正しく理解し，理学療法士，言語聴覚士との専門性の違いを説明できる.
□ 作業療法士が作業を用いてかかわる意義と目的について説明できる.
□ 作業療法の基本的な考え方とアプローチの特徴について説明できる.
□ 作業療法と ICF の関係性について説明できる.

講義

1. リハビリテーション専門職の役割

1) リハビリテーション専門職の定義

リハビリテーションの定義
▶ Lecture 1 参照.

調べてみよう
ノーマライゼーション，バリアフリー，ユニバーサルデザイン
それぞれの意味と違いについて調べてみよう.

一般的にリハビリテーション専門職とは，作業療法士，理学療法士，言語聴覚士の3職種を指す．以下に，理学療法士（「理学療法士及び作業療法士法」，1965年）および言語聴覚士（「言語聴覚士法」，1997年）の定義を示し，作業療法の3つの定義を示す．

(1) 理学療法士の定義

「理学療法士及び作業療法士法」によると，「『理学療法』とは，身体に障害のある者に対し，主としてその基本的動作能力の回復を図るため，治療体操その他の運動を行なわせ，及び電気刺激，マッサージ，温熱その他の物理的手段を加えること」をいい，理学療法士は，厚生労働大臣の免許を受けて，理学療法士の名称を用いて，医師の指示のもとに，理学療法を行うことを業とする者をいう．

(2) 言語聴覚士の定義

「言語聴覚士法」によると，「厚生労働大臣の免許を受けて，言語聴覚士の名称を用いて，音声機能，言語機能又は聴覚に障害のある者についてその機能の維持向上を図るため，言語訓練その他の訓練，これに必要な検査及び助言，指導その他の援助を行うことを業とする者」をいう．

作業の定義
▶ Lecture 2 参照.

世界作業療法士連盟（World Federation of Occupational Therapists：WFOT）

日本作業療法士協会（Japanese Association of Occupational Therapists：JAOT）

(3) 作業療法士の定義

「理学療法士及び作業療法士法」では，作業療法の対象は「身体又は精神に障害のある者」で，目的は「応用的動作能力又は社会的適応能力の回復を図る」こと，そして，手段として「手芸，工作その他の作業を行なわせる」ことが示されている．

世界作業療法士連盟（WFOT）では，作業療法士は，「作業をとおして健康と幸福を促進する専門職」であり，「人々が日常生活の活動に参加できるようになることが目標」と示されている．

日本作業療法士協会（JAOT）では，作業療法の目的と役割は「人々の健康と幸福を促進する」ことであり，「作業に焦点をあてた治療，指導，援助」と示されている．また，その注釈には，作業療法は「人は作業を通して健康や幸福になる」という基本理念と学術的根拠に基づいて行われること，作業療法の対象や内容には「多様性があること」，作業には「個別的な目的や価値が含まれること」，その実践には「手段としての作業の利用，目的としての作業の利用，環境への働きかけが含まれること」が付記されている．

2) チーム医療と作業療法の位置づけ

ここがポイント！
チーム医療と多職種連携（interprofessional work：IPW）
多職種連携とは，「異なる専門職からなるチームのメンバー，あるいは異なる機関・施設が，サービス利用者（患者・家族）の利益を第一に，総合的・包括的な保健医療福祉ケアを提供するために，相互尊重，互恵関係による協働実践を行うこと，またその方法・過程」と定義されている[2].
多職種連携においては，連携する人は専門職に限られていない．例えば，日本の高齢者ケアの現場では，ケアマネジャー（介護支援専門員），地域包括支援センターや社会福祉機関の職員，介護保険施設の職員に加えて，民生委員，NPO法人の職員，ボランティア団体のメンバー，自治会などの地域支援者も含まれる[3].
チーム医療の概念よりも発展的な考え方として普及しつつある.
▶ Lecture 7 参照.

チーム医療とは，医療に従事する多種多様な医療者が，各々の高い専門性を前提に，目的と情報を共有し，業務を分担しつつも互いに連携・補完し合い，患者の状況に的確に対応した医療を提供すること[1]である．

リハビリテーションにおいては，リハビリテーション専門職の他，医師，看護師，医療ソーシャルワーカーなども医療関連職種として機能するため，作業療法士は「どのようなかかわり手段をもち，どのような成果を出せる職種であるのか」を，チームに対して明確にしておかなければならない．作業療法は，その人が必要としている作業を見極め，作業を手段や目的とした治療，指導，援助を行う専門職である．この「作業を手段とする」という点が，関連職種と差別化される固有の特徴である．

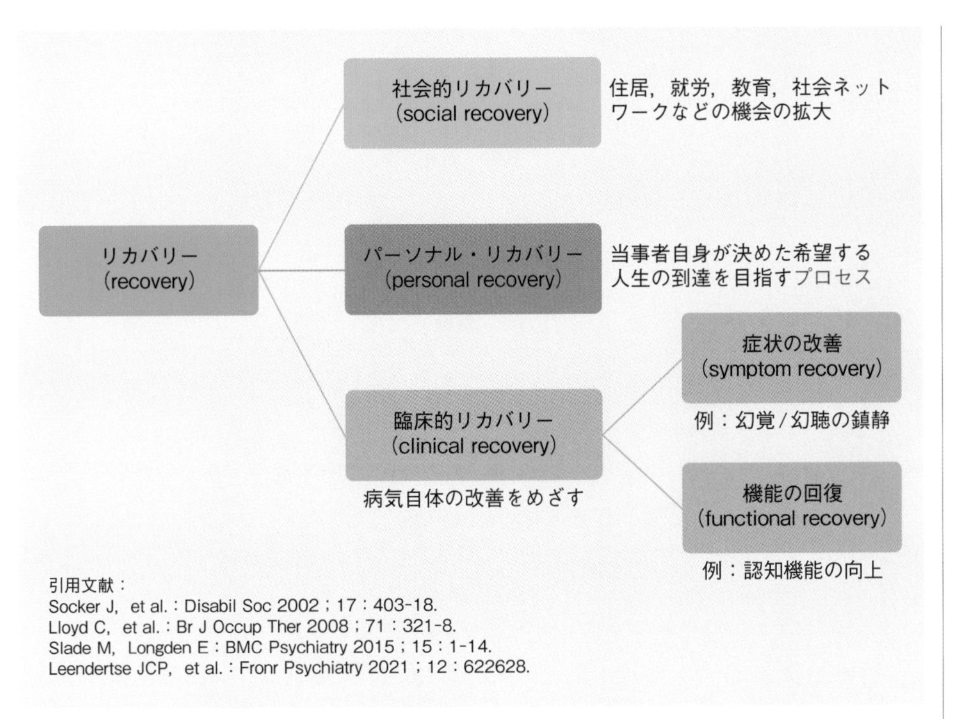

図1　リカバリーの枠組み
(国立精神・神経医療研究センター 精神保健研究所 地域精神保健・法制度研究部：リカバリー〈Rccovery〉[4])

ここがポイント！
リカバリーの概念は多義的ではあるが，「社会的リカバリー」「パーソナル・リカバリー」「臨床的リカバリー」に分けて理解されることが多い．3者は相互に関連しており，臨床的リカバリーと社会的リカバリーを考慮しながら，パーソナル・リカバリーを支援の中核とすることもある．

LECTURE 6

2. 作業療法の枠組み

1) 作業療法の目的

作業療法は，乳幼児期から人生の最終段階まであらゆるライフステージにかかわりをもつ．子どもにとっての作業は遊びであり，児童・青年期以降では趣味や仕事，日常的な活動となる．人は作業を行うことで生きる意欲や活力を得ており，病気や障がいによって，人や社会との関係性が阻害されたときには，自身の作業を再構築し，新たな生き直し（リカバリー）を図る．作業療法士は，このような人間のもつ本能的な特性を活かし，作業に焦点を当てた治療，指導，援助を行う専門職である．リカバリーについては**図1**[4]に示す．

2) 作業療法の構成要素

(1) 対象

作業療法の対象となる人とは，身体，精神，発達，高齢期の障がいや，環境への不適応により，日々の作業に困難が生じている，またはそれが予測される人や集団を指す[5]．

日本作業療法士協会は，「作業療法ガイドライン（2018年度版）」(以下，ガイドライン）において，対象疾患・障がいを，医療（身体障害領域，精神障害領域，発達障害領域），介護保険，障害福祉，教育関連，職業関連という，社会保障制度ごとに表で示している[5]．

(2) 作業活動

作業には，ADL（日常生活活動），家事，仕事，趣味，遊び，対人交流，休養など，人が営む生活行為と，それを行うのに必要な心身の活動が含まれる．作業療法では，治療，指導および援助の手段や目的としてさまざまな作業活動を用いる．ガイドラインでは，その具体例を表で示している[5]．

ADL (activities of daily living；日常生活活動)

また，日本作業療法士協会は，作業を「対象となる人々にとって目的や価値を持つ生活行為」と定義し，病気や老化，環境の変化で活動が制限されADLの遂行ができ

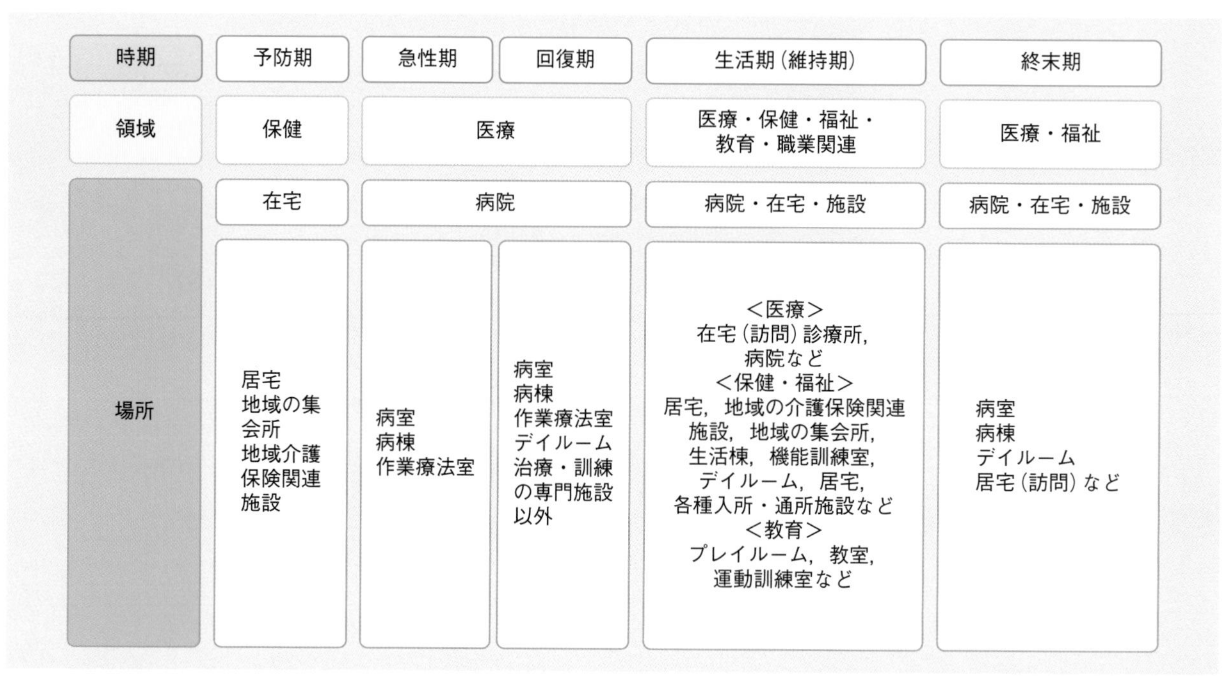

時期	予防期	急性期	回復期	生活期（維持期）	終末期
領域	保健	医療		医療・保健・福祉・教育・職業関連	医療・福祉
場所	在宅	病院		病院・在宅・施設	病院・在宅・施設
	居宅 地域の集会所 地域介護保険関連施設	病室 病棟 作業療法室	病室 病棟 作業療法室 デイルーム 治療・訓練の専門施設以外	＜医療＞ 在宅（訪問）診療所，病院など ＜保健・福祉＞ 居宅，地域の介護保険関連施設，地域の集会所，生活棟，機能訓練室，デイルーム，居宅，各種入所・通所施設など ＜教育＞ プレイルーム，教室，運動訓練室など	病室 病棟 デイルーム 居宅（訪問）など

図２　作業療法士が働く場所
（日本作業療法士協会：作業療法ガイドライン〈2018年度版〉[5]）

なくなった人に対して，生活行為に焦点を当てたマネジメントツールである生活行為向上マネジメント（後述）の実施と活用を推進している．

（3）作業療法実践の場

作業療法士が活躍する場所は，対象者とかかわる時期，領域，圏域などで異なり，これらの特色や関係を多面的にとらえることが重要となる．ガイドラインでは**図２**[5]のように示している．

作業療法士が対象者とかかわる時期
▶ Lecture 7 参照.

a．作業療法士が対象者とかかわる時期

作業療法士が対象者とかかわる時期，疾病，障がいの発生からの期間によって，その後の経過が異なるため，作業療法の目的は，対象者とかかわる時期によって異なる．時期は，予防期，急性期，回復期，生活期（維持期），終末期などに分類される．また，**図２**[5]に加えて，対象者の年齢，ライフステージが作業療法の目的に影響する[5]．

作業療法の領域
▶ Lecture 7 参照.

b．作業療法の領域

作業療法士がかかわる領域は，医療，保健，福祉，教育，職業関連，その他に大別できる．医療機関で働く作業療法士の数が最も多く，近年の超高齢社会への対応として介護領域で働く作業療法士が増加している．また，国がめざしている「共生社会の実現」への対応として，障害福祉，教育，職業の領域で働く作業療法士も少しずつ増えてきている[5]．

MEMO
医療計画（地域医療構想）
人口減少，高齢化に伴う医療ニーズの質・量の変化や労働力人口の減少を見据え，2025年の医療需要と病床の必要量を医療機能（高度急性期，急性期，回復期，慢性期）ごとに推計し，めざすべき医療提供体制を実現するための施策．

c．作業療法士がかかわる圏域

作業療法士の働く場には，役割，機能を行政の視点でとらえた圏域区分がある．医療領域では医療圏，保健や福祉領域では障害保健福祉圏域，老人保健福祉圏域，日常生活圏域など，それぞれの領域で地域の実情に応じた圏域が設定されていて，それに基づく医療計画（地域医療構想），高齢者福祉・介護保険事業（支援）計画，障害福祉・障害児福祉計画などが策定されている．作業療法士は，自分の働く場がどの圏域に属しているのかを認識し，その使命を知ることが必要である[5]．

3) 作業療法に関する法体系

作業療法が直接関係する制度は，医療，介護，福祉，教育などにかかわるものが多く，特に医療・介護保険制度に関しては，施設の基準，対象疾患，診療や介護の報酬とその算定要件などが定められており，これらは作業療法業務に直接関係する．また，このような制度や基準などは，近年の少子高齢化に伴う財源不足と高齢者の医療費の高騰のように，日本の経済・社会構造の変化に影響を受けやすく，制度や算定基準などの見直しがたびたび行われるため注意を要する．

ガイドラインでは，作業療法業務に関連する主な法制度を示している[5]．

作業療法に関連する医療・介護保険制度
▶ Lecture 3 参照.

3. 作業療法の治療原理

世界作業療法士連盟（WFOT）は，作業療法の教育プログラムのための最低基準を設定すること，特定の水準を満たす養成のために継続的な質の保証を推進することの2つを目的として，「作業療法士教育の最低基準（2016年改訂版）」を示した[6]．この基準において，有能な実践のために修得すべき知識・技術・態度（KSA），すなわち作業療法教育プログラムの卒業生に求められる知識・技術・態度として，6つの能力の分野を示している．最初にあげられている「人-作業-環境の関係ならびに，健康との関係」は，作業療法の基礎となる最も重要な事項であり，作業療法が他の職種と差別化される独自性を示す核となる考え方（理論，モデル）である．

KSA（knowledge, skills and attitudes）

ここがポイント！
作業療法教育プログラムの卒業生に求められる6つの知識・技術・態度
①人-作業-環境の関係ならびに，健康との関係
②治療的および専門職としての関係
③作業療法プロセス
④専門職としてのリーズニングと行動
⑤作業療法実践における文脈
⑥最良の実践を保証するエビデンスの活用
▶ Lecture 1 参照.

以下に，この考え方をふまえた，作業療法の基本的な考え方と，作業療法アプローチの特徴を紹介する．

1) 作業療法の基本的な考え方

(1) 作業ができるようになることを目的とする

人が日々の生活を営むためには，生理機能，運動機能，認知機能，心理的機能，社会的機能など，さまざまな基本的な機能が必要である．この機能がはたらくことで動作となり（指を動かすなど），動作に目的が加わると行動となり（レポートを書くためにキーボードを操作するなど），複数の行動に個人的・社会的意味が加わると，人が行う日々の生活の構成要素となる（作業療法士になるための学生生活など）．この構造になんらかの不具合が生じたとき，日々の生活に支障をきたす．

理学療法士や言語聴覚士は，その定義から，運動機能や言語機能など，機能に焦点を当て，その改善を図ることで生活上の支障を改善することをめざすが，作業療法士は，直接，機能に焦点を当てるのではなく，作業そのものに焦点を当て，作業工程を分析し，作業遂行を妨げている要因を特定し，作業ができるようになることを目的とする．

(2) 発揮できる能力は，環境に左右される

人が発揮できる能力は，環境（物的，人的）に左右される．これまでどのような経験をし，どのような人生を送ってきたのか，情報収集しておくことが重要である．筆者が出会った事例を紹介する．

Aさん（40代，女性）は，さっぱりとした性格で，時にきついことを言うので，病棟では，周りから少し距離をおかれることもあった．ある日，生活技術を高めることを目的とする作業療法で，「衣類を収納する工夫について」をテーマにしたプログラムを実施した．作業療法士がセーターを手に取り，たたみ方を参加者に尋ねようとしたところ，突然，Aさんが手を上げ，前に出てきた．Aさんは，何も言わず，セーターを手に取ると，あっという間に見事な手さばきでセーターをたたんでしまった．一瞬の静寂の後，参加者から大きな拍手がわき，Aさんは照れ笑いをしながら，以前，洋服店に勤めていた経験があると，そのときの思い出話などをうれしそうに語った．それを機に，周りの人の見方が変わった．Aさんも，すぐに怒ることは少なくなった．

作業療法では，その人にとって重要で意味のある活動にスポットを当てることで，Aさんのように「認められる体験」につなげることができる．

(3) その人にとっての作業の価値は異なる

調理は，料理人にとっては賃金を得る職業活動となるが，料理を友人に振る舞うことが好きな人にとっては趣味活動となる．仮に両者ともに，脳卒中による上肢の麻痺で包丁が持てなくなった場合，前者では「生活の糧を失う」ことになり，後者では，「楽しみや生きがいを失う」ことになる．このように，同じ作業活動でも，その人にとって意味や価値は異なるが，作業療法ではいずれの場合にも適用対象となる．

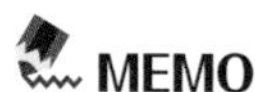

MEMO
トップダウンアプローチとボトムアップアプローチ
意思決定における代表的な2つのスタイルで，意思決定をリーダーが中心となって行うものがトップダウンアプローチ，意思決定にすべてのメンバーが参加するものがボトムアップアプローチである．リハビリテーションのアプローチに当てはめて考えると，決定や実行までが迅速であるトップダウンアプローチを選択するのか，機能訓練を一つひとつ積み上げるボトムアップアプローチを選択するのか，障がいの種類や対象者の状態，目的によって変わる．

2) 作業療法アプローチの特徴

(1) トップダウンアプローチ

釣りをするには，釣り場まで移動する，餌を針につけるなどの認知・判断能力が必要である．また，適度な力で竿(さお)を保持する，針にかかるように，タイミングよく，ほどよいスピードで竿を上げるなどの，運動能力や協調運動能力などが必要である．この場合，一つひとつ機能訓練を積み上げ，全体の機能を改善し，釣りができるようにするというアプローチ（ボトムアップアプローチ）もあれば，釣りを楽しむという目的を果たすために，釣り場へのアプローチには車椅子を利用するなど，代償手段を組み合わせて目的を果たすというアプローチ（トップダウンアプローチ）もある．両者にはメリットとデメリットがあるが，作業療法では，目的とする作業そのものができるようにはたらきかけることで，結果的に必要な機能が向上するという視点をもつなど，トップダウンアプローチが多い．

(2) 作業活動をとおしてさまざまな気づきを得る

作業活動への取り組み方は，その人の性格や価値観が反映される．几帳面な性格の人は，作品づくりにおいても，慎重に計測し，丁寧に折り目をつけ，完成度の高い仕上がりをめざすなど，その一端を垣間見ることができる．このような様子は，社会生活における対人関係や仕事ぶりにも反映されているが，本人には自覚がないことが多く，疲労の蓄積や，固定化した他者との関係性へとつながっていることがある．作業療法では，作業活動への取り組みをとおして，自身の行動特性に気づくきっかけを与えることができる．

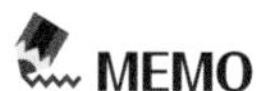

MEMO
リハビリテーションに期待される効果
医学においては，客観的で普遍的な効果が期待されるが，リハビリテーションにおいては，個人の価値観や希望など，主観的で個別的な効果も期待される．

(3) 作業療法士自身を治療的に活用する

人は作業を行うことで生きる意欲や活力を得ており，作業療法では，このような人間のもつ本能的な特性を活かしていく．しかし，気分が乗らないとき，心配ごとがあるとき，切迫した課題があるときなどは，人は作業の手を止めてしまうものである．そのようなとき，作業療法士は，苦しみを理解しようとする姿勢や寄り添う姿勢などで，対象者との間に心理的な安定性を構築することができる．これは，対人援助職に共通の基本姿勢であるが，作業療法では「自己の治療的利用」という言葉で表現され，作業療法士自身が，意識的に自分を治療プロセスの一部として使うという考え方を含んでいる[7)]．

3) 作業療法アプローチの実際

(1) 国際生活機能分類（ICF）と作業療法

国際生活機能分類（International Classification of Functioning, Disability and Health：ICF）
▶ Lecture 4・図2参照．

作業療法の視点は，ICFの構成要素である「心身機能・身体構造」「活動」「参加」「環境因子」「個人因子」と関連がある．それぞれに対応した作業療法の基本的な考え方として，以下の4点が述べられている[5)]．

①「心身機能・身体構造」の状態がその人の「活動」と「参加」の状態に影響し，「活動」または「参加」の状態がその人の心身機能に影響するように，人の基本的能力，応用的能力，社会的適応能力は相互に影響を及ぼし合う．

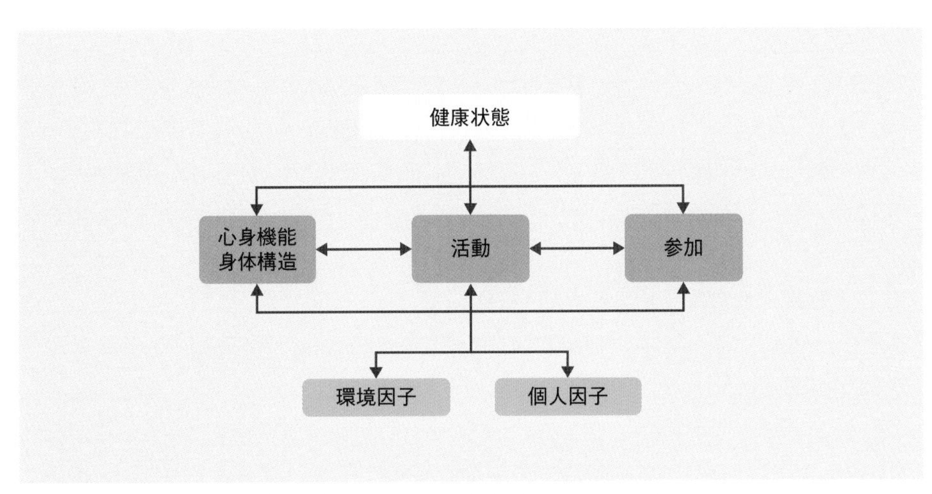

- 心身機能（body functions）：身体系の生理的機能（心理的機能を含む）
- 身体構造（body structures）：器官・肢体とその構成部分などの，身体の解剖学的部分
- 活動（activity）：課題や行為の個人による遂行
- 参加（participation）：生活・人生場面へのかかわり
- 環境因子（environmental factors）：人々が生活し，人生を送っている物的な環境や社会的環境，人々の社会的な態度による環境を構成する因子
- 個人因子（personal factors）：個人の人生や生活の特別な背景であり，健康状態や健康状況以外のその人の特徴

図3　国際生活機能分類（ICF）の構成要素間の相互作用
（世界保健機関〈WHO〉：国際生活機能分類―国際障害分類改訂版[8]）

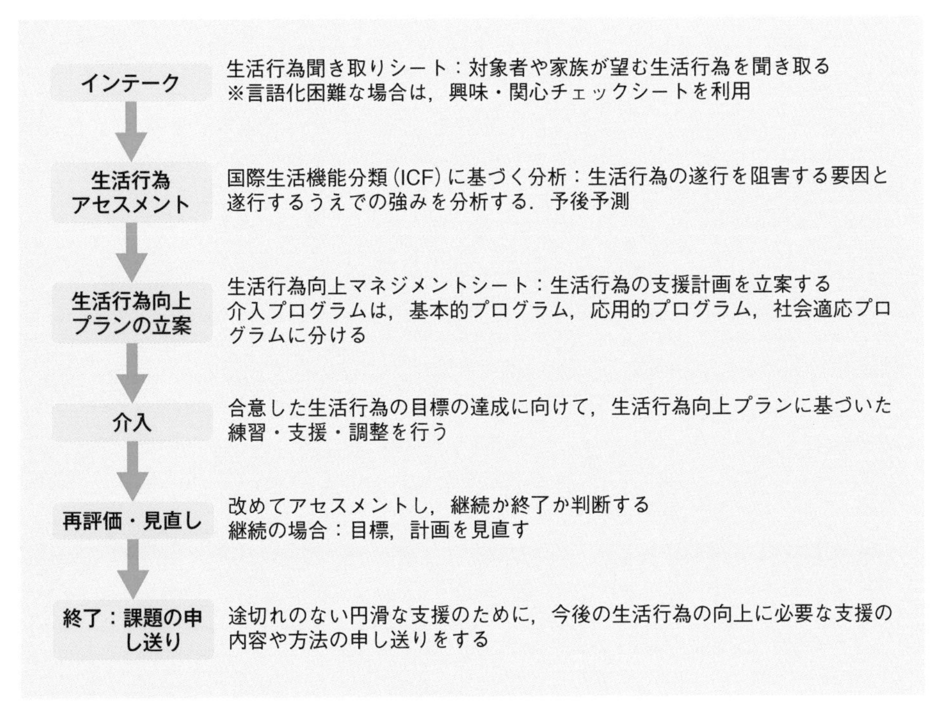

図4　生活行為向上マネジメント（MTDLP）のプロセス
（日本作業療法士協会：作業療法ガイドライン〈2018年度版〉[5]をもとに作成）

②対象者の健康状態を高めるために，生活機能を総合的にとらえ，目的に応じて基本的能力，応用的能力，社会的適応能力にはたらきかける．

③応用的能力や社会的適応能力を発揮するうえで環境や資源の果たす役割は大きく，その整備と調整が重要である．

④対象者の職歴や家庭での役割，趣味や楽しみなどの「個人因子」は，対象者がしたいと思う生活目標を設定するうえで重要である．

図3[8]を参照しながら，作業療法の定義や基本的な考え方，作業療法アプローチと

ここがポイント！

横断的な見方に縦断的な見方を重ねる

国際生活機能分類（ICF）は現在の状態を構造的に示している点で「横断的な見方」ととらえることができるが，「個人因子」には，現在に至るその人の人生や生活の特別な背景が反映されている．リハビリテーションにおいては，これまでの経過とこれからの希望や展望という「縦断的な見方」を重ねることが不可欠である．

併せて理解することが重要である．

作業療法士は，ICF の相互の影響性を念頭に，疾患や障がいの構造的な特性が，日常生活や社会生活にどのような影響を与えているのか分析する．その際，作業療法士は，対象者の強みと弱みを明確にし，強みにより弱みをカバーする視点をもつ[9]．そして，本人が実現したい生活や生き方を，本人とともに十分に吟味して治療目標を設定する．

強み（strength）
弱み（weakness）

(2) 生活行為向上マネジメント（MTDLP）

生活行為向上マネジメント
(management tool for daily life performance：MTDLP)

日本作業療法士協会では，生活行為に焦点を当てたマネジメントツールである生活行為向上マネジメント（MTDLP）の実施と活用を推進している．

生活行為とは，人が生活していくうえで営まれる生活全般の行為であり，生活全般の行為には，食事，着替え，排泄などの ADL をすること，買い物や家事など生活を維持する手段的 ADL（IADL）をすること，仕事や趣味，余暇活動などが含まれる[10]．そして，人は生活行為（ADL や仕事，趣味，余暇活動）を遂行することで健康を維持・増進しているということが基本にある[5]と説明されている．

手段的 ADL
(instrumental activities of daily living：IADL)

生活行為向上マネジメントのプロセスを**図 4**[5] に示す．

LECTURE 6

■引用文献

1) 厚生労働省：チーム医療の推進について（チーム医療の推進に関する検討会 報告書）．2010．
https://www.mhlw.go.jp/shingi/2010/03/dl/s0319-9a.pdf
2) 田村由美：看護とインタープロフェッショナル・ワーク―なぜ今 IPW が必要なのか．看護実践の科学 2010；35（10）：41-7．
3) エピグノ：真のチーム医療とは？多職種連携（IPW）と，多職種連携教育（IPE）．エピグノジャーナル．2020．
https://journal.epigno.jp/interprofessional-work
4) 国立精神・神経医療研究センター 精神保健研究所 地域精神保健・法制度研究部：リカバリー（Recovery）．
https://www.ncnp.go.jp/nimh/chiiki/about/recovery.html
5) 日本作業療法士協会：作業療法ガイドライン（2018 年度版）．
https://www.jaot.or.jp/files/page/wp-content/uploads/2019/02/OTguideline-2018.pdf
6) World Federation of Occupational Therapists：Minimum Standards for the Education of Occupational Therapists. Revised 2016.
https://www.wfot.org/assets/resources/COPYRIGHTED-World-Federation-of-Occupational-Therapists-Minimum-Standards-for-the-Education-of-Occupational-Therapists-2016a.pdf
7) Occupational Therapy Practice Framework：domain and process. Am J Occup Ther 2002；56（6）：609-39.
8) 世界保健機関（WHO）：国際生活機能分類―国際障害分類改訂版．p.8，16．
https://apps.who.int/iris/bitstream/handle/10665/42407/9241545429-jpn.pdf?sequence=313&isAllowed=y
9) 新宮尚人：精神機能分野における作業療法の実際．能登真一編：作業療法概論．第 4 版．医学書院；2021．p.194．
10) 日本作業療法士協会：作業療法関連用語解説集．改訂第 2 版．2011．
https://www.jaot.or.jp/files/page/wp-content/uploads/2014/05/otterms.pdf

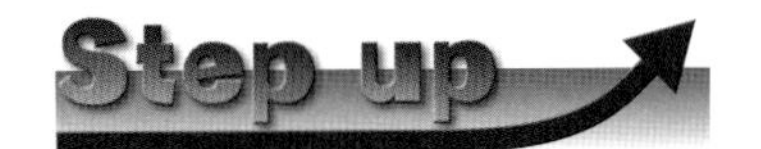

急性期リハビリテーション病棟で活躍する作業療法士

1．仕事の内容

現在，筆者は急性期病院に勤務しています．急性期病院に勤務しようと思った理由は，リスクマネジメントを学びたいと思ったことや，作業療法を通じて障がい者に早く自宅退院してほしいと思ったことからです．最初に，筆者がこれまで勤務した病院について紹介します．

筆者は，作業療法士養成校を卒業して，最初に小児医療センターに勤務しました．小児医療センターでは，脳性麻痺やダウン症，自閉症，注意欠如・多動症，学習障害のある子どもを担当していました．この頃は，子どもたちが楽しく日常生活や学校生活をおくるにはどうしたらよいだろうかと悩んでいました．数年後，院内に併設されている血液透析センターと地域包括ケア病棟で，腎臓リハビリテーションと，がんのリハビリテーションを行うことになりました．対象が成人へと変わり，実施する内容も変わったため，初めは戸惑いました．その後，家庭の事情から自宅の近所にある病院に勤務先が変わりました．そこには，回復期リハビリテーション病棟と維持期の施設がありました．この病棟は，リハビリテーションスタッフの人数の多さ（理学療法士，作業療法士，言語聴覚士合わせて80人）に驚きました．役職にも就き，一般業務と両立しながら日々勤務をしていました．日々の業務に精いっぱいとなり，セラピストとして「もっと自己研鑽したい」という思いが強くなり，今の職場に飛び込みました．

現在の職場である神戸市立医療センター中央市民病院（以下，当院）は，三次救急病院（救急救命センターや高度救急救命センターが設置されている病院）であり，リハビリテーションスタッフが365日稼働しており，必要に応じたリハビリテーションを行っています．また，各病棟には，専従の理学療法士が配置され，多職種とのチーム連携の強化を図っています．医師や看護師，薬剤師，臨床工学技士などが救命に携わり，点滴による治療や人工呼吸器などを装着した全身管理を24時間体制で行っています．近年では，集中治療室（ICU）から，作業療法が開始されることが増えています．この背景には，ICUでは多職種との協働体制が望ましい[1]とされ，作業療法士がチームアプローチの一員になったことが考えられます．診療報酬改定による早期リハビリテーション加算が定められたこともあり，急性期リハビリテーション（以下，急性期リハ）の充実に向けられた改正が影響しています．

急性期リハの作業療法は，発症・受傷後など早期から開始されます．障がい者の多くは，意識障害や全身の循環動態が不安定です．上腕骨や手関節骨折や靱帯損傷など，手術前から作業療法が処方されることもあります．また，受傷後の痛みや手術への不安を抱えていることがあり，安心できるような態度や声かけが必要と考えています．急性期リハにおける作業療法の目標は，発症後からADL（日常生活活動）自立や介助量の軽減を図ること，職場復帰，家事などの退院後に必要となる役割を獲得すること，入院生活の余暇時間を支援することがあげられます．急性期リハの開始直後は，起き上がる，座る，立つなどの基本動作の練習から行うことが多く，理学療法と類似した介入になることがあります．作業療法も，心身機能の改善や早期離床とともに，早期からADLの改善をめざすこと[2]となります．作業療法士は，チーム医療の一員として日々変化する障がい者の認知や精神面，身体面を評価することができます．そして，評価をもとに動作練習や環境調整を行いながら，多職種と協働して，活動や参加を促すことができます．急性期から自分らしく活動できるようにめざすことが作業療法の最大の特徴といえます．

図1は，人工呼吸器を装着している障がい者に対して，ADL練習（整容動作）を行っている様子です．作業療法士は，多職種が協働してバイタルサインや体調に注意して，離床してADLの改善をめざします．

図2は，ICUに入室した脊髄損傷者に対して，早期からコミュニケーション獲得をめざし，練習している様子です．作業療法士は，障がい者が覚醒しているタイミングで介入して，不安や訴えを多職種とともに共有することができます．

図3は，人工呼吸器を装着している障がい者に対して，余暇活動でのパソコン作業を支援している様子です．病前からの趣味などの活動に取り組むことで，認知や精神面の賦活を図ることができます．

このように，急性期リハにおける作業療法士は，急性期から障がい者の生活スタイルや人生のなかで大事にしていることへの意欲を引き出し，目標達成できる素晴らしい職業と考えています．

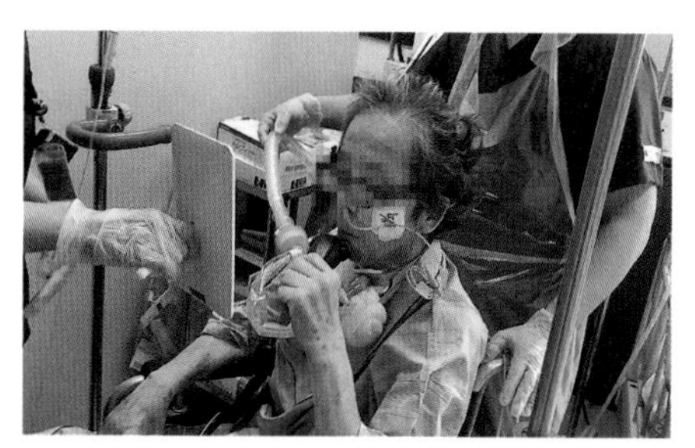

図1　ADL 練習（整容動作）の様子

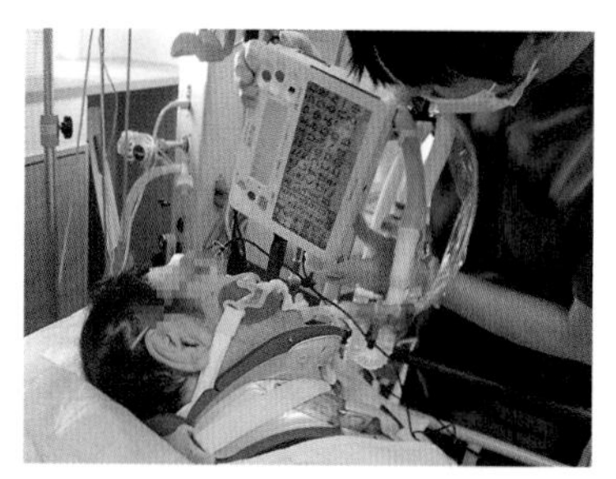

図2　文字盤によるコミュニケーション練習の様子

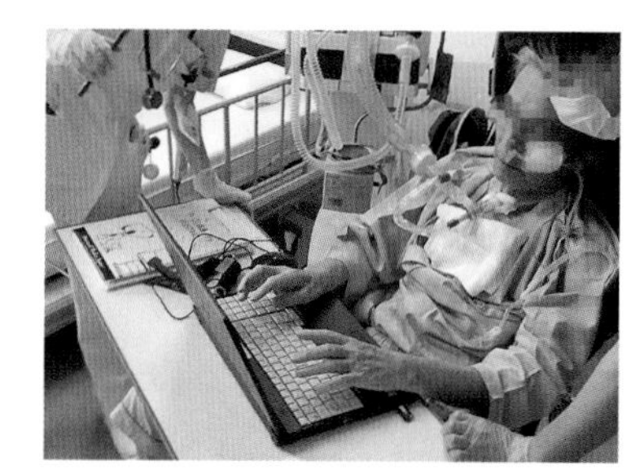

図3　余暇活動（パソコン作業）の支援の様子

2. 今の職業をめざした理由

筆者は，看護師である母親からこの職業を教わりました．当時は仕事の内容がよくわからず作業療法士養成校に入学しました．両親がリハビリテーションセンターで仕事をしていたので，理学療法や作業療法という仕事があることは知っていましたが，作業療法という言葉から，障がい者に対して，編み物や手工芸を提供するだけの職業であると認識していました．入学後は，恩師から作業療法はADLや家事，仕事，趣味などを自分らしくできるよう，障がい者と一緒に目標を達成していく仕事であることを教えてもらいました．今では，障がい者の生活スタイルを一緒に考えることができる作業療法士という職業をめざしてよかったと思っています．

3. 学生へのメッセージ

急性期病院で働く作業療法士は，障がい者の救命のために，医師や看護師など多職種と協働しています．作業療法士もチームアプローチの一員として，合併症を予防しながら，ADL を早期から取り戻せるよう介入しています．そのなかで，医師や看護師と共通言語で話し合うことがあり，医学的知識が求められるなど，多くの勉強が必要となります．さらに，報告や連絡，相談を素早く正確に行えるよう，言語的コミュニケーション能力が重要となります．また，障がい者は，意識障害や人工呼吸管理などの影響により，言語的コミュニケーションが困難なことが多く，仕草など非言語的コミュニケーション能力を評価することも必要です．学生生活のなかで，人の行動や発言などを観察するとよいと思います．

急性期リハでは，生活期や維持期よりも，セラピスト1人が担当する人数が多くなります．もちろん，1人あたりに提供できるリハビリテーションは短時間となります．効率よく介入するためには，スケジュール管理は必須となります．一日のなかで担当する人数や介入時間，検査や処置，多職種の介入などを考慮してスケジュールを調整しなければいけません．

障がい者の状態変化や治療，検査などで予定どおりに作業療法ができないたいへんさがあります．しかし，「これなら家に帰れるかもしれない」「生活する自信がついた」「家に帰ってまた趣味活動ができそう」という言葉を直接聞くと，頑張ってよかったと思います．筆者が急性期病院で仕事を継続できるのは，当院の同僚や多職種の支えがあってのことと感じています．皆さんも現場に出たら，周囲の人に支えられていることを思い出し，感謝を忘れない作業療法士になってほしいと思います．

（早川貴行・神戸市立医療センター中央市民病院）

■引用文献

1）日本集中治療医学会早期リハビリテーション検討委員会：集中治療における早期リハビリテーション—根拠に基づくエキスパートコンセンサス．日集中医誌 2017；24（2）：255-303.
2）白砂寛基，谷口敬道，杉原素子：急性期作業療法の介入戦略の構築を目指した作業療法事例報告集事例の分析．国際医療福祉大学学会誌 2015；20（1）：14-22.

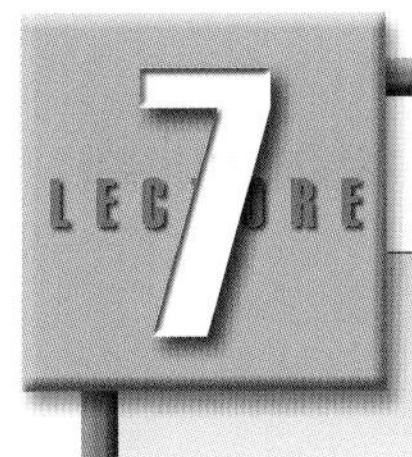

作業療法の対象領域と疾患

到達目標

- 作業療法の対象について理解する.
- 病期について理解する.
- 作業療法の対象領域と主な疾患について理解する.
- 作業療法を実践する場所について理解する.
- 作業療法の実践場面での他部門との協働，チーム医療，多職種連携について理解する.

この講義を理解するために

日本で作業療法士の資格制度が開始されるときに，WHO（世界保健機関）からアメリカなどの作業療法士が教官として派遣され，欧米の作業療法が日本に伝わりました．その後，日本の医療制度などに合わせた作業療法が，日本の作業療法士によって実践されています．一方，世界では作業科学や作業療法の理論の発展に伴い，作業療法の定義や対象が変わってきています．この講義では，作業療法の対象領域と疾患について理解するとともに，世界作業療法士連盟などとの姿勢の違いを理解し，これからの作業療法の発展の方向性を考えていきます．また，実践で不可欠なチーム医療や多職種連携について学びます．

この講義の前に，以下の項目を学習しておきましょう．

□ 作業療法士の役割について復習しておく（Lecture 6 参照）.

□ 諸外国の作業療法について復習しておく（Lecture 3 参照）.

講義を終えて確認すること

□ 作業療法の対象が理解できた.

□ 病期が理解できた.

□ 作業療法の対象領域が理解できた.

□ 作業療法の主な対象疾患が理解できた.

□ 作業療法を実践する場所について理解できた.

□ 作業療法の実践場面での他部門との協働，チーム医療，多職種連携について理解できた.

講義

1. 作業療法の対象

1) 法律，ガイドラインにみる対象 (表1)[1-5]

日本作業療法士協会(Japanese Association of Occupational Therapists：JAOT)

作業の定義
▶ Lecture 2 参照.

世界作業療法士連盟(World Federation of Occupational Therapists：WFOT)

「理学療法士及び作業療法士法」(1965年公布)[1]では，作業療法の対象者を「身体又は精神に障害のある者」としている．作業療法士の職能団体である日本作業療法士協会は，1985年に「身体又は精神に障害のある者，またはそれが予測される者に対し」というように障がいが予測される人も対象と定義している[2]．しかし，いずれも医療の現場で行われるイメージを思い起こさせ，幅広い領域で実践している今の作業療法とのずれが指摘されていた．

世界作業療法士連盟は，2012年に作業療法について，「作業療法の基本目標は，人々が日常生活の活動に参加できるようになること」[3]とし，対象を障がいのある人などとは定義せず，「人々(people)」としている．そして，日本作業療法士協会も2018年には「人々」という大きな範囲とした定義としており[4]，「作業療法ガイドライン」[5]では，「日々の作業に困難が生じている，またはそれが予測される人や集団」を指すとしている．

タウンゼント(Townsend E)

LECTURE 7

調べてみよう
予防的作業療法については，成書[7]などの解説を読んでみよう．

このように，作業療法の対象を「すべての人」とすることには，タウンゼントらが提唱した作業的公正の考え方[6]や予防とヘルスプロモーションのための作業療法の考え方などが影響している．作業的公正・不公正を紹介し，作業療法の対象の定義にどのように影響したのかを解説する．

2) 作業的公正・不公正

作業する権利
(occupational rights)

作業的不公正
(occupational injustice)

作業剝奪
(occupational deprivation)

すべての人々には作業する権利があり，タウンゼントらは，この権利が侵害されている状態を作業的不公正とよび，不公正の状態を4つに分けて説明している[6]．世界作業療法士連盟は，ステートメント[8]のなかで，「誰しも作業する権利があり，人々と社会にとって意味のある作業をする権利がある」ことを宣言している．

災害で家を離れて避難所で暮らす人は，それまで行っていた仕事や家事や趣味などができず，それまでの役割が変わったり失ったりすることを経験する．これを作業剝(はく)奪(だつ)といい，作業的不公正の一つである．作業剝奪状態にある人は，健康状態や障がいが原因ではなく，災害によってこのような状況になっている．作業療法が作業的不公正を解消することを使命の一つとすれば，対象は障がいや障がいが予測される人だけではないことがわかる．

表1　作業療法の定義

理学療法士及び作業療法士法[1]	第2条2　この法律で「作業療法」とは，身体又は精神に障害のある者に対し，主としてその応用的動作能力又は社会的適応能力の回復を図るため，手芸，工作その他の作業を行わせることをいう
日本作業療法士協会(1985年)[2]	作業療法とは，身体又は精神に障害のある者，またはそれが予測される者に対し，その主体的な生活の獲得を図るため，諸機能の回復，維持及び開発を促す作業活動を用いて，治療，指導及び援助を行うことをいう
世界作業療法士連盟(2012年)[3]	作業療法は，クライエント中心の健康専門職で，作業をとおして健康と安寧を促進する．作業療法の基本目標は，人々が日常生活の活動に参加できるようになることである 作業療法士は，人々や地域社会と一緒に取り組むことにより，人々がしたい，する必要がある，することが期待されている作業に結びつく能力を高める，あるいは作業との結びつきをよりよくサポートするよう作業や環境を調整することで，この成果を達成する
日本作業療法士協会(2018年)[4]	作業療法は，人々の健康と幸福を促進するために，医療，保健，福祉，教育，職業などの領域で行われる，作業に焦点を当てた治療，指導，援助である．作業とは，対象となる人々にとって目的や価値をもつ生活行為を指す
作業療法ガイドライン(2018年)[5]	作業療法の対象となる人々とは，身体，精神，発達，高齢期の障害や，環境への不適応により，日々の作業に困難が生じている，またはそれが予測される人や集団を指す

作業疎外	作業剥奪	作業周縁化	作業不均衡
自分にとって大切なものから遠ざけられ，自分にとって意味があるとはいえない作業を行っている状態	行うべき作業がない状態	作業はあるが，それは中心にあるものではなく，周辺の些細な作業しか行えていない状態	行うべき作業が多すぎたり，ある特定のものに偏っていたり，極端に少なかったり，バランスが悪い状態

図 1 作業的不公正

作業疎外（occupational alienation）
作業剥奪（occupational deprivation）
作業周縁化（occupational marginalization）
作業不均衡（occupational imbalance）

MEMO
性別役割の固定観念から家族から家事をすることを押し付けられ，誰からも感謝されず，自分が家事を行うことを不満に思っている専業主婦も作業周縁化にあるといえる．

気をつけよう！
作業的不公正がある場合，一つだけでなく，権利が侵害されている状態が重複して起こっている場合もあることに注意する．

作業的不公正は**図 1** のような 4 つの状態で説明される．作業疎外は作業を行っていてもその作業は自分にとって意味のあるものではなく，ただそれをこなしているだけのような状態である．作業剥奪は病気や障がい，災害などで行う作業がない状態である．作業周縁化は作業をしているがそれは自分にとって中心的な仕事ではなく，中心から離れた，自分の実力を発揮するには足らない，些細な仕事をしている状態である．作業不均衡は作業のバランスが悪い状態である．頼まれた仕事をすべて引き受けてしまう人，常に仕事のことを考えているワーカホリックの人，1 日の大半をゲームや飲酒をして過ごす人など，いずれも作業のバランスが悪く，作業不均衡の状態である．

3) 現在の作業療法の対象の考え方

作業療法士は，人々の健康を作業という視点から支えることで，人類の健康に寄与することが使命とされている．このことから，作業療法の対象は，「障がいがある，あるいは障がいが予測される人」から大きく拡大し，「生活をする人」である，あるいは「人々」ということになる．病院の作業療法室を見学する場合，障がいをもった人が作業療法を受けているかもしれないが，作業療法の対象は障がいの有無ではなく，「人々」であることを理解する．

LECTURE 7

作業療法士が働く場所
▶ Lecture 6・図 2 参照．

MEMO
●**医学モデル**
疾病が原因で機能障害や社会参加の制約が起こると考え，病気の治癒や障がいによる異常を正常に近づけることをめざす考え方．
●**生活モデル**
国際生活機能分類（International Classification of Functioning, Disability and Health：ICF）発表後に出てきた考え方で，障がいを，「心身機能・身体構造」「環境因子」「活動」と「参加」などによってとらえ，QOL（quality of life；生活の質）の向上をめざす考え方．

2. 作業療法士が対象者とかかわる時期，場所

実際に作業療法士が働く現場について，時期，領域・分野，作業療法実施場所から説明する．「作業療法ガイドライン」[5] には，作業療法士が活躍する場所として，時期，領域，場所の関係性が示されている．

病気の時間的経過を指す病期は，予防期，急性期，回復期，維持期（生活期），終末期に分けられる．これらいずれにも作業療法士はかかわっている．医学モデルが主であった時代は作業療法士がかかわるのは急性期と回復期が中心であったが，生活モデルでの介入が重視され始めてからは維持期へのかかわりも増えてきており，生活の視点から終末期や予防期への介入も作業療法士の役割として考えられている．

調べてみよう
健康教室や介護予防教室の利用者に話を聞いてみよう．
▶ Lecture 12 参照．

急性期・回復期における作業療法
▶ Lecture 9 参照．

1) 予防期

疾病の発症や障がいを予防する時期で，加齢やストレス，作業的不公正によって機能低下が予測される人に予防策を講じるなどの援助を行う．また，健康増進の観点から，健康な人にも実施される．個別で行われる場合もあるが，多くは健康教室や予防教室などとして集団で実施される．地域住民が対象の場合は地域の集会所を利用し，介護関連施設に通ってくる人を対象とする場合は，介護関連施設内で行う．

2) 急性期

発症間もない，症状が急激に変化し，病状が安定しておらず，多くは生命的危機に直面している時期である．状態を安定させるため集中的な医療が提供され，多くは集中治療室（ICU）などで行われる．救命のための緊急処置を脱した亜急性期には，安

MEMO
集中治療室
（intensive care unit：ICU）
重症患者の治療を行うために設備が拡充された診療区域．

静による二次的障害の予防や順調な回復へつなげることを目的に介入を始める．急性期ではICUや病室などで実施され，移動可能になれば作業療法室でも実施する．

3）回復期

病状や障がいの回復が期待できる時期を指す．作業療法をはじめとしたリハビリテーションが提供され，在宅復帰をめざして，病状の改善や障がいの軽減を図る．医師，看護師，作業療法士，理学療法士，言語聴覚士，ソーシャルワーカーなどが，リハビリテーションの目標に早期に到達できるようにチームで包括的に介入する．

回復期リハビリテーション病棟では，急性期を脱したが，症状や障がいが残り，すぐに自宅に帰れない患者を受け入れ，治療とリハビリテーションを提供し，早期の在宅復帰をめざす．疾患により入院日数の上限が定められている．

4）維持期（生活期）

回復期を過ぎると，症状や障がいの改善が非常に緩やかになるか，認められなくなる．この時点で医療的介入は終了し，もとの生活の場や新たな生活の場に移ることになる．この時期を維持期（生活期）とよぶ．現況の機能の維持を目標にリハビリテーションが提供される．維持期のリハビリテーションは介護保険によりサービスが提供されることが一般的である．

5）終末期

医療の効果がなく，命が残りわずかになった時期で，終末期医療（ターミナルケア）として平穏に過ごすために身体的・精神的な措置が講じられる．この時期の作業療法士は，医療機関や保健・福祉施設の他，緩和ケア病棟，ホスピスや在宅で支援をすることになり，対象者の尊厳のある生活を支え，満足や価値という視点からの援助や家族への支援を担う．

3．作業療法の領域

作業療法士が働く現場について，領域（分野）は目的や担当などにより医療，保健，福祉，教育，職業関連などに分けられる．「作業療法ガイドライン」でも領域を医療，保健，福祉，教育，職業関連で分け，紹介している．

1）作業療法士が働く場所による領域

（1）医療領域

急性期と回復期の病期にあたり，医療保険により提供される．急性期では安静による二次的障害の予防や順調な回復へ向けての支援が主となり，回復期では在宅復帰に向けて，国際生活機能分類（ICF）の構成要素である「活動」や「参加」に対して，直接的介入や応用的能力の再獲得，必要に応じて「心身機能・身体構造」へのアプローチが行われる．いずれも医学的知識と専門的医療技術を使ってサービスの提供が求められ，理学療法士や看護師などの関係職種との協働は不可欠である．日本では作業療法士の資格制度がスタートしたときから医療機関で働く作業療法士が最も多い．

（2）保健領域

予防期や維持期（生活期）にあたり，健康の維持・増進，疾病や障がいを予防する取り組みとして，国は「健康増進法」（2002年制定，2003年施行）を定め，第四次国民健康づくり対策（健康日本21〈第二次〉）を実施している．地方自治体も健康増進計画を策定し，関係団体，民間企業，地域住民が参加するかたちで，ともに支え合い，健やかで心豊かに生活できる活力ある社会をめざしている[9]．作業療法士も，専門的知識や技術を使って，他職種と連携して対応する．福祉用具などの専門的知識をケアの関係者へ提供する，介護予防事業での健康教室の開催や運営，地域ケア会議への参加，健康増進や障がい予防をテーマとする講義や講演会講師を務めるなどを行っている．

MEMO
安静による二次的障害
必要以上に安静にすることや活動性の低下によって起こる心身症状で，主なものに筋萎縮，関節拘縮，心肺機能の低下などがあり，ADL（activities of daily living；日常生活活動）に影響する．廃用症候群とよばれていたが，現在は生活不活発病ともよばれている．

MEMO
回復期リハビリテーション病棟
脳血管障害や大腿骨頸部骨折など，急性期の治療が終わっても自宅などでの生活が困難な人へ専門医療チームが集中的に介入し，地域で再び生活することをめざす病棟である．疾患別に入院できる期間が定められている．
▶ Lecture 9・Step up 参照．

維持期・在宅における作業療法
▶ Lecture 10 参照．

MEMO
介護保険制度
高齢者の介護を社会全体で支え合う仕組みとして，1997年に「介護保険法」が制定され，2000年から施行されている．社会保険方式をとり，自立支援を理念とした，利用者本位の制度である．
▶ Lecture 3 参照．

MEMO
緩和ケア（palliative care）
病気に伴うこころと身体の痛みを和らげ，QOLを改善することをめざす医療．

MEMO
医療保険制度
日本では公的医療保険制度として，誰もが安心して医療を受けられるよう国民皆保険制度を採用し，実施している．
▶ Lecture 3 参照．

調べてみよう
「健康増進法」，健康日本21について調べてみよう．

(3) 福祉領域

福祉に関連する法律により設置された児童福祉施設，発達障害者支援センター，老人福祉施設，介護老人保健施設や地域包括支援センター，障害者支援施設，障害者就業・生活支援センターなどで福祉サービスが提供され，その場に作業療法士が参画する．福祉関連施設では医療職が少ないことが多く，作業療法士には対象者に合わせた医療技術の提供が期待されている．

病院と自宅との中間的施設である介護老人保健施設や発達障害者支援センター，就労支援を担う就労継続支援事業所A型と就労継続支援事業所B型などで活躍する作業療法士が多い．都道府県や市区町村の障害者福祉施策に作業療法士が参画し，地域住民や地域在住の障がい者を対象とした行政サービスに関与する機会も増えている．

(4) 教育領域

障害児教育は，2007年以降，特殊教育から特別支援教育へと学びの場が整備され，作業療法士は教師の相談を受け，助言することをはじめ，巡回相談や個別の指導計画の作成への協力などが期待されている．また，特別支援学校に勤務し，学校での学習や活動に参加できるよう，作業療法の観点から援助を行っている作業療法士もいるが，その数はまだ十分でない．障がいのある子どもと障がいのない子どもが可能な限りともに学べる環境整備が進められるなか，一般学級での教育への参画も求められ，これからその数がますます増えることが予測される．また，学童保育の指導員をコンサルテーションというかたちで作業療法士が支援する取り組みも行われている[10]．

(5) 職業関連領域

労働は，すべての人に保証された社会的権利の一つであり，収入を得るだけでなく，自己実現や社会参加につながるものである．カナダ作業遂行モデル（CMOP；**図2**[11]）が作業をセルフケア，生産活動，レジャーの3領域に分けているように，作業療法では働くことは誰にとっても重要な活動ととらえている．また，障がい者にとって働くことが自信につながり回復を促進することも確かである．しかし，病気や障が

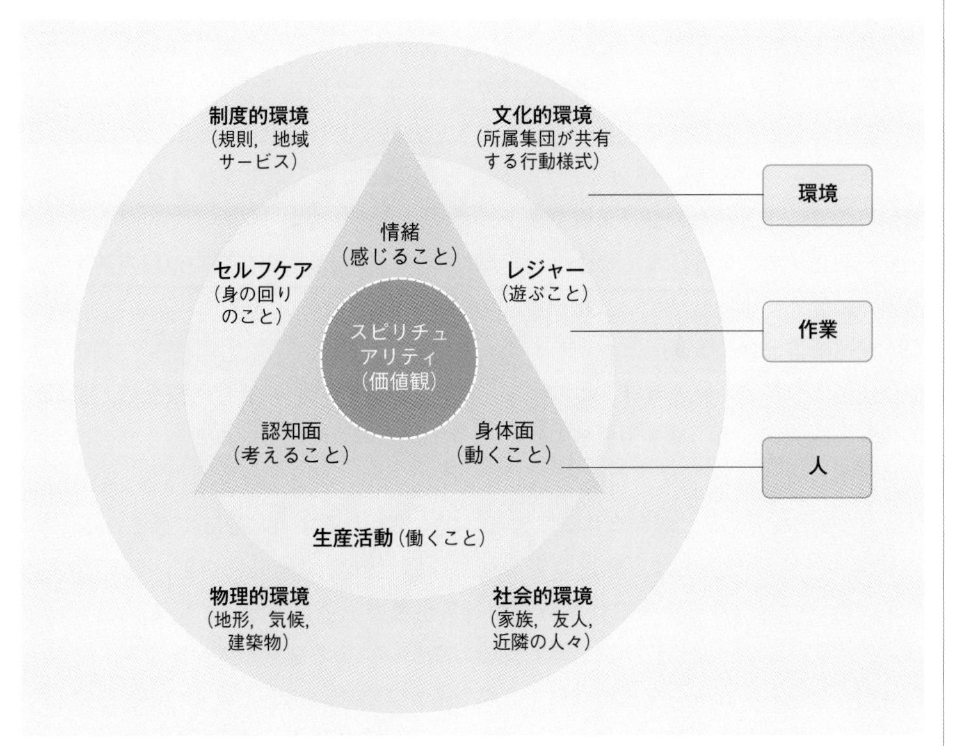

図2　カナダ作業遂行モデル（CMOP）
（吉川ひろみ：作業療法がわかるCOPM・AMPSスターティングガイド．医学書院；2008．p.9[11]）

MEMO
地域ケア会議
地域包括支援センターまたは市区町村が主催し，高齢者個人に対する支援の充実とそれを支える社会基盤の整備を目的に開催される．作業療法士は構成員として，「活動」や「参加」の視点からの意見を期待されている．
▶ Lecture 12 参照．

MEMO
福祉領域に関連する法律
地域保健法，社会福祉法，児童福祉法，発達障害者支援法，老人保健法，介護保険法，精神保健福祉法，障害者総合支援法（障害者の日常生活及び社会生活を総合的に支援するための法律），障害者雇用促進法などがある．
▶ Lecture 11 参照．

カナダ作業遂行モデル（Canadian Model of Occupational Performance：CMOP）

いにより今までやってきた仕事ができなくなり，退職せざるをえなくなることもある．「がんや障がい者になったら仕事ができない」という無意識のバイアスも一般には存在し，就労意欲はあっても周囲の理解が得られないことも多い．作業療法士は，障がい児が学校卒業後に就職する場面にもかかわる．職業前訓練をし，対象者ができる仕事内容を雇用主側と相談し，環境調整などをして就職あるいは就労が継続できるよう支援する．適応障害の復職支援プログラム（リワーク）[12]でも，作業療法士は医療専門職チームに含まれ，復職し，再発を防ぎながら，治療と社会生活を両立することを支援する．

また，障害福祉サービスの就労支援事業所，障害者職業訓練センター，障害者就業・生活支援センターなどでも就労支援を行う．今後は作業療法の専門知識を活かして，産業保健の分野で活躍することが期待されている．

2）作業療法の対象者の分野（領域）

日本作業療法士協会や作業療法教育場面では，作業療法の対象者の分野を身体障害，精神障害，発達障害，高齢期の4つに分類し，整理している．作業療法士養成校の科目名にも用いられており，なじみがある分け方である．身体障害，精神障害，発達障害，高齢期の4つの分野（領域）の主な疾患をあげて紹介する．

（1）身体障害分野（領域）

脳の疾患や外傷に起因する脳血管障害は，運動麻痺をはじめ，感覚麻痺や高次脳機能障害が起こる．これらにより整容や歩行などのADL，買い物や食事の準備・調理などの手段的ADL（IADL）が困難になることで，在宅での生活や通勤，通学などが難しくなる．脊髄損傷などでも，損傷部位より遠位の運動麻痺，感覚麻痺，自律神経の機能障害による排尿障害や排便障害が起こり，ADL，IADLが困難になり，今までのような生活や仕事，通学が難しくなる．

（2）精神障害分野（領域）

人口の約1%が発症するといわれる統合失調症は，思考の障がいの他，知覚や感情の障がいも認められ，それらが社会生活機能に大きく影響を与える．思春期，青年期に発症し，慢性に経過をたどることも少なくなく，作業療法士が介入する精神障害分野の代表的な疾患の一つである．この他に，気分（感情）障害，精神作用物質使用による精神および行動の障がい，神経症性障害，ストレス関連障害および身体表現性障害，摂食障害なども作業療法士が介入する疾患としてあげられる．

精神障害分野の疾患の特徴として，回復と再発による入退院を繰り返すことがあり，この慢性化と社会の受け入れシステムの整備の遅れにより，今までの日本では入院が長期化することも少なくなかった．副作用の少ない薬剤の開発や地域包括ケアシステムの導入により地域での支援が中心になってきている．

（3）発達障害分野（領域）

発達障害分野の「発達障害」は，発達期に起こる障がいを包括した概念で，長らく使われてきた．一方，厚生労働省は近年，発達障害を生まれつきみられる脳のはたらき方の違いによる状態で，自閉スペクトラム症，注意欠如・多動性障害（ADHD），学習症（学習障害）などが含まれる[13]とし，広く使われるようになってきている．

発達障害分野の疾患は，発達障害の他に，脳性麻痺，先天性奇形，筋ジストロフィーなどの遺伝性筋疾患が作業療法の対象疾患の上位にあがっている．脳性麻痺は，出生前あるいは新生児期に発症した脳の障がいによる運動機能障害を指し，介入の目標は対象の子どもの発達時期により異なるが，必要に応じて家族の療育支援などが加わる．上肢の先天性奇形には，義手を導入し，両手を使う動作（トライアングルや木琴の演奏，はさみを使う，跳び箱など）の獲得をめざして成長・発達を支援す

MEMO
「作業療法ガイドライン」では「領域」としている．

MEMO
「作業療法ガイドライン」で紹介している身体障害分野（領域）の疾患，障がい
脳血管性障害，骨折，高次脳機能障害（注意・遂行機能・記憶の障害など），パーキンソン病，呼吸器系疾患，その他の骨・関節疾患，脊髄疾患，悪性新生物（がん・腫瘍など），心臓疾患，失行・失認，失語，中枢神経系の系統萎縮・脱髄疾患など，脊髄損傷，脊椎障害，失調症，手首および手の損傷，頭部外傷，消化器系疾患，器質性精神障害（アルツハイマー病，脳血管性認知症などの認知症，脳損傷等による人格・行動障害等含む），関節リウマチ，その他の疾患・障害，加齢による障害，膠原病，末梢神経損傷，神経筋接合部および筋の疾患（重症筋無力症・筋ジストロフィーなど），その他の循環器疾患，てんかん．

MEMO
整容
洗顔，整髪，歯みがき，化粧など，身だしなみを整えること．

MEMO
手段的ADL（instrumental activities of daily living：IADL）
電話使用，買い物，食事準備，家屋維持，洗濯，乗り物利用，服薬管理，家計管理など．

MEMO
「作業療法ガイドライン」で紹介している精神障害分野（領域）の疾患，障がい
統合失調症，感情障害，器質性精神障害（アルツハイマー病，脳血管性認知症などの認知症，脳損傷等による人格・行動障害等含む），精神遅滞・知的障害，アルコール依存症，神経症性障害，自閉症・アスペルガー症候群・学習障害など特異的な学習障害と広汎性発達障害，成人の人格・行動障害，てんかん，薬物依存・薬物疾患，その他の精神疾患，摂食障害，心身症，情緒障害，脳血管性障害，児童青年期の行動・情緒障害（ADHD含む）．

る．筋ジストロフィー患者には，筋力低下に応じて，把持装具の軽量化や工程の変更などによるADL支援や福祉機器の導入などが試みられる．進行性であり，長期に入院生活が続くことへの精神的サポートも重要な役割の一つである．

(4) 高齢期分野（領域）

高齢期には，加齢や生活習慣などにより他の期より疾病や障がいが起こりやすい．複数の疾患や障がいがある高齢者も少なくない．日本の社会構造の変化により，高齢夫婦や単身で暮らす世帯が増え，家族や周囲からの支援が受けにくい．このことも発病を機に住み慣れた家で暮らすことが困難になる要因の一つである．作業療法士は，環境整備や福祉用具の導入などで，地域での生活が安全に継続できるように支援する．

脳血管障害の他，骨折，認知症，パーキンソン病，がん，呼吸器疾患，循環器疾患など，作業療法士が介入する疾患は多岐にわたる．

3) 分野（領域）の考え方

身体障害，精神障害，発達障害，高齢期の4つの分野（領域）について紹介した．ここで注意すべきことは，4つの分野（領域）は独立しているわけではなく，オーバーラップしていることがある点である．精神疾患をもつ患者が，脳血管疾患を発症し片麻痺になった場合は，精神障害と身体障害の両方の分野（領域）に当てはまる．発達障害者が成長し，加齢が原因と思われる膝関節症を発症した場合なども，発達障害と高齢期あるいは身体障害の2つの分野（領域）にかかわる障がいをもっていることになる．便宜上，分野や領域に分けることがあるが，それに縛られず，それぞれの病気や障がいを本人の思いや社会的背景をふまえて理解することが大切である．

身体障害，精神障害，発達障害，高齢期の4つの分野（領域）の他，作業療法の発展と作業療法士の活躍とともに行政，司法，自動車運転，福祉用具の開発や適合などの分野（領域）も加わっている．

4. 作業療法を実施する場所

作業療法が日本に入ってきた当初は，医療現場あるいは障害者・児リハビリテーションセンターなどで作業療法を実施することが大半であった．**表2**[3] は2015年の「作業療法白書」[3] をもとに，作業療法士の働く場所の割合をまとめたものである．2015年に病院や診療所などの医療法関連施設で働く作業療法士は65.4%で，半分以上の人が医療現場で働いている．

超高齢社会を背景に，国は地域包括ケアシステムの構築を進めており，作業療法の実践の場も病院，中間施設から地域へと拡大し，介護，福祉，教育にかかわる場に広がっており，その割合は変化していくと推測される．

表2　関連法領域別の作業療法士の働く場所

関連法領域施設（代表施設名）	割合	関連法領域施設（代表施設名）	割合
医療法関連施設（病院など）	65.4%	介護保険法関連施設（介護老人保健施設など）	10.0%
身体障害者福祉法関連施設（身体障害者福祉センター）	0.1%	障害者総合支援法関連施設（指定障害者福祉サービス事業所など）	0.7%
精神保健福祉法関連施設（精神保健福祉センター）	0.1%	特別支援学校	0.2%
児童福祉法関連施設（児童福祉施設）	1.4%	養成校	2.6%
知的障害者福祉法関連施設	0.0%	保健所等（高齢サービス課など）	0.3%
老人福祉法関連施設（老人福祉施設など）	3.5%	その他（訪問看護ステーション）	1.5%

（日本作業療法士協会：作業療法白書2015[3] をもとに作成）

注意欠如・多動性障害（attention deficit/hyperactivity disorder：ADHD）

MEMO
従来の発達障害は，発達期に起こる障がいを包括してよんでいた．厚生労働省は現在，発達障害は生まれつきみられる脳のはたらき方の違いによる状態で，自閉スペクトラム症，注意欠如・多動症（ADHD），学習症（学習障害），チック症，吃音などが含まれるとしている[13]．

MEMO
「作業療法ガイドライン」で紹介している発達障害分野（領域）の疾患，障がい
脳性麻痺，自閉症・アスペルガー症候群・学習障害など特異的な学習障害と広汎性発達障害，精神遅滞・知的障害，染色体異常，てんかん，重症心身障害，児童青年期の行動・情緒障害（ADHD含む），神経筋接合部および筋の疾患（重症筋無力症・筋ジストロフィーなど），脳血管性障害，先天性奇形，視覚障害．

司法の場での作業療法
▶ Lecture 7・Step up 参照．

自動車運転と作業療法
▶ Lecture 13・Step up 参照．

調べてみよう
作業療法士が働く施設の種類などは「3. 作業療法の領域」の項目にも記載している．詳しく調べてみよう．
▶ Lecture 6・図2参照．

5. 他部門との協働，チーム医療，多職種連携

作業療法士は，理学療法士，言語聴覚士，医師，看護師，ソーシャルワーカーなどとチームをつくり，チームではリハビリテーションの目標を定めて，それぞれの専門的立場から介入し，診療記録やケースカンファレンス（会議）などで情報を共有する．作業療法部門では，他部門からの情報を対象者の理解・評価などに使用し，リハビリテーションの目標に沿った作業療法の目標を設定する．また，対象者の日々の様子や回復状況を専門職間で共有し，対象者のニーズに沿ったサービスの提供や危機管理に活用する．診療記録やカンファレンスなど公的な情報だけでは不十分で，リハビリテーション部門内あるいは部門外の関係者と，必要時に情報交換も行われている．対象者が他機関へと移行する場合は，作業療法の経過と現在の状況を書式にし，他機関へ申し送ることで，切れ目のないリハビリテーションサービスの提供につながる．

多職種連携は，「よりよい健康のための専門職の協働」を意味し，「2つ以上の異なる専門職が患者とその家族とともにチームとして，患者らのニーズやゴールに向かって協働すること」で，従来からのチーム医療より特に「協働」を基盤としている[14]．病気の多くが生活習慣と深く関連しており，医療だけでなく社会的アプローチも必要であることから多職種連携は重要となってくる．また，多くの問題を同時に抱える多重問題ケースにも，多職種が協働して問題解決にあたる必要があり，多職種連携の力が発揮される．協働には，前提として相互の専門性の理解や尊重，自他の役割と責任の認識が必要である．作業療法士には専門職の一員として多職種連携の理解と参加が求められている．

MEMO
医療現場でのチームには，作業療法士，理学療法士，言語聴覚士，医師・歯科医師，看護師，ソーシャルワーカー，薬剤師，栄養士，検査技師，心理士，精神保健福祉士，歯科衛生士などが加わる．地域への復帰にあたっては，家族，介護支援専門員（ケアマネージャー），近所の人や友人，職場の人，教師，施設関係者などが加わることで円滑に進められる．

調べてみよう
地域でも協働が行われている．地域包括ケアシステムや地域ケア会議に記載されている．詳しく調べてみよう．
▶ Lecture 12 参照.

多職種連携
(interprofessional work：IPW)

LECTURE 7

■引用文献

1）理学療法士及び作業療法士法.
https://www.mhlw.go.jp/web/t_doc?dataId=80038000&dataType=0&pageNo=1
2）日本作業療法士協会監，杉原素子編：作業療法学全書 作業療法概論．改訂第3版．協同医書出版社；2010．p.25.
3）日本作業療法士協会：WFOTの作業療法定義（2012）．作業療法白書2015．p.149.
https://www.jaot.or.jp/files/page/wp-content/uploads/2010/08/OTwhitepepar2015.pdf
4）日本作業療法士協会：作業療法の定義．2018.
https://www.jaot.or.jp/about/definition/
5）日本作業療法士協会：作業療法ガイドライン（2018年度版）.
https://www.jaot.or.jp/files/page/wp-content/uploads/2019/02/OTguideline-2018.pdf
6）Townsend E, Wilcock AA：Occupational justice and client-centred practice：a dialogue in progress. Can J Occup Ther 2004；71（2）：75-87.
7）吉川ひろみ：「作業」って何だろう．作業科学入門．第2版．医歯薬出版；2017.
8）WFOT Position Statement.
https://wfot.org/resources/statement-on-occupational-therapy
9）厚生労働省：健康日本21（第二次）参考資料スライド集.
https://www.mhlw.go.jp/stf/seisakunitsuite/bunya/kenkou_iryou/kenkou/kenkounippon21.html
10）小林隆司監，八重樫貴之，佐藤葉子，糸山智栄編著：「学童保育×作業療法」コンサルテーション入門―地域に出よう！作業療法士．クリエイツかもがわ；2021.
11）吉川ひろみ：作業療法がわかるCOPM・AMPSスターティングガイド．医学書院；2008．p.9.
12）斎藤 環，松本俊彦，井原 裕監：ケアとしての就労支援．こころの科学 メンタル系サバイバルシリーズ．日本評論社；2018.
13）厚生労働省：知ることから始めよう みんなのメンタルヘルス．発達障害.
https://www.mhlw.go.jp/kokoro/know/disease_develop.html
14）田村由美：IPWとは？それが求められる理由．田村由美編著：新しいチーム医療―看護とインタープロフェッショナル・ワーク入門．改訂版．看護の科学社；2018．p.3-8.

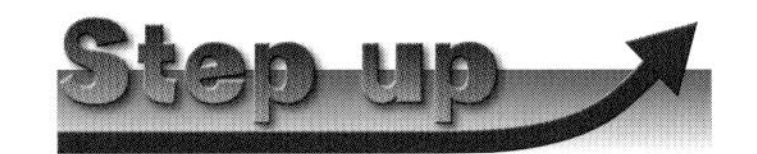

矯正局（少年院）で活躍する作業療法士

1．仕事の内容

筆者は，大学教員をするかたわら，共同研究者とともに少年院でのプログラム開発や実施，効果検証の研究に従事しています．

少年院は，家庭裁判所の決定により保護処分（家庭裁判所に送致された少年を更生させるために行われる「少年法」上の処分のことで，保護観察，少年院送致，児童自立支援施設等送致の3種類がある）として送致された少年を収容する法務省管轄の施設です[1]．少年院では，在院者の特性に応じた適切な矯正教育その他の健全な育成に資する処遇を行うことにより，改善更生と円滑な社会復帰を図っています[1]．2022年8月現在，全国で46か所に設置されています．これらの少年院には，知的障害や情緒障害を含む発達障害，精神障害や身体障害など，心身に障がいをもつ少年を収容する少年院も含まれています．

10年ほど前に，知的障害や発達障害の少年たちが入院している少年院に勤務する児童精神科医から，再犯防止に向けて身体の不器用さがある少年たちのプログラム開発についての協力要請がありました．少年たちの犯罪で最も多いのが窃盗です．2021年度「犯罪白書」によると，少年による刑法犯の検挙人員は男女とも窃盗が最も多く，全体の54.4％を占めています[2]．窃盗の再犯理由を少年たちに聴取すると，「仕事をクビになってお金がなくなったから」など，仕事が定着しないことに起因していることがうかがえました．そして仕事が続かない原因として，「工事現場で働いていて同じことで何度も失敗して怒られたから」「ウエイトレスの仕事で料理をテーブルにドンと置いて客に文句を言われたから」など，指示理解の不十分さや手順を覚えられないなどの認知的な問題と，力加減を含む身体の不器用さが関係していると思われました．

これにより，不器用な子どもたちへの認知作業トレーニング（COGOT）[3]を開発するに至りました．また，前述した児童精神科医である宮口幸治氏（現在は立命館大学人間科学研究科教授）が学習面の強化を主とした認知機能強化トレーニング（COGET）[4]を開発し，さらに共同研究者とともに対人スキル向上をめざした認知ソーシャルトレーニング（COGST）[5,6]を開発しました．そして，身体面・学習面・社会面の3方向から子どもを支援するための包括的プログラムを「コグトレ」と命名しました．筆者らが作成したコグトレプログラムの構成図を図1に示します．

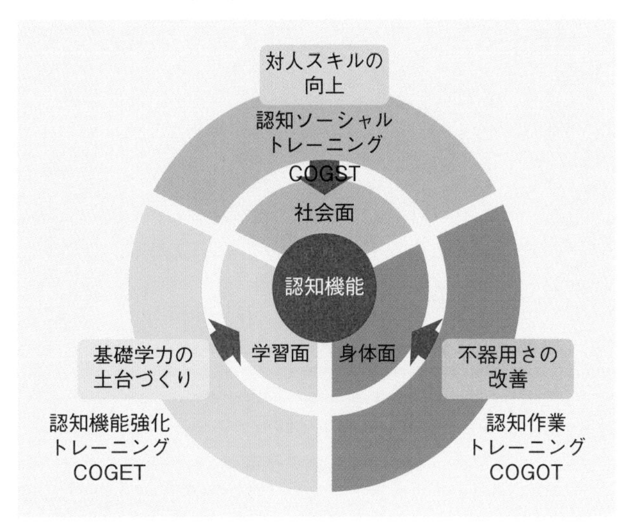

図1　コグトレプログラムの構成

筆者らは2019年から再犯防止推進計画に基づく新たな施策として，広島少年院で発達障害などの傾向を示す者（境界知能〈borderline intellectual functioning：BIF〉）を対象に，認知機能向上を目的とした介入研究をしました[7]．作業療法プログラム（コグトレ）は，週に1回，90分の単元を15回実施しました．プ

表1　少年院でのプログラムの例

コグトレを中心とした作業療法プログラム（第4回）
13：05～13：40 COGOT（身体面）
1．コグトレ棒を用いた運動，ボディイメージの向上
2．色か絵か？
3．動作模倣
4．姿位伝言課題
13：40～14：10 COGET（学習面）
1．最初とポン
2．記号変換
3．その他課題（鏡写し，順位決定戦）
4．さがし算
14：10～14：35 COGST（社会面）
1．違った考え方をしてみよう
2．悩み相談室

COGOT（cognitive occupational training）：認知作業トレーニング，COGET（cognitive enhancement training）：認知機能強化トレーニング，COGST（cognitive social training）：認知ソーシャルトレーニング．

（宮口英樹，石附智奈美ほか：矯正教育研究 2022；67：125-31[7]をもとに作成）

ログラムの例を表1[7]に示します．介入の前後と3か月後に，複数の神経心理学テストを実施して介入の効果を検証しました．特にDN-CAS（Das-Naglieri Cognitive Assessment System）では，IQ（知能指数）の中央値が開始時79.1，終了時93.8，3か月後100.6となり，有意な得点の変化を認めました．特に，下位項目では，プランニング，同時処理，注意の機能が向上していました．一方，課題も同時にみえてきました．①処理速度の遅さ，②言葉・文書を聞き取る力の弱さ，③視覚イメージ生成力の弱さです．これらの課題に応じたプログラムを引き続き，開発・修正している最中です．

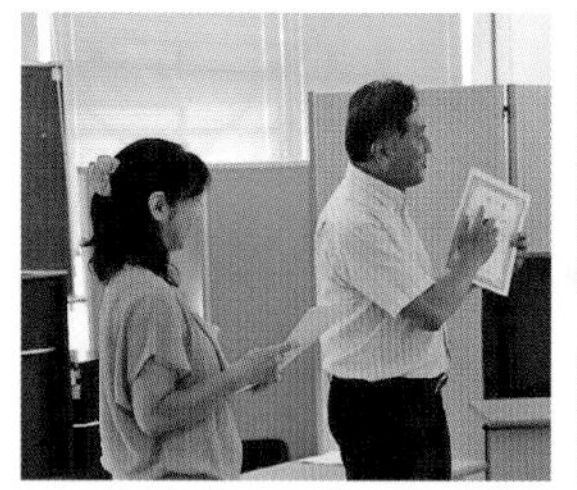
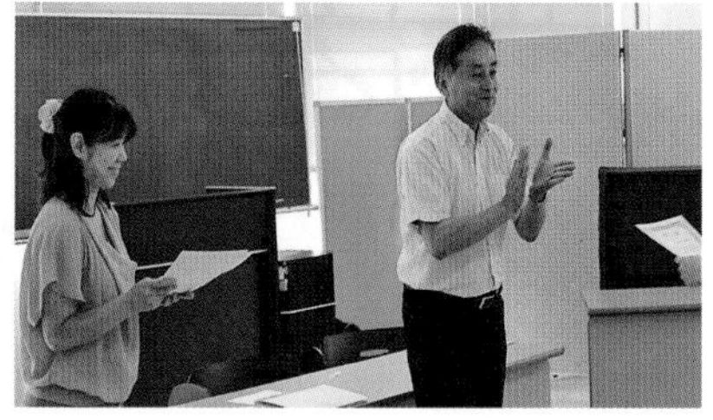

図2 プログラムの最終日に少年たちに修了証を渡している場面
左が筆者，右が宮口英樹氏（広島大学）．

図2は，筆者らが単元の最終回に少年たちに修了証を渡している場面です．

2．今の職業をめざした理由

20年度ほど前になりますが，発達障害の親の会を支援していた頃，会員の子どもが少年院に入るという事態が起きました．やんちゃな面はありましたが，素直で優しい少年でしたので，とても驚いたことを覚えています．親の会の皆さんと少年非行や矯正教育について学び，講演会で少年院の教官に講話をしてもらう機会を設けるなど，自主的に勉強をしましたが，作業療法士として何ができるかという問いに対してまったく答えが見つかりませんでした．それから10年ほどして，少年院でのプログラム開発の誘いを受け，本格的に少年院での仕事に携わるようになりました．発達障害に限ったことではないのですが，残念ながら環境に恵まれず，個人の特性も重なるなど，悪循環から少年院に入ってしまう子どもたちは少なからずいます．本人の努力だけではなかなか社会復帰することができないのが現状です．医療からは離れた司法という場ではありますが，困っている子どもたちがいる現場です．作業療法士として彼らが再犯しないように，そして社会復帰ができるように支援できることがあればやってみたいと思いました．

LECTURE 7

3．学生へのメッセージ

最初から少年院での仕事に携わろうと思っていたわけではありません．目の前の，家族を含めた発達障害の子どもたちに向き合い続けた結果にすぎません．特に，発達障害の領域は，作業療法士だけでなく，学校の教員，保護者，小児科医，児童精神科医，スクールカウンセラーなど，子どもをとりまく多職種との連携が欠かせません．多職種とのコミュニケーションを密にとることで，相手を理解するだけでなく，作業療法士の仕事を知ってもらう機会にもなります．そして，思わぬところから，思ってもみない仕事が舞い込んでくるものです．自分の限界を勝手に決めないで，ひたむきに目の前の対象者と向き合い，より良い解決策を見出す努力を続けてみてください．その先に，新たな人との出会いがあり，新たな道に導いてくれるかもしれません．

近年は，刑務所や少年院に常勤で働く作業療法士が増えてきています．日本司法作業療法学会も設立（2022年10月）され，新たな道を切り開いている諸先輩の話を聞くこともできます．筆者は研究者という立場での実践を紹介しましたが，常勤で働いている諸先輩からは，もっと違った視点での話が聞けると思います．少年院や刑務所など，司法関連の分野に興味がある人は，ぜひ一緒に新たな一歩を切り開いていきましょう．

（石附智奈美・広島大学大学院医系科学研究科）

■引用文献

1）法務省矯正局：明日につなぐ―少年院のしおり． https://www.moj.go.jp/content/001221690.pdf
2）法務省：令和3年版犯罪白書．第3編 少年非行の動向と非行少年の処遇． https://www.moj.go.jp/content/001365732.pdf
3）宮口幸治，宮口英樹編著：不器用な子どもたちへの認知作業トレーニング．増補改訂版．三輪書店；2023.
4）宮口幸治：コグトレ―みる・きく・想像するための認知機能強化トレーニング．三輪書店；2015.
5）宮口幸治，宮口英樹：社会面のコグトレ―認知ソーシャルトレーニング1．三輪書店；2020.
6）宮口幸治，石附智奈美，井阪幸恵：社会面のコグトレ―認知ソーシャルトレーニング2．三輪書店；2020.
7）宮口英樹，石附智奈美ほか：少年院在院者に対する特別指導（コグトレプログラム）の効果について―DN-CASによる分析．矯正教育研究 2022；67：125-31.

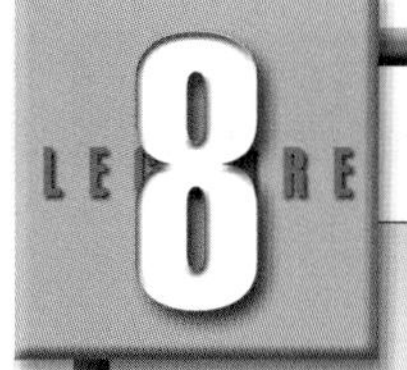

作業療法の歴史と理論

到達目標

- 作業療法の歴史とさまざまな理論体系の概略を理解する．
- 作業療法の発展に影響を与えた歴史的な出来事を説明する．
- 作業療法全体を説明する主な理論をあげ，特徴を説明する．

この講義を理解するために

この講義では，いつ，どこで作業療法士という専門職が誕生したのか，その背景には何があったのかを理解します．1917 年にアメリカで "occupational therapy" と名づけられたこの職業は，リハビリテーションの一分野として導入されました．1963 年は，国立療養所東京病院附属リハビリテーション学院が設立されて作業療法士養成教育が始まるなど，日本のリハビリテーションにとって記念すべき年となりました．東京大学附属病院でリハビリテーションの診療が始まり，リハビリテーション医学会が発足しました．しかし，それ以前から，精神科医療や障害児療育の分野で，作業を使った治療が行われていました．さまざまな年齢や疾患を対象とし，さまざまな場面で行われる作業療法は，見た目だけでは何をする専門職なのかわかりにくいという特徴があります．1980 年代以降，作業療法の本質を説明する理論が生まれました．そして現在，理論に基づく本当の作業療法の効果がエビデンスとして蓄積され続けています．この講義では，こうした作業療法の歴史と理論体系を学びます．

この講義の前に，以下の項目を学習しておきましょう．

□ 世界作業療法士連盟のウェブサイトを見ておく．

□ 日本作業療法士協会のウェブサイトで 50 年史を見ておく．

講義を終えて確認すること

□ 作業療法の誕生に影響を与えた人物と出来事が理解できた．

□ 日本における作業療法の歴史が理解できた．

□ 作業療法全体を説明する理論があることが理解できた．

□ 作業療法のプロセスを説明する理論があることが理解できた．

講義

1．作業療法の歴史（表1）

1）専門職団体の設立以前

作業を使った治療は，紀元前から行われていた．ヒポクラテスもガレノスも活動を治療に使ったという記述がある．近代医療で作業が用いられるようになったのは，道徳療法が始まってからである．精神疾患患者を異常者として扱うのではなく，思いやりをもって人間として接するという道徳療法の一環として，日々の暮らしの作業が導入され，これが日本にも伝わった．1901年に精神科医の呉（くれ）秀三は，ヨーロッパから帰国後に東京府巣鴨病院で，さまざまな作業を使った治療を始めた．障がい児の教育や医療の分野では，1922年にドイツの障がい児施設を訪問した整形外科医の高木憲次が，1942年に整肢療護園を設立した[1]．

作業療法のルーツには，道徳療法の他に，19世紀末のアーツアンドクラフツ運動がある．産業革命により工場で大量生産された物が増えた時代に，イギリスのモリスは芸術的な手仕事を復活しようと運動を始めた．日本の柳宗悦（やなぎむねよし）が始めた民芸運動も，生活に手工芸を取り入れる点は共通している．

資本主義経済の普及により新たな富裕層が出現し，経済格差が生まれ，移民が増加した．貧困や社会不適応で苦しむ人々が増えたことから，社会福祉のもとになる活動が始まった．セツルメント運動は，宿泊や活動の場を提供する社会活動で，日本にも広まった．スイス出身の精神科医のマイヤーは，セツルメント運動のリーダーであるラスロップや，実験教育を推奨するデューイと交流を深めながら，精神科医療に作業を取り入れた．作業療法誕生の背景には，精神科医療の変化，資本主義と経済格差，社会運動があった．

2）専門職の成立と日本への導入

1917年まで，作業を使った治療は，世界各国で行われていても，共通の名称や団体はなかった．アメリカの精神科医のダントンとイギリス出身の建築家で身体障がい者となったバートンは，この専門職の団体をつくる準備をした．“occupational therapy”という名称は，バートンの意見だった．職業と訳されることが多い“occupation”には，占領という意味がある．人が何かを行うとき，その人は自分が行っていることに占領される．片手間に，ひまつぶしに行うのではなく，誠心誠意，集中して行っているときに，他のことを考えたり別のことを同時に行ったりすることはできない．1917年にアメリカ作業療法協会が設立され，結核療養所や障がい児・者の施設で働いていた人たちが集まって誕生した．

アメリカ作業療法協会の成立後，第一次世界大戦によって，作業療法士は傷ついた兵士のための病院で再建助手として働くことになった．再建助手には，理学療法を行う者と作業療法を行う者がいた．戦中・戦後にアメリカやヨーロッパで行われた実践が，リハビリテーション，理学療法，作業療法として，日本に導入された．

1945年に日本は第二次世界大戦に敗戦し，アメリカに占領され，民主主義教育や福祉などとともにリハビリテーションが持ち込まれた．1963年に国立療養所東京病院附属リハビリテーション学院が開講し，1965年に「理学療法士及び作業療法士法」が制定され，1966年に第1回作業療法士国家試験が行われた．1966年には日本作業療法士協会（JAOT）が設立され，1967年に第1回日本作業療法学会が開催された．

1952年には，10か国による世界作業療法士連盟（WFOT）が誕生し，1959年にWHO（世界保健機関）と公式関係を結び，1963年には国際連合から非政府組織とし

道徳療法（moral treatment）

調べてみよう
道徳療法を始めたピネル（Philippe Pinel）について調べてみよう．

モリス（Morris W）

MEMO
セツルメント（settlement）運動
知識人や学生が貧しい人々の住む地域へ移住し，共に生活し，教育や自立の手助けをする活動．

マイヤー（Meyer A）
ラスロップ（Lathrop J）
デューイ（Dewey J）

ダントン（Dunton WR）
バートン（Barton GE）

調べてみよう
アメリカ作業療法協会（American Occupational Therapy Association：AOTA）が作成した100周年記念動画を見てみよう．
https://youtu.be/DbCwf2CzGvw

日本作業療法士協会（Japanese Association of Occupational Therapists：JAOT）
世界作業療法士連盟（World Federation of Occupational Therapists：WFOT）

WHO
（World Health Organization；世界保健機関）

表 1　作業療法関連年表

社会情勢	世界の作業療法	日本の作業療法
18 世紀後半～　道徳療法 18 世紀後半～　産業革命 1789 年　フランス革命		
1868 年　明治維新 19 世紀末　アーツアンドクラフツ運動	19 世紀　欧米の精神科で道徳療法が広まる	
1914～18 年　第一次世界大戦 1917 年　ロシア革命 1930 年前後　世界恐慌 1939～1945 年　第二次世界大戦（日本は 1941 年に参戦）	1917 年　アメリカで occupational therapy の専門団体設立（当時の名称は作業療法促進協会） 大戦中負傷兵の治療のための病院で再建助手として作業療法実施	1901 年　呉秀三がヨーロッパから帰国し，東京府巣鴨病院（現松沢病院）で作業の使用を開始 1934 年　結核患者作業療養所として東京市立清和園設立 1942 年　高木憲次が園長を務める整肢療護園が完成（1945 年東京大空襲で全焼）
1945 年　原子爆弾投下（広島，長崎） 1945 年　国際連合（国連）設立 1946 年　世界保健機関（WHO）健康を定義 1946 年　日本国憲法公布 1948 年　世界人権宣言 1950～1953 年　朝鮮戦争	1947 年　教科書「ウィラード＆スパークマン作業療法」*1 初版出版 1952 年　世界作業療法士連盟（WFOT）発足	1949 年　連合国総司令部の講師によるリハビリテーションの講義開催
1962 年　キューバ危機 1964 年　東京オリンピック 1964～1975 年　ベトナム戦争	1963 年　WFOT：国連から非政府組織として認定される	1963 年　3 年制専門学校で作業療法士の養成が始まる（国立療養所東京病院附属リハビリテーション学院） 1965 年　「理学療法士及び作業療法士法」制定 1966 年　第 1 回国家試験実施（合格者 20 名） 1966 年　日本作業療法士協会（JAOT）設立 1967 年　第 1 回日本作業療法学会（以下，学会）
1972 年　障害者の自立生活運動始まる	1973 年　「感覚統合と学習障害」*2 出版（邦訳 1978 年）	1972 年　JAOT：WFOT に加盟 1974 年　身体障害作業療法と精神障害作業療法に診療報酬が設定される 1979 年　金沢大学医療技術短期大学部で初の短期大学（3 年制）での作業療法士養成開始
1980 年　国際障害分類（WHO） 1980～1988 年　イラン・イラク戦争 1981 年　国際障害者年（国連） 1986 年　ヘルスプロモーションのためのオタワ憲章（WHO） 1989 年　ベルリンの壁崩壊	1983 年　『ウィラード＆スパークマン作業療法』*1 第 6 版出版（邦訳 1986 年） 1985 年　『人間作業モデル―理論と応用（MOHO）』出版（邦訳 1990 年）	1981 年　JAOT：社団法人となる 1982 年　JAOT：会員数 1,000 人を超す 1982 年　JAOT：学術誌「作業療法」創刊 1985 年　第 19 回学会でシンポジウム「作業療法の核を問う」（1989 年まで 4 回継続） 1985 年　JAOT：作業療法を定義 1986 年　JAOT：「倫理綱領」発表 1988 年　「作業療法ジャーナル」発刊（理学療法と作業療法を分割）

LECTURE 8

表 1　作業療法関連年表（つづき）

社会情勢	世界の作業療法	日本の作業療法
		1990 年　JAOT：『作業療法学全書』刊行開始
		1990 年　高次脳機能障害作業療法研究会発足
1991 年　湾岸戦争	1991 年　カナダ作業遂行測定（COPM）第 2 版出版（邦訳 1998 年）	1992 年　JAOT：『作業療法マニュアル』刊行開始
		1992 年　広島大学で初の 4 年制大学での作業療法士養成開始
	1993 年　WFOT：作業療法の定義改定	
	1995 年　第 1 回アジア・太平洋作業療法学会（マレーシア）	1996 年　初の修士課程設置（広島大学）
		1998 年　初の博士課程設置（広島大学）
		1998 年　有資格者数 1 万人超す
		1999 年　JAOT：会員数 1 万人超す
		1999 年　JAOT：広報誌「Opera」創刊
2000 年　国連ミレニアム宣言		2000 年　介護保険制度，回復期リハビリテーション病棟設置により作業療法士の需要高まる
		2000 年　健康日本 21 により，予防的作業療法への関心高まる
2001 年　国際生活機能分類（WHO）		
2001 年　アメリカで同時多発テロ		
	2002 年　電子英文学術誌「Asian Journal of Occupational Therapy」創刊	
2003～2011 年　イラク戦争	2002 年　WFOT：作業療法教育の最低基準改定	2003 年　JAOT：会員数 2 万人を超す
2004 年　イスラム過激派組織（IS）活動開始	2004 年　アメリカで作業療法士養成が修士課程へ移行	2004 年　JAOT：認定作業療法士制度制定
	2004 年　WFOT：作業療法の定義改定	
2006 年　障害者権利条約（国連）（2014 年日本批准）	2006 年　WFOT：作業の定義（人権の声明書の注として）	2006 年　診療報酬で疾患別リハビリテーション料に作業療法が含まれる
		2006 年　日本作業科学研究会発足
		2006 年　有資格者 3 万人を超す
		2007 年　JAOT：会員数 3 万人を超す
	2008 年　カナダで作業療法士養成が修士課程へ移行	2009 年　日本作業療法士連盟設立
	2012 年　WFOT：作業療法の定義改定	2012 年　JAOT：一般社団法人に移行，代議員制導入
		2012 年　生活行為向上マネジメント推進プロジェクト開始
		2012 年　有資格者数 6 万人を超す
		2014 年　第 16 回 WFOT 大会・第 48 回 JAOT 学会開催（横浜）
2015 年　持続可能な開発目標（SDGs）発表（国連）	2016 年　WFOT：「倫理綱領」「作業療法教育の最低基準」改訂	2018 年　JAOT：作業療法の定義改定
2019 年～新型コロナウイルス感染症流行		2020 年　有資格者数 9 万人を超す
		2020 年　JAOT：会員数 6 万人を超す
2021 年　東京オリンピック		
2022 年　ロシアによるウクライナ侵攻開始		2022 年　有資格者数 10 万人を超す
	2023 年　『ウィラード＆スパークマン作業療法』[*1] 第 14 版発行	

[*1]：Willard and Spackman's Occupational Therapy,　[*2]：Sensory Integration and Learning Disorders.
MOHO：Model of Human Occupation,　COPM：Canadian Occupational Performance Measure.

て認定された．1972 年には日本作業療法士協会も加盟した．

精神疾患，結核などの慢性疾患，障がい児・者のために行われていた作業を使ったアプローチは，作業療法として結集し，作業療法士を養成し，専門職団体を設立することとなった．

戦争を機に作業療法士の数が増え，終戦後の日本にも伝来した．

3) 理論と実践

作業療法は，日本ではリハビリテーションの一分野として導入されたが，独自の知識と技能をもつ専門職である．専門職は，学問的探求を続け，実践を洗練させ，社会のニーズに対応していく必要がある．1963年に設立された日本リハビリテーション医学会は，翌年，学会機関誌「リハビリテーション医学」を創刊した．続いて「リハビリテーション技術」という名称候補もあったそうだが，「理学療法と作業療法」という学術誌が1967年に出版された．これが1989年には「理学療法ジャーナル」と「作業療法ジャーナル」となり，現在も刊行されている．日本作業療法士協会は，1982年に学術誌「作業療法」を創刊した．

医療における作業療法の実践を説明するため，治療理論が生まれた．1970年代に日本でも紹介された感覚統合理論は，読み書きがうまくできない学習障害の子どもを対象とした，遊びを使った作業療法を説明する理論である．統合失調症患者の発症までのプロセスや症状を理解するための精神分析理論に基づいて，絵画や造形を用いた評価法や治療法も開発された．脳性麻痺や脳卒中の運動の正常化をめざす神経発達学を基盤とした治療法も広まった．その後も現在まで，認知行動療法，ソーシャルスキルトレーニング，CI療法など，新しい治療理論や技法が提案され，作業療法に応用されている．

1980年代には世界中で，作業療法の本質を求める動きがあった．日本では「作業療法の核を問う」と題したシンポジウムが開かれ，世界各国で作業療法全体を説明する理論が生まれた．作業療法の本質が明確になるにつれ，対象者の希望，選択，参加を中心とした実践が浮かび上がり，「クライエント中心の実践」とよばれるようになった．1990年代には，クライエントがとらえる作業遂行について評価するためのカナダ作業遂行測定（COPM），作業遂行の円滑さを評価するための運動とプロセス技能評価（AMPS）など，クライエントの作業を知り，記録する方法が開発された．こうした理論の発展を背景として作業療法の定義も改定された．

2000年以降，作業療法の核が作業であることが世界共通の認識になりつつある．2012年に始まった生活行為向上マネジメント（MTDLP）では，作業を生活行為と言い換えて，「作業療法の見える化」に貢献している．

4) エビデンスに基づいた実践

1990年代以降，各分野でエビデンスに基づく実践が求められるようになり，作業療法の効果を証明するエビデンスの蓄積が必要となった．効果があるというだけでなく，実際にどこで，誰に，何をしたら効果があったという証拠（エビデンス）に基づく実践が科学的であるといえる．エビデンスにはレベルがある．経験のある思慮深い実践家が推奨すること（権威者の意見）より，具体的な事例の説明（事例報告）のほうが明確である．事例は1つより複数のほうが，集団は1つより複数のほうが，複数の集団を介入群（証明したい効果があると考える治療を行う群）と対照群（無介入あるいは従来の治療を行う群）をランダム（無作為）に分けたほうが，説得力のある結果を得ることができる．学術誌には，エビデンスとなる研究報告が掲載されている．

エビデンスに基づいた実践は，倫理的でもある．思いやりをもって良かれと考えて行う治療だけでなく，研究報告に基づく治療を望むかどうかを対象者が選択することができるからである．自身に影響を及ぼす事柄について知識を得て，選択することは，自律尊重の基本である．

作業療法を行う専門職が誕生してからも，多様な分野で実践が行われ，理論とエビデンスが整いつつある．世界でも，日本でも，作業療法は発展を続けている．

ソーシャルスキルトレーニング
(social skill training；生活技能訓練)
CI療法
(constraint-induced movement therapy)

MEMO

クライエントと対象者
クライエントは，作業療法（サービス）を求める人を強調するときに用いる．対象者は，サービスが必要な人を指す（必ずしも作業療法を行っているとは限らない）．

カナダ作業遂行測定（Canadian Occupational Performance Measure：COPM）
▶ Lecture 3 参照.

運動とプロセス技能評価
(Assessment of Motor and Process Skills：AMPS)

世界と日本の作業療法の定義
▶ Lecture 6，7 参照.

試してみよう
世界作業療法士連盟と日本作業療法士協会の作業療法の定義を比べてみよう.

生活行為向上マネジメント
(management tool for daily life performance：MTDLP)
▶ Lecture 6 参照.

ここがポイント！
作業療法士の数は世界中で増え続けている．日本の作業療法士の人数は第2位，作業療法を学ぶ学生数は第1位である（WFOT report：WFOT human resources project 2018 and 2020）.

2. 作業療法の理論

1) 人-環境-作業の関連を説明する理論

世界作業療法士連盟は，作業療法士教育の最低基準を作成し，改訂を続けている．作業療法教育を受けた卒業生は，①人-作業-環境の関係ならびに，健康との関係，②治療的および専門職としての関係，③作業療法プロセス，④専門職としてのリーズニングと行動，⑤作業療法実践における文脈，⑥最良の実践を保証するエビデンスの活用について，知識，技術，態度を修得しているとしている[2]．さらに，2000年以降，40以上の声明書を発表して，作業療法の役割と意義を発信し続けている．

作業療法の考えの基本には，人と環境と作業の関係性の理解がある．アメリカのキールホフナーは，1985年に人間が作業するとはどういうことなのかを説明する理論として人間作業モデル（MOHO）を発表した．人と環境は常に影響を与え合っているが，人は意志をもち習慣があり，遂行することで環境にはたらきかけ，それが人にも影響を与える．人間作業モデルは改訂を続け，世界の作業療法士から支持を得ている．

カナダのローは，1996年に3つの円を重ねて，交わる部分を作業遂行だとする人-作業-環境モデルを発表した．誰が（人）何を（作業）どこで（環境）行うかが作業遂行である．人生をとおして，人も作業も環境も変化し，この三者の適合具合（作業遂行の状況）も変化する．作業療法士の役割は，適合を推進することであると説明できる．

カナダ作業療法士協会（CAOT）は，1980年代から議論を重ね，クライエント中心の実践こそが作業療法の核であるという考えに至り，複数の理論を開発している[3]．作業遂行と結びつきのカナダモデル（CMOP-E）は，作業療法の人間観を示すもので，外側の円で示される環境のなかに人と作業が存在する．人は三角形で表され，中心にその人の本質を意味するスピリチュアリティをおく．このスピリチュアリティは，人の動き（身体），考え（認知），感情（情緒）に反映される．作業をしなくても人は環境のなかに存在するが，作業療法がかかわるのは，作業を介して人が環境と交流するときである．カナダ作業療法士協会がいうクライエント中心とは，作業療法士とクライエントがともに取り組むプロセスである．クライエント中心の可能化のカナダモデル（CMCE）では，作業療法士がもつべき10の技能（適応，代弁，コーチ，協働，相談，調整，デザイン・実行，教育，結び付け，特殊化）をあげている．カナダ作業療法士協会は，作業の可能化の基盤（enablement foundation）となる6つの条件（選択・リスク・責任，クライエントの参加，可能性の見通し，変化，公正，力の共有）を提示している．

アメリカのフィッシャーは，クライエントの作業に焦点を当てることと，クライエントが実際に作業を行う（作業を基盤とする）ことを重視する評価法や理論を提案してきた．2019年に発表した作業のトランザクショナルモデルは，作業経験，作業遂行，参加を含む作業を中心におく．作業は，社会文化，地理政治，物理的・社会的環境，心身機能，課題，時間から影響を受け流動的に変化する[4]．

他にも，人と環境と作業の関係を説明する作業療法理論がある．理論は，効果的な介入を考えるときの助けになる．理論に基づく行動は説明が容易である．作業療法士が何に着目するか，何を行うかを説明するのが，作業療法理論である．

2) 作業療法のプロセスを説明する理論

アメリカ作業療法協会は，1970年代から作業療法を説明するための『統一用語集』を出版していたが，2002年には『作業療法実践枠組み：領域とプロセス』を作成した．クライエントと相談しながら進めていく作業療法のプロセスは，非常に個別的である[4]．作業療法は，検査，測定から得られる客観的なデータだけでは，目標を決め，介入計画を立てることができない．クライエントにより効果が得られる作業は違うの

調べてみよう
世界作業療法士連盟が，どんな声明書を出しているか調べてみよう．

効果的な実践のために修得すべき知識・技術・態度
▶ Lecture 1 参照．

キールホフナー（Kielhofner G）

人間作業モデル（Model of Human Occupation：MOHO）

ロー（Law M）

カナダ作業療法士協会（Canadian Association of Occupational Therapists：CAOT）

作業遂行と結び付きのカナダモデル（Canadian Model of Occupational Performance and Engagement：CMOP-E）

クライエント中心の可能化のカナダモデル（Canadian Model of Client-centred Enablement：CMCE）

MEMO
英語では“client-centered”だが，カナダでは“client-centred”とつづる．クライエント中心と聞くと，クライエントの言いなりになることと誤解する人がいるが，作業療法におけるクライエント中心とは，クライエントと作業療法士がパートナーとなって一緒に取り組んでいくことを指す．

フィッシャー（Fisher A）

トランザクショナルモデル（transactional model）

ここがポイント！
作業療法理論に共通するのは，人と環境と作業が相互に影響を与え合うという考え方である．どんな人が，どんな場所で，どんな作業をするかを考えることが重要である．

作業療法実践枠組み：領域とプロセス（Occupational Therapy Practice Framework：Domain and Process）

で，クライエントから情報を得て，クライエントの作業の遂行を観察することで作業療法が進んでいく．

1998年に発表された作業療法介入プロセスモデル（OTIPM）は，クライエント中心の，作業中心の，真のトップダウンアプローチとされている．カナダ作業療法実践プロセス枠組み（CPPF）は，クライエントを，診断名をもつ個人に限定せず，家族や組織をクライエントとした場合にも通用するモデルである．作業療法実践枠組みのプロセスは，評価，介入，成果という段階を設定しているが順序は決まっていない．行ったり来たりする流動的なプロセスが作業療法の特徴なのである[4]．

作業療法介入プロセスモデル（Occupational Therapy Intervention Process Model：OTIPM）
▶ Lecture 10 参照.

カナダ作業療法実践プロセス枠組み（Canadian Practice Process Framework：CPPF）

3）その他の理論

人と環境と作業との関連は明確ではないが，作業療法を説明するときに使われる理論は他にもある．

WHO が2001年に発表した国際生活機能分類（ICF）には，「心身機能・身体構造」「活動」「参加」「環境因子」という枠組みがある．

ここがポイント！
国際生活機能分類（International Classification of Functioning, Disability and Health：ICF）
医療や福祉など，異なる分野や国での共通用語として開発されたものである．障がいは生活機能における問題の重症度によって表現される．環境や個人の価値観によって障がいの重症度は異なる．
▶ Lecture 4・図2参照.

カナダのイワマが日本の作業療法士たちと開発した川モデルがある．環境を川岸に，障がいを岩に見立てるなど，人生の滞りを川の流れの停滞にたとえて説明する方法である．作業療法理論のほとんどが西洋諸国で開発されていることから，個人主義が強調されているという指摘がある．川モデルは，東洋的な集団志向を包含する．

イワマ（Iwama M）
川モデル（Kawa model）

他にも，作業療法は多くの理論を用いて説明されている．理論は説明しようとする現象によって，有用性が異なる．作業療法士が使う理論が変われば，作業療法士の行動も変わる．

3．作業科学の発展と専門的リーズニング

1）作業科学

作業療法士にとって，作業は主要な関心事であるにもかかわらず，作業そのものを探究するようになったのは，1990年以降であった．作業がなぜ治療になるのか，作業とは何なのかを探究する新しい学問として作業科学が誕生し，世界に広まった[5]．日本では，1995年に日本作業療法士協会の全国研修会で作業科学が取り上げられ，2006年に日本作業科学研究会が発足し，2022年には第1回世界作業科学学会が開催された．作業科学は，作業的公正，作業リテラシーなど，作業の視点を活かした新しい概念を生み出した．作業科学の発展により，作業療法における作業の理解も進み，作業の定義を発表するようになった（**表2**）[6]．

作業科学（occupational science）

作業的公正（occupational justice）
▶ Lecture 7 参照.

人が作業をすることは人権の一つである．作業の視点は，医療や教育以外でも活用できる可能性がある．誰もが意味のある作業をすることができる町づくり，共通の作業をとおしての国際交流など，政治，経済，文化的展開が期待できる．

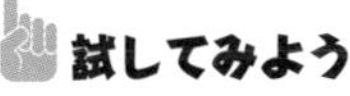

今の自分の性格や特技の形成に関係したと考えられる，自分が行ってきた作業が何か，考えてみよう．あのとき，あの作業をしていなかったら，今の自分は違っていたと思うことはないだろうか．

2）専門的リーズニング

作業療法は，作業療法士とクライエントが，何をどのようにできるようになったら

表2 作業の定義

Clark 他（1991）[6]	作業とは，文化的個人的に意味をもつ活動の一群で，文化の語彙のなかで名づけられ，人間が行うことである
世界作業療法士連盟（2006）	作業は人々が個人として，家族の中で，コミュニティと共に行う日々の活動であり，時間を占有し人生に意味と目的をもたらす．作業には人々がする必要があること，したいこと，することが期待されていることが含まれる
日本作業療法士協会（2018）	作業には，日常生活活動，家事，仕事，趣味，遊び，対人交流，休養など，人が営む生活行為と，それを行うのに必要な心身の活動が含まれる 作業には，人々ができるようになりたいこと，できる必要があること，できることが期待されていることなど，個別的な目的や価値が含まれる

（Clark FA, et al.：Am J Occup Ther 1991；45〈4〉：300-10[6]）

表 3 作業療法のリーズニング

リーズニングの種類	概要
手続き的リーズニング (procedural reasoning)	● 検査結果から診断を下すような考え方で，学校で教わる内容の多くが，手続き的リーズニングを可能にする知識である ● 症状を観察し，検査結果を吟味することで，作業ができない原因を推測し，確かめていく ● 最新の研究結果を応用する
叙述的リーズニング (narrative reasoning)	● クライエントのこころの中で何が起こっているか，状況をどのように語るかに着目して進めていく ● クライエントの語りから，これから行うことの意味を考える
相互交流的リーズニング (interactive reasoning)	● クライエントと作業療法士のやりとりによって変化する ● クライエントの主観を中心に考えるという点では叙述的リーズニングと似ているが，作業療法士がクライエントの物語に積極的にかかわろうとする点で異なる
状況的リーズニング (conditional reasoning)	● 作業療法が行われる時間的・空間的状況を広く考えて作業療法を進める ● クライエントの環境や資源を活用する ● タイミングを見極めて，成果が最大化するように行動する
実際的リーズニング (pragmatic reasoning)	● 困ったときに，とっさに対応するときに使う ● 限られた時間や資源のなかでは理想的な行動をとることができないが，創意工夫をして可能な限り利用できるもので，行動する
倫理的リーズニング (ethical reasoning)	● 正しい行動が何かわからないときや，正しい行動をとることが困難なときに使う ● 行動の選択肢が複数あっても，どれも最良とは考えられないとき，より正しい行動を選ぶ ● 倫理原則，功利主義，義務論など，倫理学の知識を使う

リーズニング（reasoning；臨床推論）

よいかを相談しながら進めていく．考えながら行動すること，行動の理由を考えることをリーズニング（臨床推論）という．

作業療法場面での作業療法士の言動を対象として行われた研究から，作業療法士は，異なる種類のリーズニングを使っていることが明らかになった．作業療法士の行動は，診断名や障がいの程度から，またクライエントの言動や，過去の経験から決まる[4]．作業療法士が使うリーズニングの種類を**表 3** に示す．

LECTURE 8

4. 作業療法士であること

病気やけがで生活に不自由が生じたとき，作業をすることによって回復する．これを誰よりも的確に行うことができるのが作業療法士である．何を不自由だと思うか，どんな作業が回復をもたらすのかは，きわめて個別的で多様である．世界中に作業療法士がいて，さまざまな場所で，さまざまな作業を行っている．実際に作業をしているのはクライエントであるため，作業療法士が何をする仕事なのか，一見しただけではわからない．作業療法士は，人と環境と作業をセットでみて，何をどのようにするのかを，クライエントと相談する．実際に作業を行って，クライエントが作業をすることで回復し，より健康になっていることを確認する．作業療法士の行動は理論に基づくもので，作業療法の成果はエビデンスである．実際の作業療法場面で作業療法士は，さまざまなことを考えながら行動している．視野を広げ，柔軟に思考し，創意工夫を続けることで，作業療法士として成長していくことができる．

■引用文献

1）吉川ひろみ：作業療法のはじまりから今日まで．吉川ひろみ編：作業療法の話をしよう—作業の力に気づくための歴史・理論・実践．医学書院；2019．p.1-26．
2）世界作業療法士連盟：作業療法士教育の最低基準．2016 年改訂版．日本作業療法士協会；2019．https://www.jaot.or.jp/files/page/wp-content/uploads/2013/12/kijyun4.1.pdf
3）吉川ひろみ：カナダモデルで読み解く作業療法．シービーアール；2018．
4）吉川ひろみ，鈴木洋介：プロセスモデルで読み解く作業療法．シービーアール；2019．
5）吉川ひろみ：「作業」って何だろう．作業科学入門．第 2 版．医歯薬出版；2017．
6）Clark FA, Parham D, et al.：Occupational science：Academic innovation in the service of occupational therapy's future. Am J Occup Ther 1991；45（4）：300-10.

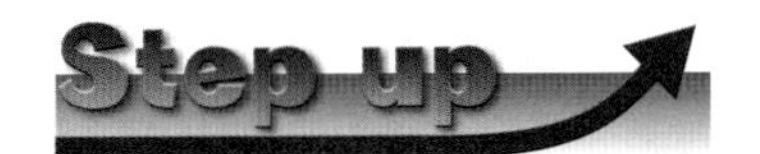

国際協力機構（JICA）で活躍する作業療法士

1．仕事の内容

筆者は大学を卒業し，4 年間，作業療法士として大阪の総合病院に勤務した後，青年海外協力隊（現 JICA 海外協力隊）へ参加しました．青年海外協力隊は，日本政府の ODA（政府開発援助）予算により，独立行政法人国際協力機構（Japan International Cooperation Agency：JICA）が実施するボランティア事業です．開発途上国からの要請（ニーズ）に基づき，それに見合った技術，知識，経験をもち，「開発途上国の人々のために生かしたい」と望む人を募集し，選考，訓練を経て派遣します．目的は，①開発途上国の経済・社会の発展，復興への寄与，②異文化社会における相互理解の深化と共生，③ボランティア経験の社会還元の 3 つになります．事業発足から 50 年以上という長い歴史をもち，これまでにのべ 4 万人を超える人が参加しています．活動できる国は，アジア，アフリカ，中東，中南米，大洋州（オセアニア），東欧などで，派遣提携を結んでいる国は 90 か国以上，原則 2 年間派遣されます．参加資格として，日本国籍をもつ 20～69 歳が応募することができます．なお，現地での生活費を含めた活動に必要な費用は受け入れ国の政府（あるいは配属先）や JICA が負担するので，経済的な心配はありません．JICA では，青年海外協力隊の選考に合格した隊員候補者に対して，語学訓練やワクチン接種を含めた派遣前訓練・研修を行いますので，語学や健康の面でもサポートを受けることができます．

筆者は，二本松訓練所での研修・語学訓練を経て，2016～2018 年の 2 年間，東ティモール民主共和国（以下，東ティモール）にある国立リハビリテーションセンターで作業療法士として活動しました（図 1）．東ティモールは東南アジア地域の島国で，21 世紀最初の独立国という非常に新しい国です．赤道に近く，熱帯モンスーン気候に属しており，オーストラリアの北に位置しています．公用語はポルトガル語，テトゥン語ですが，日常会話ではテトゥン語が使われています．配属先は 2005 年に設立された首都ディリにある国立リハビリテーションセンターでした．理学療法，作業療法，言語聴覚療法，義肢装具，車椅子作成，CBR（地域リハビリテーション）部門で構成され，患者は義肢装具や車椅子の提供やリハビリテーションを無償で受けることができます．

筆者は作業療法部門に所属し，診療や同僚アシスタントへの技術支援を行いました．作業療法部門の主な対象者は，脳性麻痺，ダウン症などの発達障害を抱える小児や，脳卒中の患者でした．青年海外協力隊として派遣される場合，配属先にはカウンターパートとよばれる現地の受け入れ担当者がおり，配属先で取り組むべき問題や課題について相談に乗ってくれます．筆者のカウンターパートは作業療法士のナンダさんで，彼女はインドネシアの作業療法士養成校で作業療法士の資格を取得していました．派遣当時，東ティモールには養成校はなく，彼女のようにインドネシアで資格を取得した作業療法士が国内に数人いた程度でした．東ティモールではリハビリテーションという概念も一般的ではなく，国立リハビリテーションセンターにおいても，作業療法士の資格をもたないアシスタントが多数いたので，彼らに対する技術支援が活動の中心でした（図 2）．

現地に到着して，最初はテトゥン語がうまく話せなかったので，同僚に作業療法について技術指導や講習会などを行う一方で，同僚たちからテトゥン語を学びました．日本とはまったく違う文化や慣習に触れながら，学び，活動する日々はとても充実していました．

もちろん苦労もたくさんしました．同僚の親戚の家にホームステイをしていたのですが，断水や停電は日常茶飯事で，お風呂はなく，たまに出る水をためておき，水浴びをして身体を洗っていました．ガスはありますが，電気の供給は安定しないので洗濯機は使えず，毎日洗濯物を手で洗っていました．そして，お腹を何度も壊しました．東ティモールで暮らしながら，国や環境が変わればこれほど ADL は変わるのかと驚きの連続でした．しかし，そうした環境だからかもしれませんが，人々がそれぞれに助け合って，仲良く楽しそうに暮らす姿は，忙しい日本の現代社会で生活していた筆者にとって，まぶしいぐらいでした（図 3）．

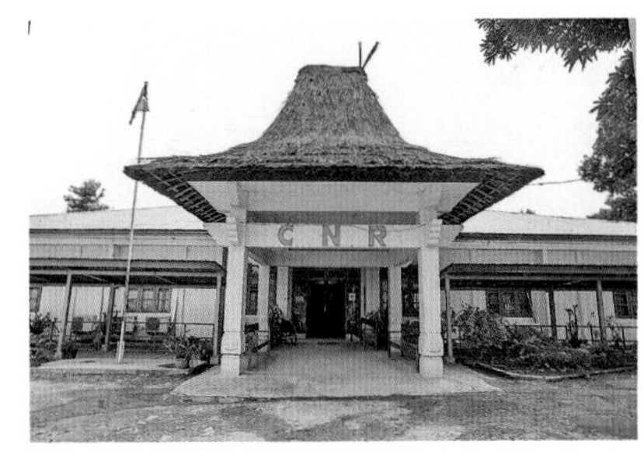

図 1　国立リハビリテーションセンター

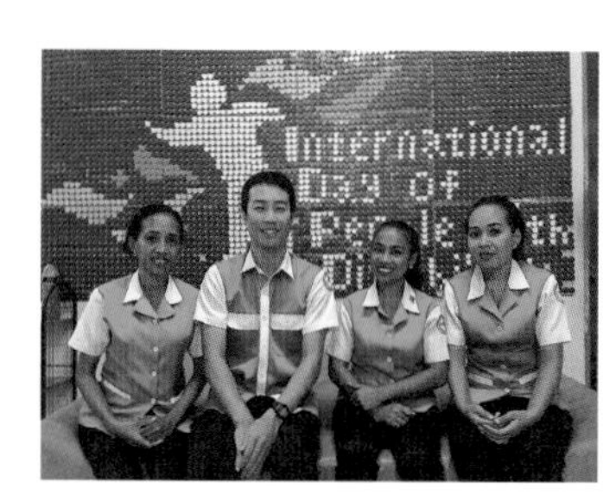

図２　国立リハビリテーションセンターの同僚
左端がナンダさん．

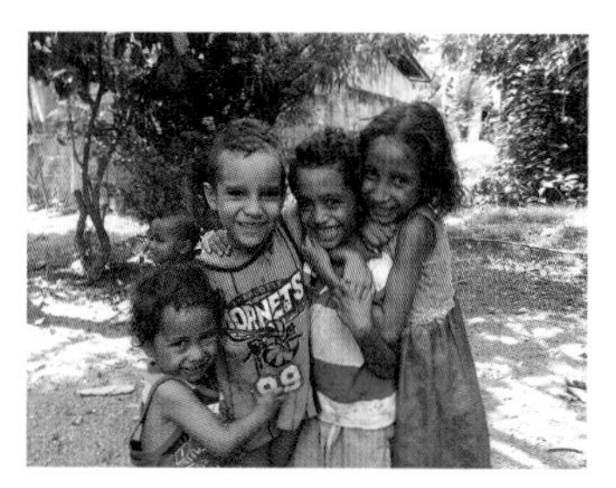
図３　外でも裸足で駆け回って遊ぶ近所の子どもたち

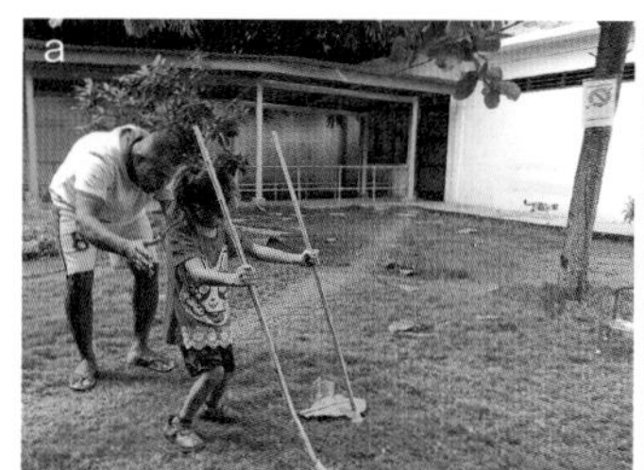
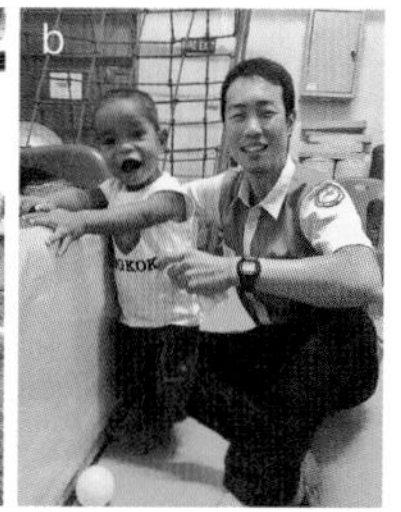
図４　東ティモールでの活動の様子
a：現地にあるものを工夫しての歩行訓練．
b：作業療法の一場面．

東ティモールでは，若年層では脳性麻痺やダウン症が多く，青年層では交通事故による骨折，脊髄損傷や脳卒中が多く，ワニに襲われる事故で四肢を切断する人もいました．また，日本ではワクチンによってほぼ根絶されたポリオ（小児麻痺）の患者もよく見かけました．まだ十分な医療環境が整っておらず，マタンドークとよばれるシャーマン（祈祷師）が身近におり，霊的な力を信じて治療しようとする患者も少なくありませんでした．伝統医療をだけを盲目的に信じて，病院に行こうとしない患者も多く，文化や慣習の違いに悩むことが何度もありました．

しかし，国立リハビリテーションセンターで適切な医療やリハビリテーションを受け，少しでも自分の足で歩け，身の回りのことができるようになった患者や家族の笑顔がとても嬉しかったです（図４）．最も印象的な出来事は，約２年間指導したアシスタントスタッフが，自分たちで患者の治療を担当できるまでに成長したことです．実際の臨床指導や解剖学，治療，評価に関するセミナーを積み重ね，アシスタントスタッフが自分で考えて治療を行った結果，機能が改善して一人で立位がとれるようになった患者もいました．その患者の笑顔を忘れることができません．東ティモールの人たちに少しでも貢献できるようにと活動しましたが，２年間の活動が終わってみると，筆者が東ティモールの人たちから学び，受け取ったもののほうが多いような気がしました．

2．今の職業をめざした理由

青年海外協力隊に参加した理由は，「海外を見てみたい」という単純なものでした．筆者は大学生の頃に，バイクで日本全国を回りましたが，日本だけでは飽き足らず，次は世界を見てみたいという思いがわき上がってきました．欧米などの先進国も魅力的ではあったのですが，「まったく社会的背景や文化の異なる国に行ってみたら面白いだろう」と漠然と考えていました．そして，作業療法士として病院で勤務するなかで，「海外の生活をきちんと理解するには，現地で生活して，働いて，人とのかかわりをきちんともって，はじめて海外の生活を知ったといえるのでは？」と感じるようになったことが最も大きな理由です．応募した際は，作業療法士としての勤務経験が４年しかなく，現地でバリバリと活躍できるとは思っていませんでした．しかし，筆者でも一生懸命に活動すれば，現地の人たちをほんの少しは笑顔にできるかもしれないという淡い期待だけをもって参加しました．

3．学生へのメッセージ

実際に経験するということを大切にして，多くのことに挑戦してください．作業療法士として取り組める大きな志がすでにあれば，非常に有意義な学生生活が送れるでしょう．しかし，そう簡単に見つかるものではないと思います．学生時代は，まだ自分で使える時間がたくさんあると思うので，興味をもったことには何でも挑戦してみてください．本を読むこともとても大切ですが，実際に経験することはそれと同じか，それ以上に大切です．そして，少しでも海外に興味をもったのなら，まずは海外旅行から始めてみてはいかがでしょうか．時間のある学生時代にしかできないことは，意外にたくさんあると思います．筆者は学生時代に，作業療法士として東ティモールに行くなんて夢にも思っていませんでした．海外に行くことが，非常に高いハードルだと感じている人は多いかもしれません．しかし，そのハードルを高くしたのは誰でしょうか？　実際に飛び込んでみると，「何をそんなに不安に思っていたのだろう」と，感じることがたくさんあります．海外に行くことだけがすべてではありませんが，学生あるいは若いうちに，新しい物事へ挑戦することはとても大切だと思います．まずは一歩，踏み出してみませんか．

（佐藤央基・神戸大学生命・医学系保健学域）

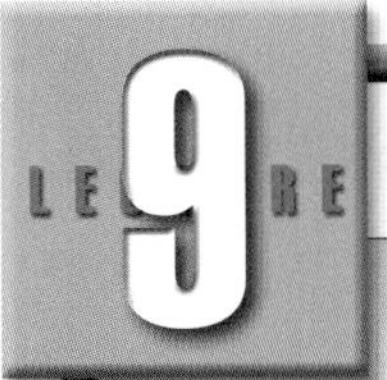

作業療法の実際（1）
急性期・回復期

到達目標

- 急性期・回復期における作業療法の対象疾患を理解する．
- 急性期における作業療法の目的と内容を理解する．
- 回復期における作業療法の目的と内容を理解する．

この講義を理解するために

この講義では，急性期と回復期の作業療法について学習します．作業療法では，急性期から対象者の生活を再建するために機能訓練や ADL（日常生活活動）訓練，生活環境の調整などを行います．そして，回復期では，ADL 能力の向上に重点をおいた訓練を提供します．効率的な作業療法の展開には，多職種との連携は欠かせません．この講義を通じて，作業療法士は，対象者の生活再建を支援する専門職であることを認識しましょう．

この講義の前に，以下の項目を学習しておきましょう．

□ 作業療法の概要について復習しておく（Lecture 6，7 参照）．
□ 急性期・回復期がどのような病期であるのか学習しておく．
□ チーム医療における多職種の役割について復習しておく（Lecture 7 参照）．

講義を終えて確認すること

□ 急性期・回復期における作業療法の対象疾患が理解できた．
□ 急性期における作業療法の目的が理解できた．
□ 回復期における作業療法の目的が理解できた．
□ 急性期における作業療法の介入の実際が理解できた．
□ 回復期における作業療法の介入の実際が理解できた．

講義

1．急性期の作業療法

急性期とは，病気を発症して，または受傷して間もない時期を指し，特に，発症・受傷直後は，手術や点滴治療などの医療的介入が積極的に行われる．その目的としては，救命，症状の改善，症状の増悪を防ぐ，機能低下を防ぐなどがあげられる．急性期では，国際生活機能分類（ICF）[1]の「心身機能・身体構造」や「活動」に該当する問題点を中心に作業療法が展開される．

国際生活機能分類（International Classification of Functioning, Disability and Health：ICF）
▶ Lecture 4・図 2 参照.

対象となる主な疾患を**表 1** にあげる．対象者の年齢によっては，小児科領域の作業療法に該当する．また，交通外傷の場合は，四肢の骨折，内臓損傷，外傷性脳損傷など，損傷部位が全身に及ぶことがある．

身体障害領域の作業療法は，対象者の身体症状によっては，一般病棟のベッドサイドのみならず，集中治療室（ICU）や脳卒中ケアユニット（SCU）内での対応から開始となる．精神科領域の作業療法は，精神科病棟内で行われる．急性期は，短期間で身体機能や認知機能，精神機能の改善が認められる時期となる．

集中治療室
（intensive care unit：ICU）
脳卒中ケアユニット
（stroke care unit：SCU）

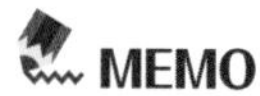
MEMO
本講義で掲載した写真は，各場面を再現したものである．

本講義では，急性期の身体障害領域，小児科領域，精神科領域のそれぞれにおける作業療法を紹介する．同じ領域であっても，対象者の疾患が異なれば，作業療法でのかかわり方は異なってくる．そのため，具体的な説明が可能となるように，いずれの領域も疾患を設定したうえで解説する．

1）身体障害領域

右脳梗塞後に左片麻痺を呈した対象者への作業療法について解説する．

（1）介入の目的

脳梗塞の発症後には，身体機能および認知機能の低下が生じる場合がある．それらの機能の向上や ADL（日常生活活動）能力の向上を目的として，発症直後に作業療法が処方される．最初に，頭部 MRI や CT 画像から損傷部位を確認し，起こりうる身体機能や認知機能の障害を推定する．そして，身体機能と認知機能の評価を実施し，ADL に及ぼす影響を把握する．また，病棟看護師からの聞き取りを含めた ADL の評価結果をもとに，ADL 場面でできることが増えるように，可能な限り早期から作業療法を実施する．

ADL（activities of daily living；日常生活活動）

MRI（magnetic resonance imaging；磁気共鳴映像法）
CT（computed tomography；コンピュータ断層撮影）

対象者が，右大脳動脈領域の広範な脳梗塞を呈している成人男性であれば，左半身に重度の運動麻痺と感覚障害が生じる可能性が高く，かつ，左半側空間無視や左半側身体無視などの高次脳機能障害を伴うことが考えられる．そのため，急性期では，身体機能や認知機能の障害に対する基本的な訓練の他，ADL 訓練のなかでも床上動作，座位保持，移乗動作訓練を優先的に実施する．身体機能訓練の実施には，低下した身体機能の向上の他，廃用による機能低下を防ぐ目的もある．

MEMO
● 左半側空間無視
右大脳半球損傷後に左空間に注意を向けることが困難となる症状[2]．自分の症状に気づくことが難しいため，症状の軽減が得られにくい．
● 左半側身体無視
身体の左半身に注意を向けることができない症状[3]．

（2）上肢の機能障害に対する訓練

右大脳半球の広範な損傷により，左上肢の機能回復が困難であると判断されても，

表 1　急性期の作業療法の対象となる主な疾患

脳外科領域	脳血管障害（脳梗塞，脳出血，くも膜下出血），外傷性脳損傷，脳炎，脳腫瘍
整形外科領域	脊髄損傷，腕神経叢麻痺，上肢の外傷性損傷（腱損傷，神経損傷），上肢・手指の切断・離断，橈骨遠位端骨折，大腿骨頸部骨折
形成外科疾患	やけど，凍傷
精神科疾患	統合失調症，うつ，双極性障害，アルコール依存症，薬物依存

日常生活のなかで部分的に左上肢が使用できることをめざして訓練を行う．麻痺側上肢と手指の機能訓練として，関節の可動性を維持するための関節可動域（ROM）訓練，随意的な動きを促す随意性向上訓練を行う．また，感覚障害に対しては，非麻痺側の手で左上肢や左手をなでるなどの触覚刺激を与える．これらは，リハビリテーション室での訓練が許可される前のベッドサイドの訓練として実施できる．

関節可動域（range of motion：ROM）

全身状態が安定して，リハビリテーション室で訓練が可能になれば，麻痺側の左上肢を介助して物品操作訓練を追加する（**図1**）．この訓練の目的は2つあり，一つは，運動障害や感覚障害があっても，左手を使用する経験を提供し，随意的な運動を促すことである．もう一つは，訓練中に左手の動きを注視させ，身体や空間の左側に注意を向けさせることで，左半側空間無視や左半側身体無視の症状軽減を図ることである．

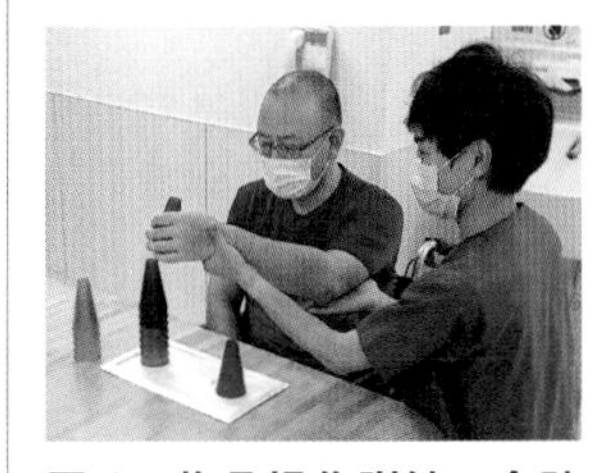

図1 物品操作訓練：介助下でのアクリルコーンの移動

(3) ADL 訓練と ADL 場面でのかかわり

ベッドから自力で起き上がれるようになることや，ベッド上の端座位から車椅子へ移乗できるようになることは，対象者の活動性の拡大につながる．左上下肢に麻痺があれば，非麻痺側である右上下肢を使った動作の学習が求められる．左片麻痺に加えて，左半側空間無視や左半側身体無視を呈している場合には，これらが動作の自立を妨げる要因となる（**図2**）．症状の特性上，これらの症状を指摘しても動作の修正が得られにくいことから，起き上がり動作であれば，「右手で左手をつかむ」「右足で左足をすくう」を，動作の工程に含めて手順を学習してもらう．また，車椅子からの移乗動作では，「左右のストッパーをかける」「左右の足が床に下りていることを確認する」「左右のフットレストを立てる」を動作の工程に含めて学習してもらう．

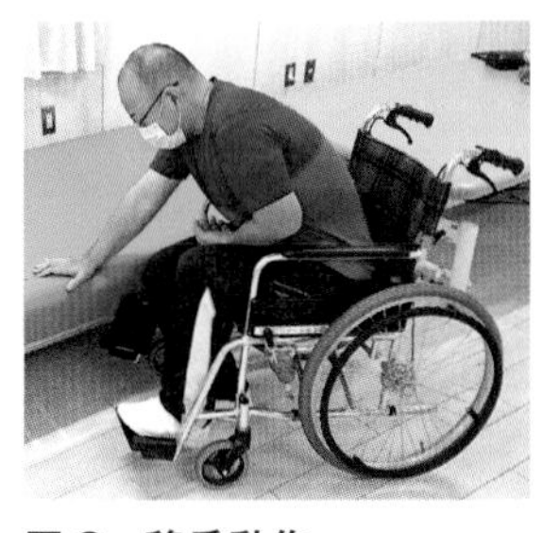

図2 移乗動作
左上下肢に麻痺があると，左側のストッパーをかけること，左足を床へ下ろすことを忘れる．

その他として，ADL 評価の結果や座位保持能力に基づいて，整容動作，トイレ動作や更衣動作，移動（車椅子駆動）動作の訓練を開始する．この時点では，これらの動作で介助量が多く，実用性が低い段階である場合も少なくない．しかし，病棟看護師と動作の介助法や指示方法についての情報を共有することで，リハビリテーション室，病室のいずれにおいても同一の方法で対応できる．これにより，対象者の動作手順の定着が促進される．

起き上がりや座位保持，移乗動作は，ADL 能力の拡大に必要不可欠な動作となる．そのため，理学療法の時間と同じ内容の訓練を行う場合もある．また，理学療法の時間に端座位保持訓練を実施しているのであれば，作業療法では，端座位で上衣の着衣動作訓練を行う場合もある．日々，担当するセラピスト間で情報共有を図り，効果的なリハビリテーションが展開できるように訓練内容を調整する．

対象者のなかには，発症直後の身体機能や認知機能でも，生活環境を調整することで，できることが増える場合がある．具体な対応を以下にあげる．

a．移乗動作

車椅子と病室ベッド間の移乗動作のために，可動式のベッド柵を設置する．折れ曲がった部分に右手をかけることで，移乗動作が行いやすくなる（**図3**）．

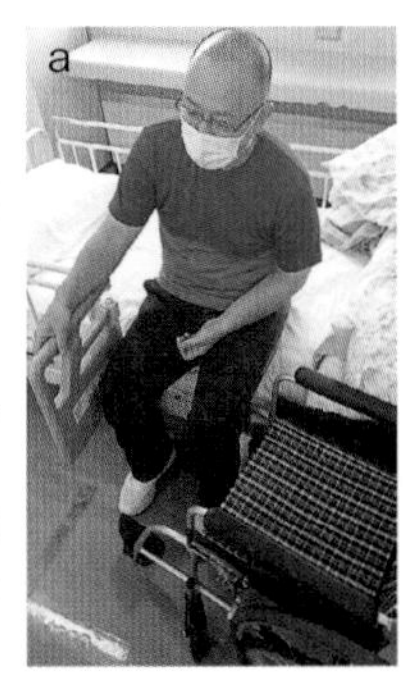

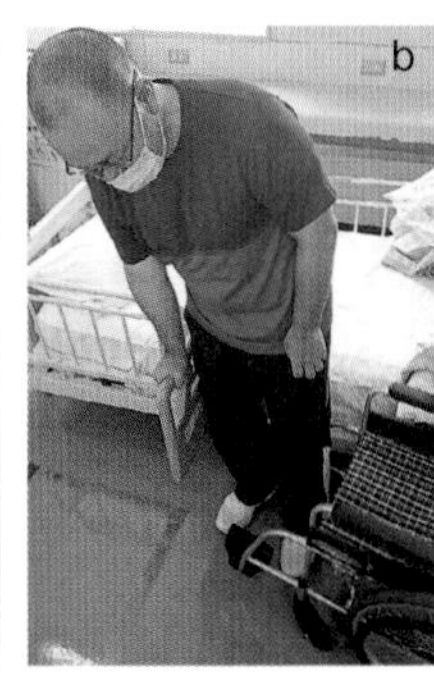

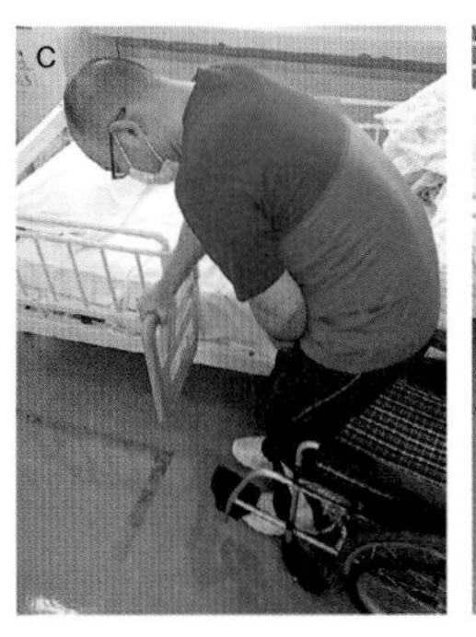

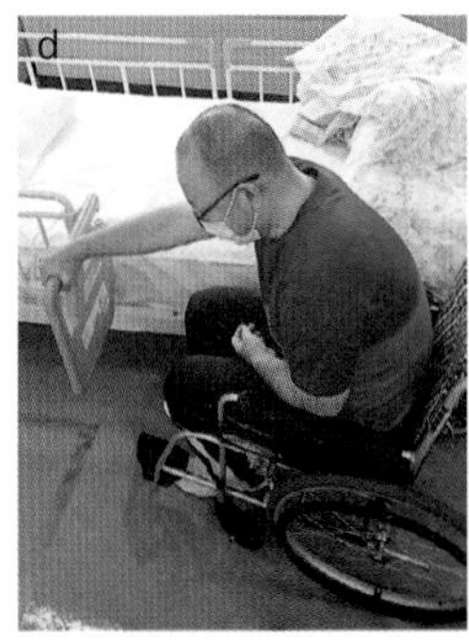

図3 移乗動作：L字に可動するベッド柵の利用
折れ曲がった部分に手をかけると，立ち上がりと車椅子とベッド間の移乗動作が行いやすくなる．a→b→c→dの順番でベッドから車椅子への移乗，d→c→b→aの順番は，車椅子からベッドへの移乗の流れとなる．

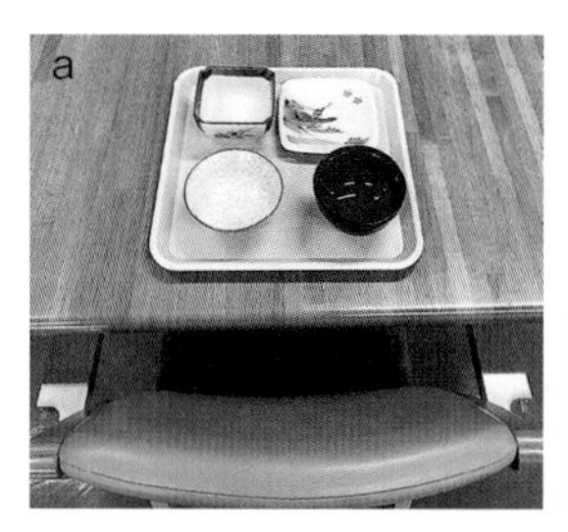

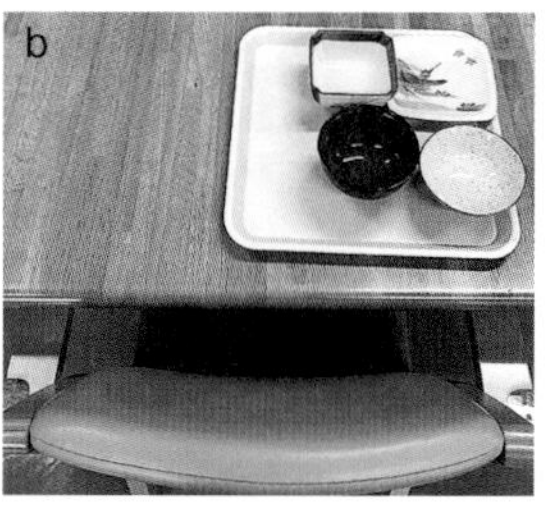

図4　食事動作（左半側空間無視の場合）：お盆と食器の位置の変更
a：対象者の正面に配置されている（通常の配置）.
b：対象者の右側にお盆を置き，茶碗とお椀の位置を入れ替えて，全体にお盆の右側に器を寄せる.

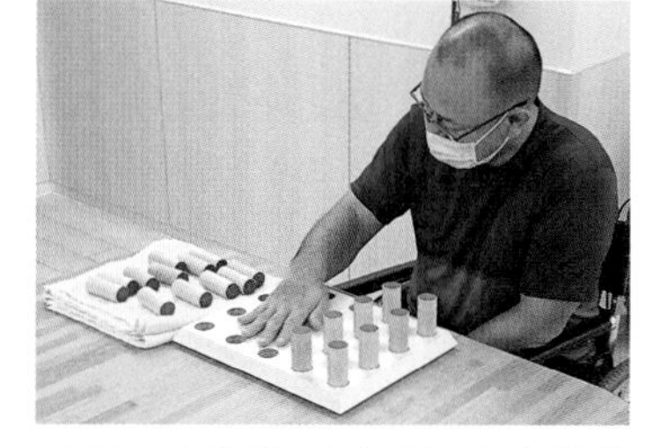

図5　ペグボードを用いた左半側空間無視に対する訓練

ここがポイント！
主食のご飯を見つけやすいように，茶碗を右側に配置するとよい.

b．食事動作

左半側空間無視によって，左側にある器の存在に気づかない場合には，器の配置を変えることで，食べやすくなる（**図4**）．また，食事の際には，対象者の右側が壁になるようにするなど，右側からの不要な視覚情報が入らないように環境を調整する．

(4) 認知機能障害に対する訓練

左半側空間無視は，日常生活の動作を妨げる要因の一つとなることから，対象者が左方向へ注意が向けられるように訓練を行う．簡便な訓練課題として，ペグボード上に立てられたペグ棒をすべて取り除く課題がある．ボード上の左側にあるペグ棒の存在に気づかない場合には，声かけや徒手による誘導により見落としたペグ棒に気づいてもらうことで左方向へ探索できる範囲の拡大を図る（**図5**）．左半側身体無視によって，右手で左上肢に触れることができない場合は，その動作を行ってもらう．右手で直接左手に触れることができなくても，左肩からたどることで，左手に触れることが可能となる．

MEMO
ペグボード
木製のボード上に複数の穴があけられており，そこに円柱形または直方体の棒（ペグ棒）がはめ込まれている訓練道具．ペグ棒をつまみ・把持により移動させることや，上下を反転させるなどの訓練に用いられる．図5に示すものは，その一例である．

LECTURE 9

2) 小児科領域

左脳内出血により右片麻痺を呈した小学生男児への作業療法について解説する．

(1) 介入の目的

脳出血の発症後には，身体機能および認知機能の低下が生じる場合がある．成人と同様に，それらの機能やADL能力の向上を目的として作業療法が処方される．対象者が小児の場合は，年齢によってできることが異なるだけでなく，同じ年齢であっても個人差がある．

急性発症の疾患を呈した対象児を理解するには，年齢を確認することに加え，保護者から発症前の身体機能，認知機能，ADL・手段的ADL（IADL）能力，活動性，性格（活発，物静かなど），趣味，興味，関心，学習状況（学齢期の場合）の情報を聴取する．可能であれば，あわせて対象児本人から聴取する．発症前の心身機能，ADL・IADL能力の把握は，小児に対する作業療法の目標設定および介入内容の選定に非常に役立つ．

手段的ADL（instrumental activities of daily living：IADL）

左脳内出血により右片麻痺を呈した小学生男児に対して作業療法を実施する場合，開始前に，頭部MRIやCT画像から損傷部位を同定し，起こりうる身体機能や認知機能の障害を推定する．出血部位が左頭頂葉である場合，失語症や読み・書きの障害，失行症が生じる可能性がある．脳内の血腫が，その周辺組織を圧迫していれば，その部位の一時的な機能低下の可能性もある．

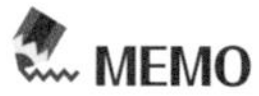

MEMO
失行症
道具の持ち方や使用方法がわからなくなり，道具が使用できなくなる症状で，左大脳半球損傷後に，左右の手に認められる．バイバイやおいでおいでなど，道具を使わない身振り動作ができなくなる場合もある．

(2) 上肢の機能障害に対する訓練

利き手である右手に麻痺が認められ，かつ，機能改善に期待がもてる場合，日常生活で右手を使用できることをめざして，機能訓練を実施する．内容としては，関節の

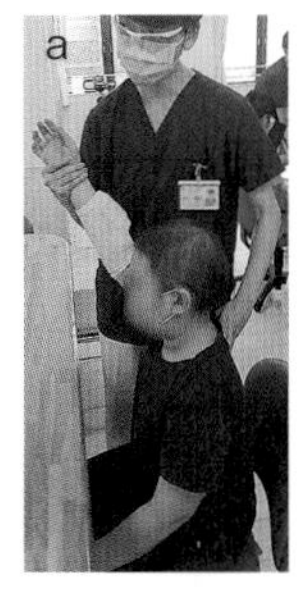
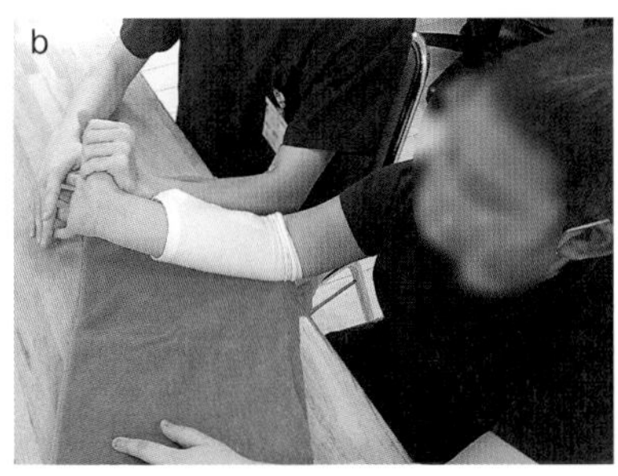

図 6 関節可動域訓練（ROM 訓練）
a：肩関節の ROM 訓練.
b：手関節，手指の関節に対する ROM 訓練.

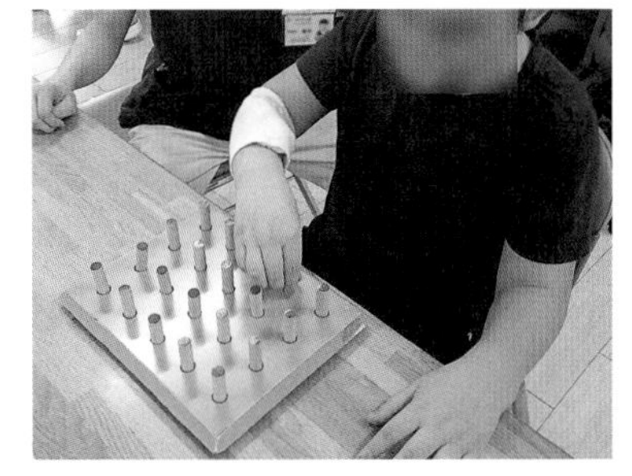

図 7 上肢の機能訓練：ペグ棒の上下差し替え訓練

可動域制限が生じないように，右上肢の各関節に対する関節可動域訓練を行う（**図6**）．部分的に自ら動かせる場合は，他動運動に合わせて，随意的に運動してもらう．麻痺側の上肢と手指に随意性が認められる場合は，アクリルコーンを用いた把持・移動操作訓練，ペグボードを用いたペグ棒のつまみ・操作訓練を行うことで，早期から能動的な右上肢の機能訓練ができる（**図7**）．その他として，対象児が好む玩具を右手に持たせる，使わせるなどして使用を促す．ブロック遊びに興味があれば，両手でのブロックの組み合わせや，組み合わせたブロックを外すことも訓練として用いる．

また，訓練場面では，麻痺側上肢の機能改善の様子をみながら，病棟生活で麻痺側の手が使用できる場面について検討する（右手でお菓子をつまんで食べるなど）．

MEMO
アクリルコーン
アクリル樹脂でできた円錐台の形状をした訓練道具で，把持・つまみ動作の練習のために用いる（図1参照）．アクリルコーンの上部と下部は開いており，複数用いることで積み重ねができる．これにより，高い位置へのリーチ動作の要素を含めた訓練も実施できる．

（3）ADL 場面でのかかわり

日常生活で右手の使用が困難であるうちは，必然的に左手で ADL の諸動作を行う．

食事場面で，非利き手である左手で箸を使用することは難しいので，スプーンやフォークを用いての食事摂取となる．整容では，左手で顔を拭く，歯を磨くこととなる．これらの動作中，道具の持ち方や使い方に不自然さを認めなければ，失行症はないと判断でき，右手を用いた訓練は不要となる．更衣に関しては，腕に点滴がつながれている場合は，介助が必要となる．

脳出血の発症により右手が使えないことや，自宅と異なる環境での入院生活となり，ストレスを感じることも多く，適宜，保護者や病棟スタッフによる ADL の介助があってもよい．

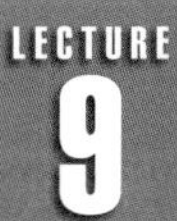
LECTURE 9

3）精神科領域

統合失調症を発症した対象者への作業療法について解説する．

（1）介入の時期

統合失調症の場合，急性期は発症から 1 か月まで，回復期はそれ以降の 1 年までとする場合がある．しかし，対象者の症状の特徴は個々で異なることから，発症からの経過期間を問わず，各対象者に適した治療的介入プログラムの提供が求められる．

精神科の急性期では，発症もしくは再発による入院後の対応として，最初に安心・安全な空間の提供や抗精神病薬による鎮静による身体的かつ精神的な安静，休息の確保が優先される．そして，入院後の治療的介入により，精神的な緊張や不安，一部の精神疾患でみられる幻覚や妄想，認知機能障害，自閉傾向などの症状が軽減する時期から急性期の作業療法が開始となる．

（2）介入の目的と内容

急性期の作業療法の主な目的としては，対象者の症状の軽減，休息の促し，心身の安全の保障，生活リズムの回復，ストレスの発散，現実への移行準備があげられる．こうした目的のもと，急性期の作業療法は，不安や緊張が高い状態で他者の存在が症状を増悪させる可能性がある対象に対して，生活範囲の拡大（病室内の生活から，デ

MEMO
現実への移行準備
病気により低下した生活能力や生活技能の回復を図り，徐々に症状の軽減や生活リズムの回復，感情表現などができるようになることで，病気や障がいを理解して，症状にとらわれない現実的な生活が送れるようになることへの準備をいう．急性期では病気の理解や病識が欠如している人に対して，休息や服薬の必要性などの知識を提供する．これにより，症状の軽減や生活リズムの回復を図る．

MEMO
現実との接触の機会
混乱，緊張，幻聴など，それぞれの症状への対処法の提案，また，作業に取り組んでいるときには幻聴，不安の軽減につながることの経験などがあげられる．

MEMO
作業活動
ADL に関連する作業や，仕事，生産的活動，遊び，余暇に関連する作業を中心とした，人の生活にかかわるすべての活動．

MEMO
個人作業療法
集団活動に入ることが困難な対象者に対し，作業療法士が一対一でかかわる作業療法．

MEMO
パラレルな場
同室に複数の患者が各々の活動に取り組んでいるが，他の患者とのかかわりはなく，自身の状態や目的に応じて作業活動のために利用できる場所．

イルームや作業療法室などの利用）や現実との接触の機会を提供する重要な役割をもつ．この時期の作業療法では，面接や作業活動を通じて対象者と作業療法士との信頼関係を少しずつ構築するという意味があり，個人作業療法を病室，病棟内のデイルームで行うことが多い．

対象者の緊張や自閉傾向が軽減し，担当作業療法士との信頼関係が構築されると，パラレルな場を利用した個人作業療法に移行する．ここでは，今後，他者との協調的なかかわりができることをめざして，作業療法士と一緒に行うゲームや創作活動，軽運動などを用いた作業活動に取り組んでもらう．その際，作業療法士は，対象者に支持的にかかわる．

2. 回復期の作業療法

急性期と回復期の明確な線引きはなく，急性期の医学的治療が終了し，対象者の生活再建のためにリハビリテーションに多くの時間を費やす時期が回復期に該当する．特に，身体障害領域では，急性期病院から回復期病院へ転院することや，急性期病棟から回復期病棟へ転棟することで，回復期の作業療法が展開される．よって，対象となる疾患は，急性期の作業療法で列挙したものと同じとなる．回復期の作業療法では，ICF の「活動」に該当する問題点に重点をおいた対応となる．

本講義では，前述の３つの領域における急性期の作業療法の続きとして，回復期での作業療法の内容を紹介する．

1）身体障害領域

右脳梗塞後に左片麻痺を呈した対象者への作業療法について解説する．

（1）介入の目的

急性期の病院や病棟で実施された作業療法での身体機能や認知機能の評価結果や治療経過をふまえて，ADL 能力のさらなる拡大をめざして作業療法を実施する．前述の右中大脳動脈領域の広範な梗塞を呈する場合，左片麻痺が残存する可能性が高いため，右上下肢を用いた生活の再建が必要となる．

（2）ADL 訓練

急性期の段階から，実施可能な ADL 項目に対する訓練を開始しているが，徐々にそれらの介助量の軽減に伴い，実用的な動作の獲得をめざす．また，それ以外の項目についても，状況に応じて訓練を実施する．

a. 更衣動作

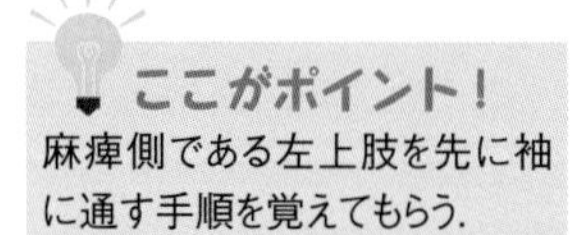
麻痺側である左上肢を先に袖に通す手順を覚えてもらう．

上衣であれば，かぶりシャツや前開きのジャージを用いて練習する．衣服の左右の判別が困難であれば，襟のタグやプリント，刺しゅうを手がかりに，左右を判別できるように衣服の操作方法を学習する．

下衣の更衣動作は，麻痺側の足先をズボンに入れる動作の際に，右足の上に左足を組む必要がある．それが安定しないことや，足を組むことで座位バランスが不安定になる場合は，傾倒，転落への注意が必要となる（**図 8**）．また，立ち上がって，右手のみでズボンを上げる際には，バランスを保つ必要があり，ズボンの着脱動作に必要な立位バランス訓練も実施する．

b. 排泄動作

車椅子と便器間の移乗動作と，ズボンと下着の上げ下げ動作が主な訓練項目となる．左手をズボンと下着の着脱動作に使用できない場合は，右手のみでの下衣の操作となる．立位バランスが安定していない場合は，下衣の上げ下げ動作に必要な立位バランス訓練を作業療法室で繰り返す．

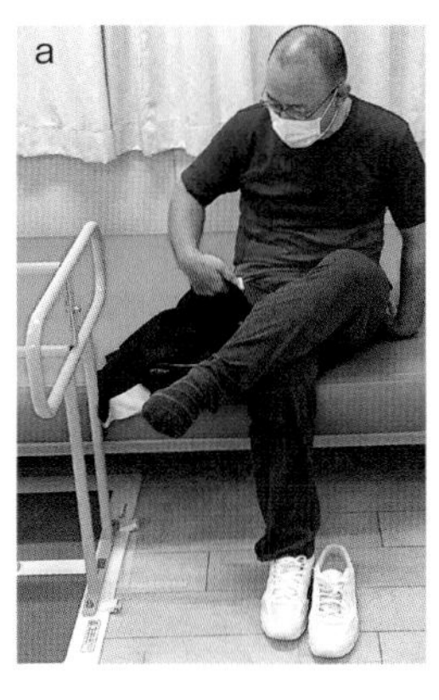

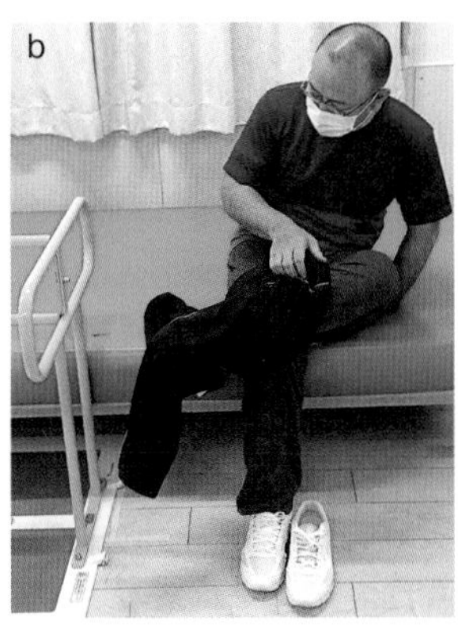

図８ 更衣動作訓練：ズボン着衣動作
a：動作開始時．b：動作途中で，体幹が左へ傾く．自己修正がなければ，傾倒，転落につながる．

気をつけよう！
ズボンの着衣動作中に，左側へバランスを崩す可能性が高い．そのため，姿勢を修正できるように対象者の左側に立ち，即座に対応できる状態で着衣動作の指示，誘導を行う．

c．移動動作

車椅子を移動手段として用いる場合，右手，右足での駆動方法の学習が必要となる．右手だけで駆動すると車椅子は左方向へ進んでしまうことから，右足で方向を修正する必要がある．左半側空間無視の影響で左側の机や障害物などに衝突する場合には，それを回避するための車椅子駆動訓練も必要となる．

d．整容動作

洗面所で洗顔，歯磨き，ひげ剃り，整髪などを行う．その際，鏡を見ながら行うことで，やり残しがないことを確認してもらう．特に，頭部と顔面の左側に手を向ける頻度が減少することがあるため，ひげの剃り残しや髪を整え忘れることについては，触って確認することを促す．また，顔を拭くことや歯磨きは，左右へ手を動かす回数を決めることで，極端なし忘れを防ぐことができる．

e．食事動作

多くの対象者にとって興味，関心の高い活動であることから，左半側空間無視があっても，配膳された物を食べられるようになることが多い．急性期で述べた食器の配置換えの必要がなくなれば，通常の食器の位置で配膳された状態で食べてもらうことで左空間に注意を向ける機会になる．

(3) 上肢の機能障害に対する訓練

急性期から実施している左手のリーチ動作や把持動作，つまみ動作を介助下で継続し，日常生活場面で部分的に，物を押さえる，つまむ，把持するなどの随意的な動きができるように訓練する．このような訓練に伴って，左肩関節や肘関節の屈曲運動の随意性が向上すると，左腕を袖に通しやすくなる．また，訓練を行いながら，日常生活のどのような場面で左手を使用できるのか，対象者とともに考えることも必要である．

ここがポイント！
ADL 訓練のなかで茶碗に左手を添えるなど，左手を使用する機会をつくるとよい．

(4) 認知機能障害に対する訓練

左半側空間無視に対しては，机上課題として，抹消課題，間違い探し，新聞記事などの書写課題などを訓練として用いることができる．ただし，こうした訓練の効果はADL に十分反映しないことがある．ADL 場面で認められる左半側空間無視については，各動作場面で認められる症状に対処したほうが，できる ADL 項目が増える可能性が高い．

2) 小児科領域

左脳内出血により右片麻痺を呈した小学生男児への作業療法について解説する．

(1) 介入の目的

急性期の作業療法で行われた身体機能や認知機能の評価結果および治療的介入の経過をふまえて，ADL 能力のさらなる拡大をめざして作業療法を実施する．麻痺の程度が軽度であれば，実生活での使用をめざした訓練を行う．

(2) 上肢の機能障害に対する訓練

急性期からの上肢の機能訓練の効果により右上肢と手指の機能の向上が認められても，右上肢と手指に麻痺が残存していれば，訓練を継続する．指先の巧緻性の低下に対しては，ペグ棒の差し替え操作などを行う．そして，肩周囲の筋力低下により，上肢使用の安定性が低下していれば，上肢を宙に浮かせたまま輪を移動させる訓練を行う（**図9**）．小児では，粘土を使った訓練を好む場合が多い．右手指の筋力が低下している場合は，粘土をこねる，棒状に伸ばす，つまんでつぶすことを訓練として実施する（**図10**）．感覚障害を伴っている場合には，目視で手指の動きを確認してもらう．加えて，手指の巧緻性向上や筋力強化のための訓練として，折り紙を用いることができる．

さらに，右手で書字，塗り絵，はさみの使用など，学校生活で必要な能力を評価し，結果に基づいて訓練を行う（**図11**）．できることが増えれば，難度を上げた内容を提供する．読み書きの能力について，言語聴覚士が評価していれば，作業療法場面で配慮する点について情報を提供してもらう．

その他として，スマートフォンや携帯型ゲーム機の操作の際の右手の使用方法について確認し，右手の使用が少なければ，それを促す方法を提案する．また，操作上，やりにくいことがあれば，対処方法を検討する．

(3) ADL 訓練

入院前から右手で行っている動作に対しては，右手を使用することに挑戦してもらう．動作の内容によって，現状の右上肢機能では困難な場合は，左手を使用した動作を練習する．そして，右上肢機能の改善とともに，右手使用へ戻すことを検討する．両手動作のなかで，右手で行いにくいところは，左手で行うことも提案する．使いにくくても右手を日常生活場面で使用することが，右手の機能訓練にもなりうる．頑張っているところを認め，褒めることは，対象児の作業療法に対する意欲の維持・向上につながる．ADL 項目への対応は，以下に記述する．

a. 食事動作

スプーンを使う場合，柄の部分が厚みのある平たいもので，重すぎないものを選ぶ．スプーン操作が困難な場合，訓練用のスプーンを用いて，器に入ったおはじきなどをすくう練習をする．箸操作を訓練する場合は，適切な長さの箸を用意し，以前の持ち方や標準的な（基本的な）持ち方で箸先の開閉ができることを確認する．それが可能であれば，発砲スチロールの小片など軽くてつまみやすいものを用いて箸でつまむ動作を練習する．

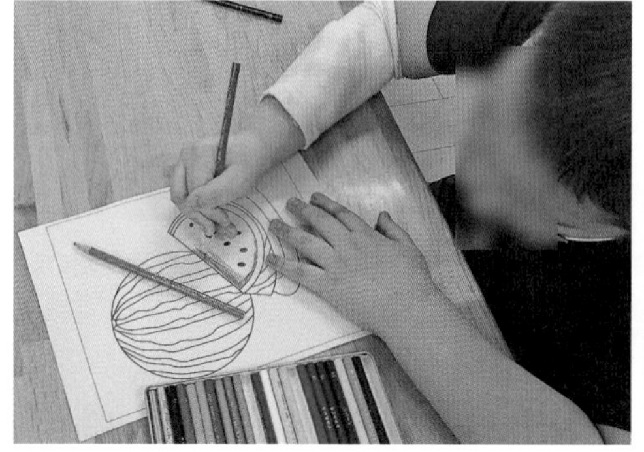
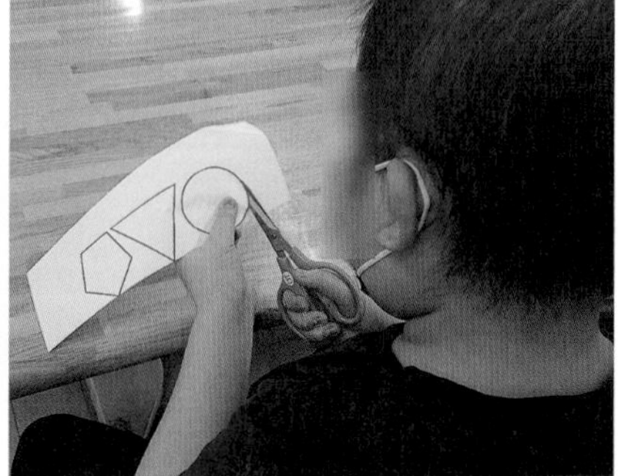

図11　手指の巧緻動作訓練：塗り絵，はさみの使用

ここがポイント！
麻痺側上肢の機能訓練中に，麻痺側へ姿勢が崩れる場合には，適宜，修正を行う．また，肩関節の屈曲運動の際に，体幹の側屈などの代償が認められる場合には，それが生じないように動作を抑制させるか，課題内容を調整する．

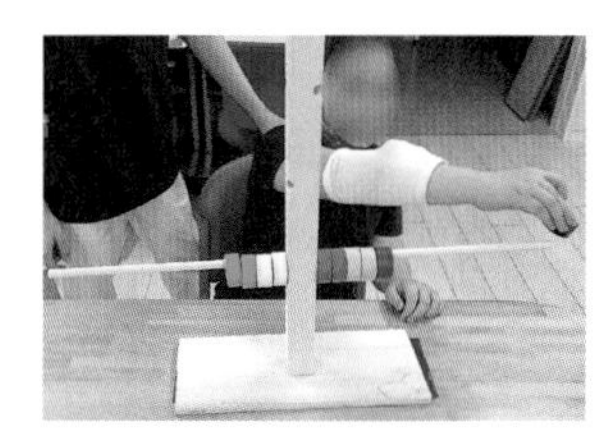

図9　輪の移動訓練
一側のアームから1つずつリングを把持し，対側のアームへ移動させる課題を行っている．

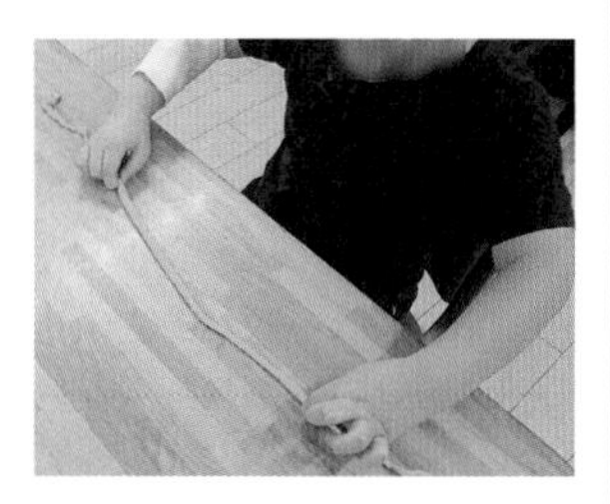

図10　粘土を使った訓練
左手指でつまむ力と比較ができるように，両手で粘土をつまむ．

ここがポイント！
書字の際に，習った漢字が思い出せない場合は，平仮名で記述してもらうなどするとよい．

MEMO
訓練用のスプーン
リハビリテーション室には，訓練で使用するために，柄の長さや太さ・幅，すくう部分の大きさの異なるスプーンが複数用意されている．対象者に適したものを選択し，作業療法のなかで使用してもらう．必要に応じて柄に滑り止めを付けるなど対応する．

MEMO
対象児が女児で，絵を描くことが好きな場合には，利き手の練習として自由に絵を描いてもらう．また，本人の希望に合わせて，ブラシで髪をとかす，髪を結ぶなどの整容動作を訓練として実施する．

b. 更衣動作

着衣時は，麻痺側の上下肢から先に衣服に通す手順で動作を練習する．上衣の更衣動作訓練では，普段，使用している衣服を用いて，ファスナー操作や，ボタンのかけ外しを行う．右手でファスナーを合わせることや，ファスナーのスライダーを引き上げることが困難な場合は，左手で行い，右手はファスナーの下部をつかんで押さえる．下衣の更衣では，ズボンに足を通す，抜く工程で立位になると，転倒のリスクがあるため，座って練習をする．

c. 整容動作

タオルで顔を拭く際に，右手で難しければ左手を用いる．タオルが大きいと絞りにくいため，小さなタオルを用いる．また，右手の力が弱くて濡れたタオルを十分に絞れない場合は，タオルの左右を入れ替えて絞り直す方法を提案する．

訓練場面で，できる動作が確認できれば，普段の生活でも実施できるよう，病棟看護師に申し送りをし，それが日常で行えるようになるか経過を追う．

3）精神科領域

統合失調症を発症した対象者への作業療法について解説する．

(1) 介入の目的

急性期の治療により症状の回復が認められると，回復期の精神科作業療法が展開される．この時期の作業療法士のはたらきかけとしては，対象者が自分で考え行動する機会を段階的に増やし，退院およびその後の社会生活に向けた支援を行う．対象者自身が自分を認識でき，自分に合った活動のペースを身につけられるようにかかわる．作業療法士の役割として，対象者に合ったプログラムの提供および継続的な支援を行うことが重要となる．場合によっては，職業訓練や家族などへの情報提供と支援の依頼，住環境整備などの環境調整の他，精神保健福祉士（PSW）と連携して社会資源を利用するために調整することがある．

MEMO
精神保健福祉士（certified psychiatric social worker：PSW）
精神保健福祉に特化したソーシャルワーカー．

(2) 介入の内容

回復期の前半では，パラレルな場を利用した個人作業療法が中心となる．実施場所は，デイルームから作業療法室へ変更となる（**図 12**）．作業活動を通じて，活動に対する意欲や能動性の向上，作業活動における役割の理解や認識の高まりが得られ，かつ症状が安定してくると，個人作業療法の他に，集団プログラムへの参加を促す．統合失調の多くは，他者とのかかわりや交流に困難を呈する．退院後の社会生活の維持において，他者とのコミュニケーションは，重要なスキルとなる．集団プログラムでは，複数の対象者が協働して特定の課題に取り組むため，これに参加することは，他者との交流を図る機会となり，それによって，コミュニケーションスキルを高めてい

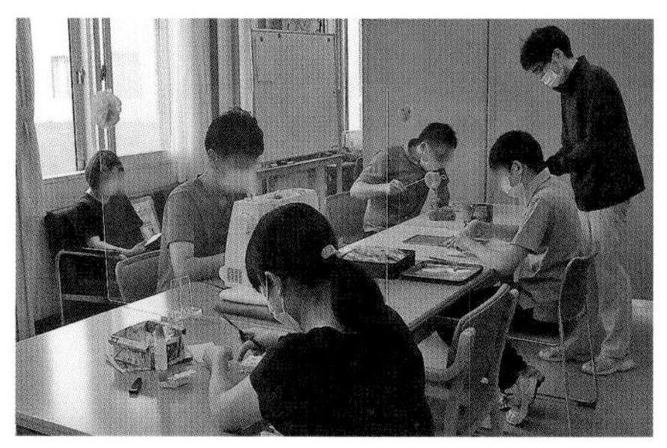

図 12 パラレルな場での個人作業療法の様子
作業療法室に集まった参加者は，折り紙細工，ミシンを用いた裁縫，塗り絵，編み物，読書と，各々が異なる作業活動に取り組んでいる．

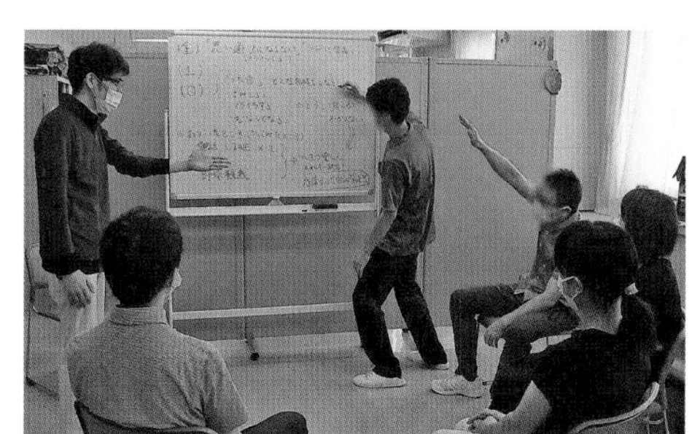

図 13 集団作業療法の様子
「負の感情についての対処方法」について話し合っている場面．1 人の作業療法士が司会となり参加者の発言を促し，もう 1 人の作業療法士が発言内容を整理して，ホワイトボードに記載している．

くこととなる．また，課題遂行に伴い達成感を共有することや，社会性，協調性を高める機会にもなる．対象者のなかには，不安や緊張が強い場合があり，それらを軽減させる安らぎの場として集団プログラムの内容を調整して用いる場合がある．

MEMO
集団プログラムの調整の例
合唱などの音楽活動など，他者との交流が少なくリラックスできる活動内容に調整する．

症状の改善に伴い，回復期後半では，退院に向けて，回復期前期の内容を発展させる内容の集団活動が中心となる．集団作業療法では，集団で活動を行うことで得られる他者との相互作用やマス効果を利用する（**図 13**）．

MEMO
マス効果
同じ目的をもった人が集まり，作業を共有することで他者とのコミュニケーションの促進や，グループのメンバーから学ぶ機会が増えるという集団効果をいう．また，活動をともにすることで安心感や，自己受容（自分もできるという体験）からの活動への意欲や自信，協力して行ったという達成感などを得ることが期待される．

回復期の精神科作業療法では，対象者の希望や症状の回復の状態をもとに，複数の集団プログラムを組み合わせて，対象者ごとの週間プログラムとして提供する．主な集団プログラムとしては，合唱などの音楽活動やゲームを含むレクリエーション，体操や風船バレーなどの軽運動，塗り絵や貼り絵，カレンダー作りに代表される創作活動がある．また，参加者の目的や心身機能レベルに応じて，陶芸や調理活動，茶話会，屋内での鉢植えを用いた園芸なども実施する．

最近では，対象者の高齢化に伴い，廃用予防として，また，自宅退院に向けた身体機能の維持・向上として，移乗動作，歩行訓練，階段昇降などの身体機能訓練を受ける対象者も増えている．

対象者の参加プログラムが個別作業療法のみから，集団作業療法の追加，そして，集団作業療法が中心のものへ移行するに伴い，作業療法士の対応は，対象者への直接的なかかわりから観察する立場でのかかわり，さらに適度な距離を保ちつつ間接的なかかわりへと移行する．

(3) 作業療法士の役割

回復期の対象者のなかには，対象者の意思や家庭の問題，入院期間の設定などのさまざまな事情により，まだ作業療法による治療的介入が必要な段階でも，早期退院に至る対象者がいる．そのため，退院後の生活として，生活が安定していない場合や，復学や復職に向けた支援が必要な場合など，継続した援助が必要なケースがある．このような対象者で，入院時から作業療法士との信頼関係が保たれていれば，外来受診時に外来作業療法への参加を促し，個々の生活ペースに合わせて介入する．また，地域生活に移行するうえで，対象者の住む環境を訪問し，生活に関連する援助を行う訪問作業療法や，集団活動にある程度適応できれば，精神科デイケア（通所リハビリテーション）を利用することも作業療法継続の選択肢となる．精神科デイケアでは，集団のなかで共通する課題や目標に対して，対人交流を図りながら個々の目標に沿って課題を解決していくプログラムに取り組むことができる．ただし，作業療法士は，対象者の到達目標をふまえて，介入方法やその内容を提供する必要がある．

MEMO
精神科デイケア
精神疾患を抱えている人の入院治療が終了後，日常生活での自立や，社会参加・社会復帰，復学・就労などの地域移行を目的に，治療やリハビリテーションを実施する通所施設．

■**引用文献**

1）厚生労働省：「国際生活機能分類―国際障害分類改訂版―」（日本語版）の厚生労働省ホームページ掲載について． https://www.mhlw.go.jp/houdou/2002/08/h0805-1.html
2）Heilman KM, Watson RT, et al.：Neglect and related disorders. In：Heilman KM, Valenstein E. editors：Clinical Neuropsychology. 3rd edition. Oxford University Press；1993. p.279-336.
3）Bisiach E, Perani D, et al.：Unilateral neglect：personal and extra-personal. Neuropsychologia 1986；24（6）：759-67.

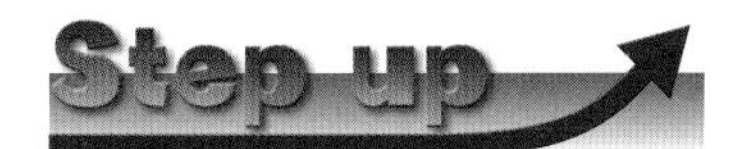

回復期リハビリテーション病棟で活躍する作業療法士

1．仕事の内容

回復期リハビリテーション病棟（以下，回復期リハ病棟）は，チームを組んで患者に集中的なリハビリテーションを提供し，在宅生活へとつなげています．そのなかで作業療法士の仕事は，大きく2つあります．それは，日々実施している作業療法の個別リハビリテーションと，カンファレンスなどの退院に向けてのマネジメントです．

1）作業療法の個別リハビリテーション　（図1〜3）

医療法人社団永生会 永生病院（以下，当院）の回復期リハ病棟に配属された作業療法士は，1日6〜8人の患者に40〜60分の作業療法を実施しています．実施にあたり，本人と家族が希望する作業はもちろん，生活していくうえで必要な作業を考えることが必要です．心身機能面と（物理的・社会的）環境面から評価し，希望と予後予測を照らし合わせ，それぞれの作業や作業に向けた訓練を実施していきます．

また，看護師や介護士とコミュニケーションを積極的に図り，日常生活の様子やADL（日常生活活動）の状況などについて相談や共有をしています．月1回，カンファレンスを行い，生活状況やADL，退院に向けて必要なことなどを話し合います．カンファレンスでは，多職種が考えを出し合い，患者の「できるADL・作業」を「しているADL・作業」に落とし込めるようにしていきます．

家族とも入院初期からリハビリテーションの進捗状況を共有しつつ，入院前の生活の様子や自宅環境について聴取します．面会時には，リハビリテーションの見学や動作指導なども随時実施しています．また，必要に応じて自宅環境をふまえたうえで，調理などの家事動作も実際に評価・訓練しています．実際に行い成功体験を積むことで，患者の自信や生活のイメージを高めることにつなげています．

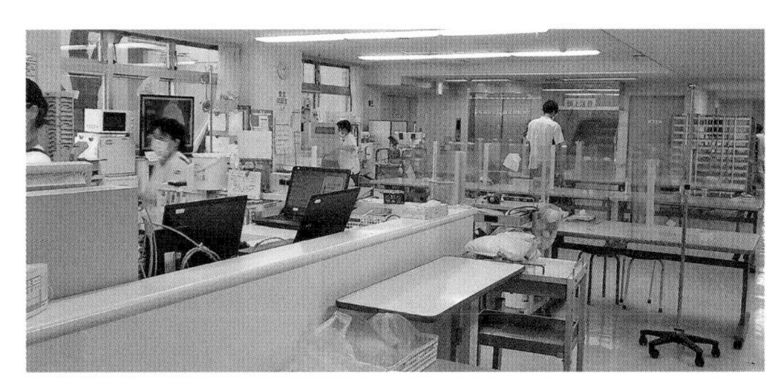

図1　病棟の風景
ステーションではスタッフがカンファレンスを実施し，食堂では患者がそれぞれの時間を過ごしています．

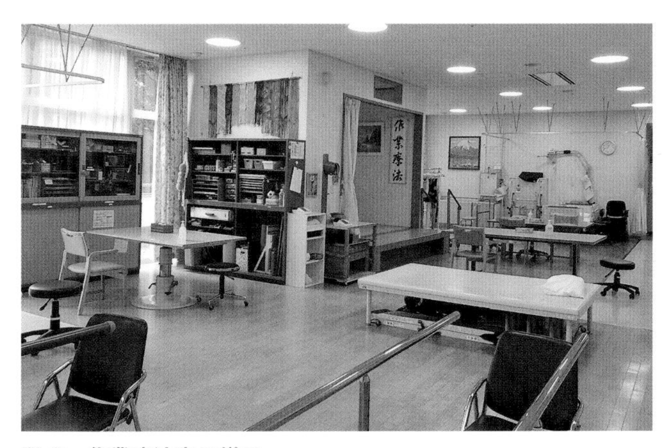

図2　作業療法室の様子

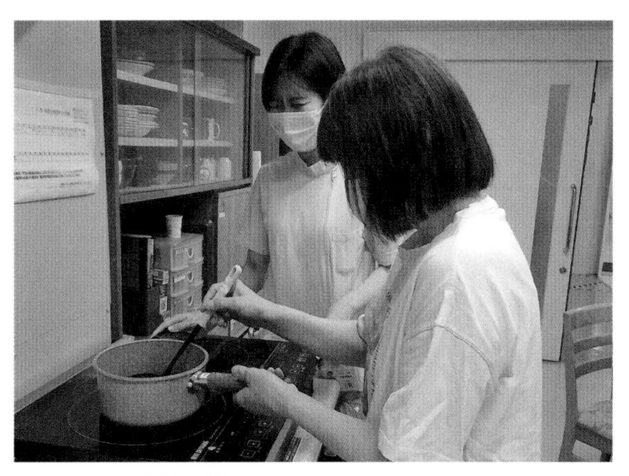

図3　調理訓練の様子
それぞれの患者の目標に合わせ，訓練内容を考えながら介入しています．左が筆者．

2) 退院に向けてのマネジメント

入院時から，退院後の生活に円滑につなげられるよう，地域のケアマネジャーや福祉用具の業者と連携し，自宅などで安心・安全に生活できるように支援しています．必要に応じて患者の自宅を訪問し，必要な福祉用具の選定や住宅改修の提案を行います．退院前にはケアマネジャーと連携し，サービス担当者会議を開き，患者と家族，ケアマネジャーなどで退院後の生活や利用サービスを検討しています．

また，退院したら終わりではありません．当院では，退院から約2～4週間経過した時点で患者や家族に電話し，生活状況や退院後の不安を聴取する取り組みを行っています．これらを聴取することで，退院時の環境調整や利用サービスの提案，家族への指導が適切だったかなどについて，私たち作業療法士へのフィードバックとし，今後に活かしています．

2. 今の職業をめざした理由

筆者は人とかかわる活動に興味があり，高校の授業の一環で，ボランティアとして特別支援学校に行ったことが印象に残っていました．進路相談でその経験を担任に伝えたところ，作業療法士という職業を教えてもらい，作業療法を学ぼうと決意しました．

臨床実習では，目の前の患者に対する個別リハビリテーションに悩みながらも，一生懸命かかわることができ，充実した期間を過ごすことができました．終了時には患者から「お互いこれからも頑張ろう．ありがとう」と言われ，握手をして別れたことは今でも心に残っています．

入職してからは，日々の個別リハビリテーションのなかで患者と向き合うことで精いっぱいで，退院に向けたマネジメントをする余裕はありませんでしたが，先輩に根気よく指導とサポートをしていただいて，少しずつ成長してきたと思います．今は上司や後輩にも恵まれ，仕事と私生活のめりはりをつけて働くことができていると思います．そして，この回復期リハ病棟で患者が「自分でやれることがここまで増えるなんて思わなかった．帰ったらこれがしたい」と話し，キラキラした笑顔で退院して地域で生活する支援ができていることを誇りに思います．

3. 学生へのメッセージ

回復期リハ病棟は，他の病棟と比べ担当者数が少なく，だからこそ患者一人ひとりにじっくりと密にかかわることができるのが特徴です．回復期リハ病棟での個別リハビリテーションやマネジメントは，退院後の生活に大きくかかわるため責任を感じますが，患者に寄り添いながら患者の生活を考えることは，作業療法士として大事な経験になると思います．

チームの一員として，多職種とともに協業することも大きな学びになります．その人らしく退院後も生活できるよう知恵を絞り，多職種といろいろな視点からアプローチすることは，作業療法のなかの介入，アプローチの新しい引き出しを増やすことにつながります．経験を重ねても新しい発見の連続です．

また，回復期リハ病棟は365日稼働しているので，土・日・祝日に出勤することがありますが，平日に休みが多いことも特徴です．平日にゆっくり買い物をしたり，レジャーを楽しんだりするなど，プライベートもうまく満喫できれば，仕事と休日にめりはりがつき，よりいっそう仕事に励むことができます．「やるときはしっかりやる．楽しむときは思いきり楽しむ」と，自分の作業バランスを整えて働いていけるようにともに頑張りましょう．

（平賀美友・医療法人社団永生会 永生病院）

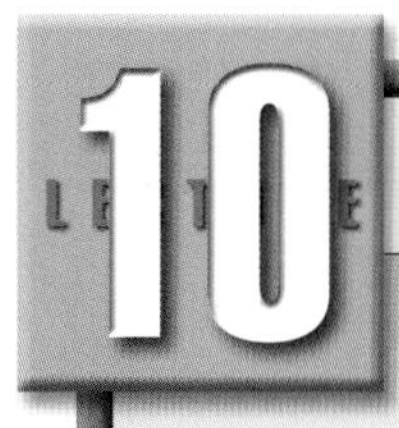

作業療法の実際（2）
維持期・在宅

到達目標

- 維持期の作業療法がおかれた状況を理解する．
- 維持期の作業療法士がどこに勤務しているのか理解する．
- 維持期の作業療法の対象者の特徴を理解する．
- 維持期の作業療法士の役割を理解する．

この講義を理解するために

この講義では，作業療法士が維持期においてどのようなことに焦点を当て，多職種と連携し作業療法を行っているのかを学びます．維持期の対象者について，病院での実習では，心身機能の回復が緩徐になっていることに気がつくでしょう．また，病棟や自宅での ADL（日常生活活動）に多くの介助を受けていて，その時間が長くなっているかもしれません．このような状況で，作業療法士はどのような期待にこたえなければならないのでしょうか．この講義では，維持期の作業療法士が，誰に対して，何を目標とし，何を行っているのかを学びます．

この講義の前に，以下の項目を学習しておきましょう．

□「医療法」「維持期」をインターネットで検索し，情報を整理しておく．
□ 介護保険制度について復習する（Lecture 3 参照）．
□ 人の生活と作業について復習する（Lecture 2 参照）．

講義を終えて確認すること

□ 維持期の作業療法が実施されるサービスの類型が理解できた．
□ 維持期の作業療法の目標立案のポイントが理解できた．
□ クライエントとは何か，理解できた．

講義

1. 維持期と高齢者リハビリテーション

ここがポイント！
維持期は生活期ともよばれる．維持期は疾病の治療を目的とした医学モデルに基づく場合に用いられ，生活期はADL（activities of daily living；日常生活活動）やQOL（quality of life；生活の質）に焦点を当てた生活モデルに基づく場合に用いられる．

パーキンソン（Parkinson）病

維持期について，明確な定義は定まっていないが，急性期や回復期を経たその先にある時期と位置づけられている．維持期という概念は，疾患や障がいからの回復過程が基本となっており，身体機能の回復が緩徐となった時期を指す（**図1**）[1]．近年は超高齢者や後述する虚弱高齢者（フレイル高齢者）のように，病院で急性期や回復期の作業療法を受けず維持期の作業療法を受ける事例も増加している．超高齢者や虚弱高齢者は，身体機能が緩徐に低下する点が特徴であり，パーキンソン病や関節リウマチなど進行性疾患のある人と同様の特徴といえる．このように，維持期のリハビリテーションでは，身体機能が低下しないよう維持することが目標に掲げられる．

高齢者に対するリハビリテーションの考え方は進化しており，2016年版「厚生労働白書」には，高齢者リハビリテーションに対する新しいモデル（イメージ）が示され

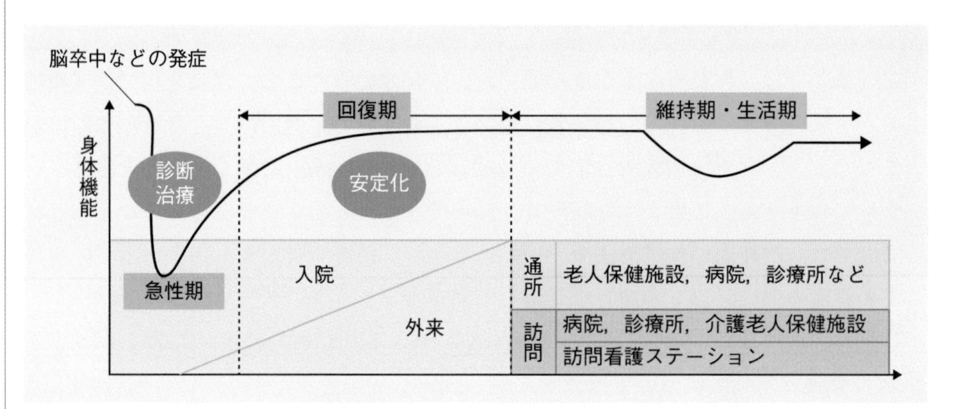

図1 リハビリテーションの役割分担
（日本リハビリテーション病院・施設協会編：高齢者リハビリテーション医療のグランドデザイン．青海社；2008[1]をもとに作成）

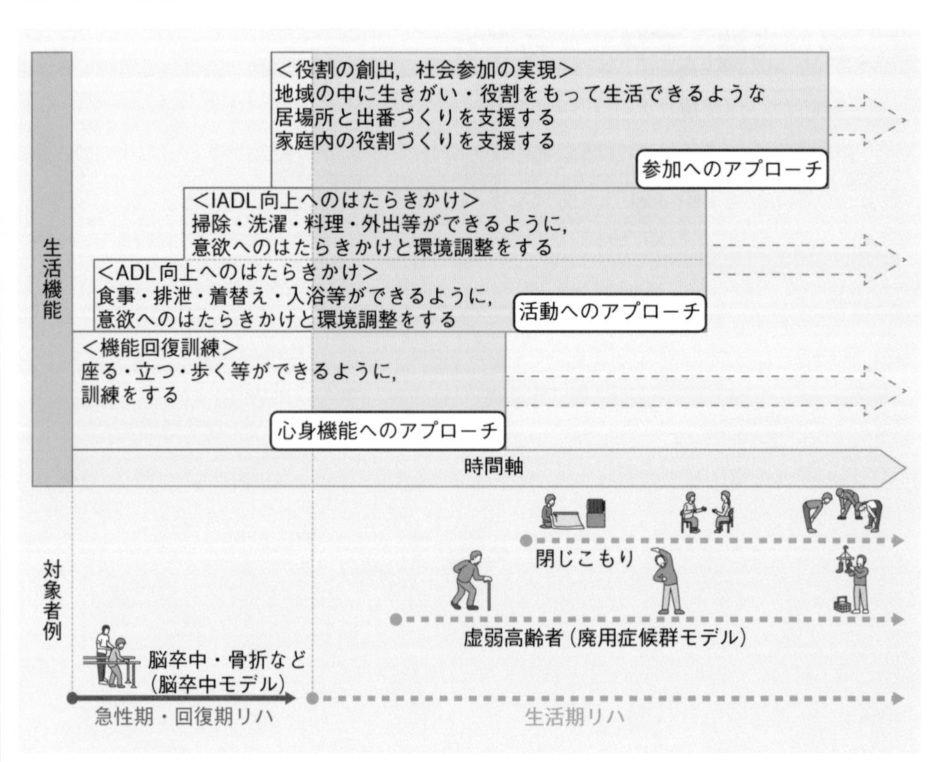

図2 高齢者リハビリテーションのイメージ
（厚生労働省：平成28年版厚生労働白書—人口高齢化を乗り越える社会モデルを考える[2]をもとに作成）

LECTURE 10

た（**図2**）[2]．この新たなモデルは高齢者の生活機能に焦点を当てており，時間の経過とともに必要な支援を国際生活機能分類（ICF）で説明している．病期にかかわらず，ICFの構成要素である「心身機能・身体構造」や「活動」と「参加」に焦点を当てた支援が必要なことが強調されている．生活機能を中心としたリハビリテーションは個別性が高く，病期によって判断できる作業療法の介入内容はわずかである．したがって，維持期の作業療法では，クライエントに対して，誰（看護師，理学療法士，医師など）が，どこ（病院，施設，自宅）で，何を支援しているのかを正確に把握し，そのうえで作業療法士に求められていることは何かを判断し，クライエントに必要な支援を提供する．作業療法士は，支援内容を決定するうえで，**図2**[2]のようなモデルを多職種で共有し，活用する必要がある．

国際生活機能分類（International Classification of Functioning, Disability and Health：ICF）
▶ Lecture 4・図2参照．

MEMO
クライエント（client）
作業療法（サービス）を求める人を指す．対象者は，サービスが必要な人を指し，必ずしも作業療法を行っているとは限らない．

MEMO
クライエントに必要な支援とは，「心身機能・身体構造」「活動」「参加」のいずれか，もしくはすべてである．

気をつけよう！
病院に入院する人は患者とよぶが，介護老人保健施設など「介護保険法」の施設で生活する人は，患者とはよばず，入所者や施設利用者とよぶ．

2. 維持期における作業療法の進め方，考え方

維持期の作業療法の基本的な流れ

維持期における作業療法の基本的な流れを**図3**に示す．維持期の作業療法は，施設型，訪問型，介護予防型の3つに大きく分類することができる．施設型と訪問型の作業療法は，医師から作業療法の指示箋が出された患者や入所者（以下，対象者）を対象に，その指示に基づき作業療法士は評価と支援を実施する．作業療法では目標を設定し，この目標設定は多職種（作業療法士も含む）と家族により計画・立案されたリハビリテーション実施計画に基づいて行う．基本的にはこれらの目標が達成されたときに作業療法は終了となり，新たに活動や参加ができなくなる（買い物に行けない，トイレに行けない）など，対象者に変化があった場合，目標を再設定し，作業療法を継続する．維持期のリハビリテーションは対象者の心身機能が低下することが多く，作業療法やその他の支援を終了することについての判断に迷うことがある．作業療法士は，今後も作業療法が必要なのか検討するスキルが求められる．

(1) 作業療法の目的を明らかにする

維持期の作業療法では，目的を明らかにすることが難しい場合が多い．維持期のクライエントは中等度から重度の身体機能の低下をきたしている．作業療法士はそのような状況でも，日常生活の改善に向けて取り組む必要がある．症例を**表1**に呈示する．

Aさんは，認知症と大腿骨頸部骨折と診断され，認知機能の低下，筋力の低下，関節可動域の制限などの心身機能の低下が予測される．作業療法では，これら心身機能の低下に対する支援の必要性を判断しなければならない．具体的には，Aさんはすでに急性期から回復期にかけて心身機能に対する支援を十分受けた結果，現在の機能

表1 症例Aさんの概要

患者	Aさん，84歳，男性
診断名	認知症（アルツハイマー型） 左大腿骨頸部骨折
現病歴	娘と娘の夫と3人暮らし．80歳頃まで毎朝近所を散歩することが日課で，週に1度は娘ととんかつを食べに行っていた．1年前から物忘れが多くなり，テレビのリモコンが使えず，部屋の空調が調節できないなど，認知症の症状がみられたが，娘と一緒に自宅前の掃除，長唄鑑賞，家族との食事を日課としていた X月，一人で外出しようとした際に転倒し，救急搬送された．急性期から回復期にかけて理学療法と作業療法が行われたが，車椅子生活のままであり，認知症の症状も進んだため，さらなるリハビリテーションが必要と判断され，療養型病床のある病院に転院となった

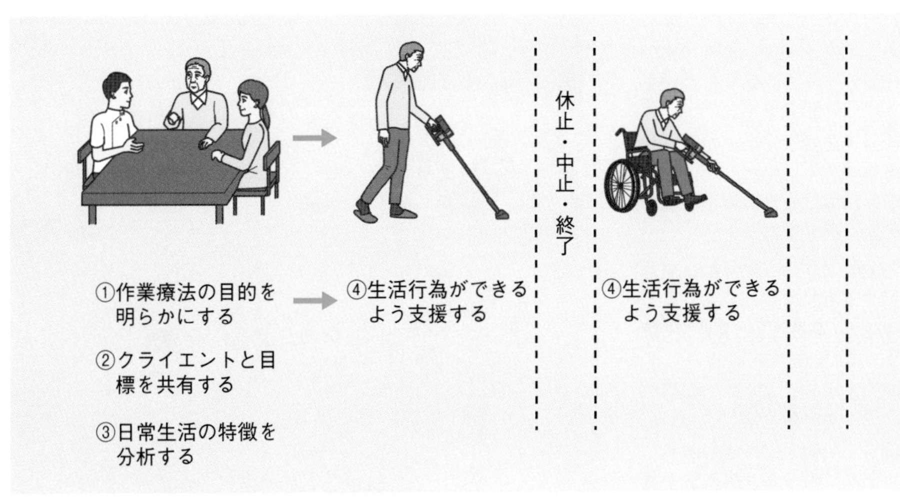

図3 維持期の作業療法の基本的な流れ

LECTURE 10

であること，心身機能の変化が緩徐になった時期にあることを考慮し，支援の必要性を判断する．

一方，A さんは自宅前の掃除を日課としており，支援が必要なことが考えられる．ここでの注意点は，認知機能に対する支援と自宅前の掃除の支援は分けて進めることである．「心身機能・身体構造」が改善することで「活動」と「参加」が改善するとは限らない．特に，維持期の心身機能の変化は緩徐なため，達成までの期間も先延ばしとなる（達成できないかもしれない）．もし，自宅前の掃除ができることが目的であれば，「できること」にこだわった支援を行う必要がある．

(2) クライエントと目標を共有する

作業療法を進めるうえでは，クライエントとの目標共有が必要である．目標の共有にあたって，いくつか注意点がある．最初に，作業療法はクライエント中心に進めることである．クライエントと目標を話し合う際は，「クライエント自身の専門家」として意見交換に参加してもらうことが大切である．作業療法で目標を設定する際は，ADOC（エードック），カナダ作業遂行測定（COPM），作業に関する自己評価（OSA）などを使用するとよい（**表2**）．これらの評価は目標設定を容易にするだけでなく，クライエントの変化や作業療法の効果を知ることができるため，維持期にかかわらず使用できる．

クライエントと目標を共有するとき，大切なのは誰がクライエントであるかを明確にする（**図4**）．作業療法では，クライエントの基本単位を生活行為と考えるとわかりやすい．**表1**の A さんの概要をみると，自宅前の掃除は本人だけでなく娘も関与しているため，クライエントは A さんとその家族（娘）になる．一方，長唄鑑賞に関しては家族の関与がないため，クライエントは A さんだけとなる．同様に，病院や施設に入院中の対象者についてもクライエントが誰か見極めなければならない．対象者は病院や施設で生活行為（トイレ，食事）の援助を介護福祉士や支援員から受けていることがある．これらの生活行為を支援するとき，クライエントは対象者と病院・施設スタッフとなる．このように，作業療法は「対象者＝クライエント」とならない

ここがポイント！
A さんの場合，目的の内容によっては，達成できないかもしれない，ということを判断する必要がある．

MEMO
目的と目標
目的は，実現しようとする事柄を指しており，目標はそれを達成するための手段とされている．

ADOC
（Aid for Decision-making in Occupation Choice）

カナダ作業遂行測定（Canadian Occupational Performance Measure：COPM）
▶ Lecture 3 参照．

作業に関する自己評価
（Occupational Self Assessment：OSA）

MEMO
半構成的面接
話題やテーマ（日常生活や満足度など）はあるが，具体的な進め方は実施者に任されている面接方法．

LECTURE 10

表２　作業療法の目標設定に利用する評価

評価表	開発国	特徴
ADOC	日本	● クライエントと作業療法士が，生活行為に対する考えをタブレット上で意見交換できるアプリ ● 操作が簡単で，核心となる生活行為の問題も直感的に知ることができる ● 多職種が理解しやすい ● 維持期の作業療法での利用実績も豊富
カナダ作業遂行測定（COPM）	カナダ	● 面接をとおしてクライエントの作業の問題を明確にし，支援が必要な課題を特定する ● 半構成的面接で評価を進めるため，作業の問題を追求する自由度が高い ● カナダモデルに沿った作業療法を進めるのであれば，最も相性がよい
作業に関する自己評価（OSA）	アメリカ	● 21 項目の自分に関する質問と 8 項目の環境に関する質問に対して，うまく行えているのか（有能性）と重要さ（価値）を尋ね，追加の質問をする ● 質問項目が決まっているため，面接を進めやすい．やや難解な質問になるため，かみ砕いて説明することもある ● 人間作業モデルに沿った作業療法を進めるのであれば，最も相性がよい

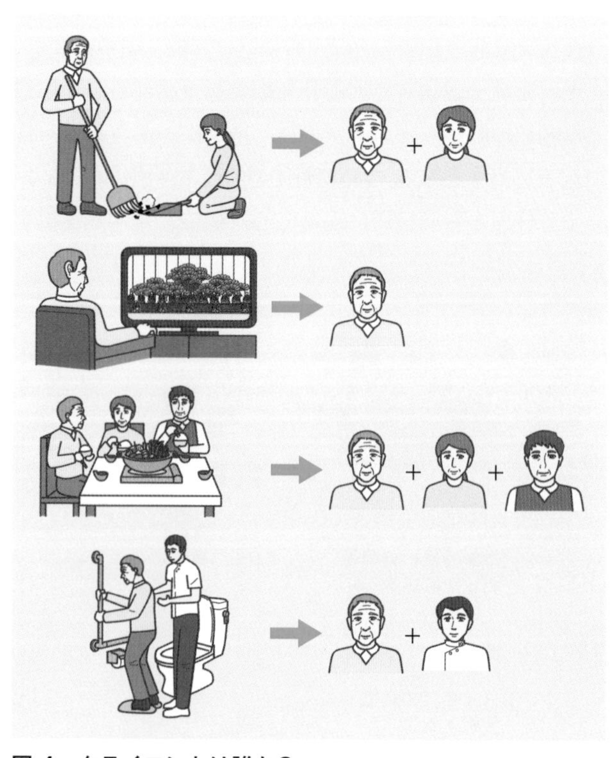

図４　クライエントは誰か？

表3 SMARTではない目標と改善案

SMARTではない目標	何がSMARTではないのか	改善案
ADLの改善を図る	●生活行為が具体的ではない［S］ ●変化を測定できない［M］ ●達成できたのかわからない［A］ ●期限を書いていない［T］	自室で行っている朝の着替えを，一人で安全に行うことができる（1か月）
整容の自立 （1か月）	●整容の内容が具体的ではない［S］ ●自立という言葉にコンセンサスがない［M，A］ ●変化を測定できない［M］	洗顔，ひげ剃り，歯磨きが数回の援助を受けて，安全に行えるようになる（1か月）
電車を利用できる （2か月）	●どこからどこまで利用するのかが具体的ではない［S，A］ ●変化を測定できない［M］	○○駅から△△駅まで，人の少ない時間帯に一人で行き来できるようになる（2か月）

ことに注意する．

誰にでも明確な目標を設定するための5つの要件としてSMARTがある．SMARTとは，Specific（具体的），Measurable（測定可能），Achievable（達成可能），Related（関連した），Time-bound（期限のある）の頭文字をとったもので，作業療法の目標は，これらすべての要件を満たしていなければならない．作業療法の目標として不適切な例と改善案を**表3**に示す．なお，作業療法の目標がSMARTであるのかについては，クライエントに判断してもらう．

(3) 日常生活の特徴を分析する

作業療法士の特徴的なスキルは，作業を分析できる点である．作業療法には日常生活を分析する方法が複数あり，作業療法の支援目的に合わせて選択・実施する．人の日常生活はさまざまな生活行為で構成されており，その生活行為は工程と行為に分けることができる．症例を**表4**に提示する．

Bさんの1日を階層化したものが**図5**である．Bさんは民生委員として地域に貢献している他，毎日家事を行っている．民生委員として行動する際には，スーツに着替え，電車に乗って移動する他，郵便局に出かけたり，会議に出席したりしている．また，家では，犬の散歩，食事の準備（野菜炒めを作る），洗濯物をたたむ，風呂を洗う，食器洗いを行っている．Bさんは，これらの活動のなかで，物を固定し操作することや，決めたことを行うこと，身体を相手に向けるなどをしている．このように，日常生活は細かく分類することができ，目標のレベルも異なっている．作業療法で何を支援しようとしているのか，明らかにしなければならない．

また，掃除機をかけるという生活行為は，行為と工程に分類することができる（**表5**）．工程や行為に注目すると，クライエントの変化に気がつくことができる．電化製品を使用する際の困難さについて，アルツハイマー型認知症と軽度認知障害（MCI）により違いがあったという報告[3]がある．維持期の作業療法では，「活動」と「参加」，特に工程と行為に注目して評価することで，クライエントの変化を知ることができる．

(4) 生活行為ができるよう支援する

症例Aさんの場合，生活行為（ほうきとちり取りの準備，ゴミをはく，ちりとりに集める，ゴミを捨てるなど）をすべて一人で自立して行うことは，実際には難しい．そこで，維持期の作業療法では，生活行為を分析・分解し，クライエントができそうで，かつ，行ってもよいという工程ができるよう支援する．生活行為ができるよう支援する方法は，以下の①～③の3つに分けられる．維持期の作業療法では，主に①を採用し実践する．

①道具や材料を変更して練習する

生活行為を安全に効率よく行うために，使用する道具や材料を変更する．包丁を新

ここがポイント！

「参加」の目標に注目したい．「家事を担う」のように，SMARTな目標となりにくいことが多い．「参加」の目標であっても，SMARTを心がけることが大切である．

表4 症例Bさんの概要

患者	Bさん，78歳，男性
診断名	前立腺癌 腰椎圧迫骨折
現病歴	妻と2人暮らし．65歳まで会社に勤務し定年退職した．退職後は地域の民生委員として会議に出席したり，地域の見守りを行っていた．Bさんには3人の子どもがいるが，長男と長女は別の地方で生活しており，帰省は年に2回ほどである．次男は生まれつき障がいがあり，施設に入所し生活をしている．妻は常勤で仕事をしており，日中はほとんど不在である．動物が好きで，犬を2匹飼っている 数年前より会議時に頻尿を訴えるようになった他，家族はBさんの外出頻度の減少を感じていた．1年前に前立腺癌と診断され服薬加療を開始した．4か月前には，通院時のバスに乗車中，うまく立ち上がることができずに転倒し，腰椎圧迫骨折をした．現在は痛みが軽減しつつあるが，日常生活を一人で実施できておらず，援助が必要となっている

MEMO

軽度認知障害（mild cognitive impairment：MCI）

厚生労働省によると，MCI は認知症でも健常な状態でもない，中間のような状態とされている．日常生活には支障が出ていないものの，記憶力に軽度の低下が多く認められる状態などを指す．

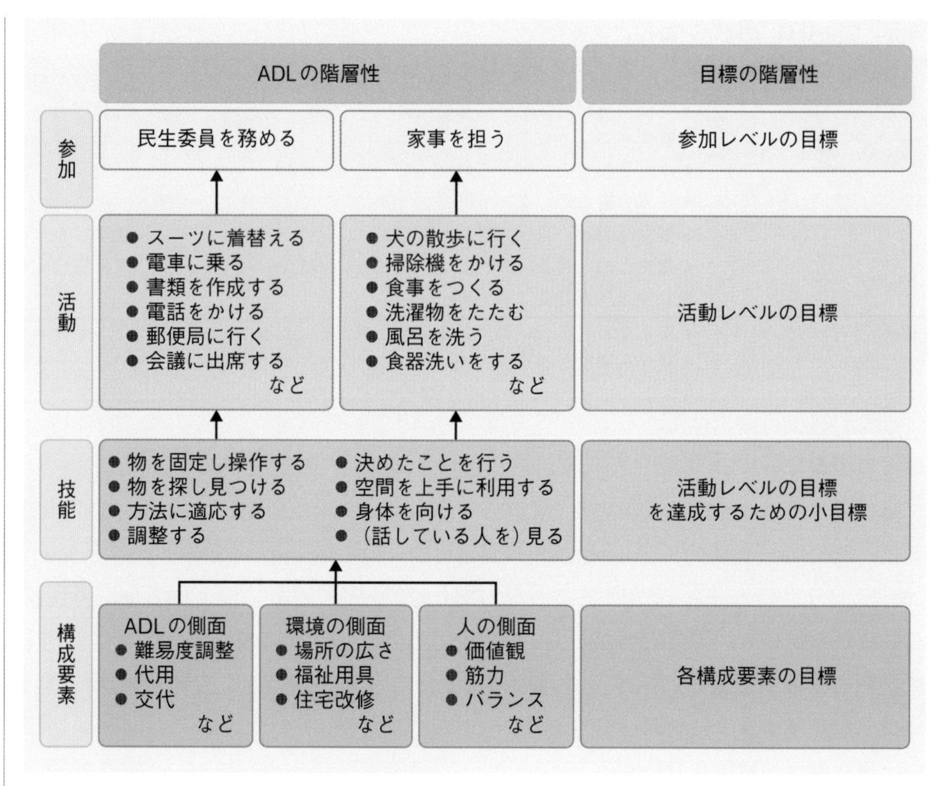

図 5　症例 B さんの ADL と目標の階層性

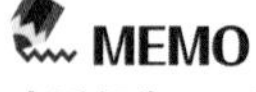

生活行為の工程と行為

行為とは，持ち上げる，握る，決めたことを行うなど，動作を分析する際の最小単位であり，行為がある程度集まることにより，工程ができている．その工程がいくつか集まり生活行為（掃除機をかける）が構成される．それぞれの生活行為は，特有の工程と行為で構成されており，順番や使用する道具，材料に違いはあるが，個人差はあまりない．

表 5　生活行為の工程と行為

生活行為	工程	行為
掃除機をかける	①掃除機を持ってくる ②コードをコンセントに差す ③掃除機をかける ④掃除機のごみを捨てる ⑤コードをコンセントから抜く ⑥掃除機を片づける	屈む コードを出す 立ち上がる コードをコンセントまで運ぶ コンセントを差す スイッチを入れる 掃除機をかける 屈む　など

しくする，フライパンを小さくする，カット済みの野菜を使う，湯飲みを取手付きマグカップに変更するなど，生活行為に合わせて変更する．この方法は最も取り入れやすく，改善も期待できる（**図 6**）．一方，クライエントにとっては道具や材料を変更する必要があり，また金銭的負担がかかるため，合意が得られない場合がある．

②新しい方法を学び，練習する

これまでとは違う新しい方法を学習し，実践してもらう（**図 7**）．野菜を一度にまとめて運んでいた方法を一度につき 1 つの野菜を運ぶ方法に変更することや，冷蔵庫から食材を簡単に見つけられるよう保管場所を決めておくなどがあげられる．また，食器を洗う頻度を増やすことで，一度に洗う食器の枚数を減らす．この方法は，金銭的な負担は少ないが，新しい方法を学習する必要があり，生活行為を行う一定の能力があるクライエントに限られる．

③生活行為を繰り返し練習する（心身機能の回復を図る）

苦手にしている工程や行為がある場合は，それらの工程や行為を繰り返し練習し，心身機能の回復を図り，生活行為が安全に効率よく行えるよう支援する．野菜をある場所から別の場所に運ぶ際にふらつく場合，その工程（野菜を運ぶ）だけを繰り返し練習することにより，物を運ぶための心身機能の回復を図る．この方法は，心身機能

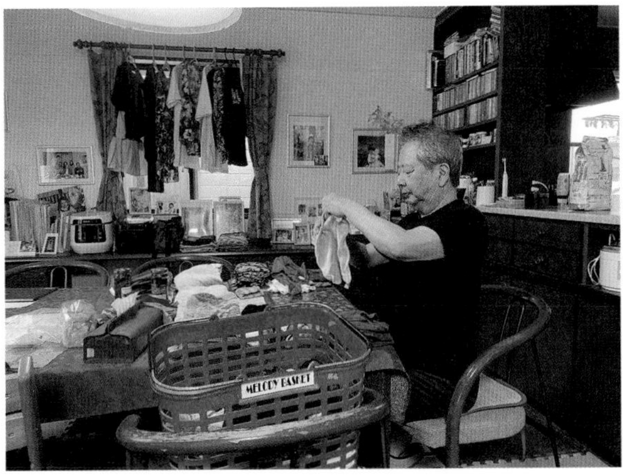

図6　生活行為の支援の例①─道具や材料を変更した練習
腰痛のあるBさんに，カゴを変え，食卓で洗濯物をたたむよう助言し，練習した．

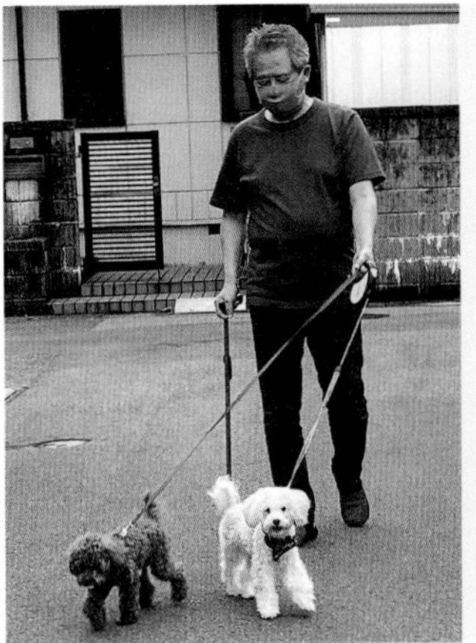

- 犬は1匹ずつ散歩する
- 糞は済ませてから散歩に行く
- 犬にマナーベルト（オス犬用おむつ）をつけ，自宅で処分する

図7　生活行為の支援の例②─新しい方法での練習
屈むことが難しいBさんに，上記のことを助言した．

の回復を期待しているため，維持期のような心身機能の変化が緩徐になったクライエントには取り入れにくい．

3．入所施設，通所施設の作業療法

入所施設，通所施設の作業療法には，いくつか種類がある．訪問型や介護予防の作業療法にも共通するが，これらの種類や分類については診療報酬や介護報酬などの変化に対応しなければならない．以下に代表的な種類を紹介する．

1）入所施設，通所施設の種類

（1）療養病床

医療療養病床と介護療養病床がある．「医療法」を根拠としており，病院と診療所の病床のうち，主として長期療養を必要とする患者を入院させるものと定められている．病院で実施される維持期の作業療法は，この療養病床で行われている．

（2）介護医療院

2018年4月から追加された，長期療養が必要な要介護者のための施設である．療養病床との違いはさまざまであるが，医療の必要な要介護高齢者の長期療養と生活施設としての機能が期待されている．介護療養病床は，随時，介護医療院に転換される予定である．

（3）介護老人保健施設（老健）

要介護者などがリハビリテーションなどを行い，在宅復帰をめざす施設である．

（4）特別養護老人ホーム（特養）

要介護者が生活するための施設で，在宅での生活を再び始める支援よりも，その施設での QOL（生活の質）を高める支援が中心となる．

（5）短期入所介護（ショートステイ）

要介護者が自宅で介護を受けられない場合，短期間入所して介護を受ける施設で，作業療法が実施されることがある．

（6）通所リハビリテーション（デイケア）

要介護者などを対象に，リハビリテーションを行っている．病院や施設に併設されていることが多い．

（7）通所介護（デイサービス）

施設に通い，その施設で食事，入浴，トイレなどの介護を受ける施設である．

調べてみよう
今回紹介した方法は，フィッシャー（Fisher AG）ら[4]による作業療法介入プロセスモデル（Occupational Therapy Intervention Process Model：OTIPM）を参考にした．OTIPMには，集団を対象に生活行為の維持や改善を促す教育的なかかわりによる方法もある．この方法は，介護予防における作業療法で利用することがある．

気をつけよう！
病床名やサービスの呼称は常に最新のものを確認する．

調べてみよう
介護療養病床は設置期限があり，期限つきの病床となっているが，法令によって延長されている．

介護老人保健施設（老健）と特別養護老人ホーム（特養）の施設基準の違い
▶ Lecture 11・表2参照．

調べてみよう
個別支援は支援を行う病院や施設によって名称が異なる．また，介護老人保健施設の認知症短期集中リハビリテーションのように，疾患や障がいに合わせた支援の枠組みが設けられていることもある．

通所リハビリテーション（デイケア）と通所介護（デイサービス）の施設基準の違い
▶ Lecture 11・表3参照．

(8) 小規模多機能型居宅介護（小多機）

通所介護，訪問介護，短期入所介護を併せもつ，地域密着型サービスである．

(9) 介護付き有料老人ホーム

介護やリハビリテーションが受けられる入居施設で，バリエーションが豊富である．

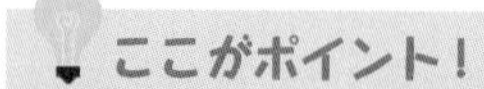

ここがポイント！
作業療法士とは，「作業療法士の名称を用いて，医師の指示の下に，作業療法を行なうことを業とする者」と「理学療法士及び作業療法士法」で規定されている．維持期では，作業療法士の名称使用に慎重でなければならないことを理解しておく．

2) 介入の目的と内容

(1) 個別支援

クライエント個人に対して作業療法を実施する．個別の作業療法では，クライエントがしたい，あるいは必要な活動にかかわることができるよう，支援する．時間や頻度は，急性期や回復期と比較すると少ない．維持期の対象者の心身機能は変化が乏しいため，作業療法の目的や目標を明確にすることが難しいと感じるかもしれない．しかし，「対象者＝クライエント」ではないため，クライエントが誰かを見極め，個別の作業療法を実施する．

ここがポイント！
「心身機能への支援もクライエント中心である必要があるのか？」に対する回答はさまざまかもしれない．クライエントは心身機能の病態に詳しいわけではないので，支援に関する選択肢を絞ったうえで十分に説明し，クライエントにも判断に加わってもらうことが重要である．

(2) 集団を使った支援

維持期では，集団を使った支援が行われることがある．集団に参加することは，対象者にとって貴重な社会交流の機会となる．個別支援時にはみられない表情，動機，行動がみられることもある．また，対象者の家族を巻き込んでいくことで，新しい一面を見つけることができる．

(3) カンファレンス

カンファレンスでは，対象者のリハビリテーション目標を計画・立案（もしくは再評価）し，今後の方針を検討する．カンファレンスには対象者にかかわる専門職（時には，対象者とその家族も）が集まるため，いくつか注意点がある．第一に，誰もが理解できる言葉を使い，専門用語を避ける．第二に，参加するメンバーを考慮し，作業療法士として伝えなければならないこと（生活行為に関する内容など）を判断し，報告する．第三に，サービスの必要性を考慮し，時には作業療法の終了を検討する．対象者にとって本当に必要な作業療法か，立ち止まって検討することが大切である．

(4) 管理，運営

作業療法士には，作業療法部門やリハビリテーション部門を管理・運営することが求められる．管理，運営には指示書の管理，備品などの修繕・更新，感染症対策，後輩育成や学生指導など，さまざまある．クライエントのための時間を確保するうえでも，スマートな管理，運営が必要である．

4．訪問作業療法

訪問作業療法とは，対象者の自宅で作業療法を提供するサービスである（**図8**）．訪問リハビリテーションでは，要介護などの対象者に対して心身機能の維持・回復が図られるが，作業療法では生活行為を支援する．生活行為だけに焦点を当てた支援であれば，短期間で目標を達成することができる．しかし，理学療法士が関与していない場合は，心身機能の維持・回復を図る必要があるため，終了まで時間を要する．訪問作業療法としては，理学療法士の関与がない場合を除き，できるだけ速やかに支援を終了し，新たな生活行為の問題が生じた際に再度支援を再開するような展開が望ましい．

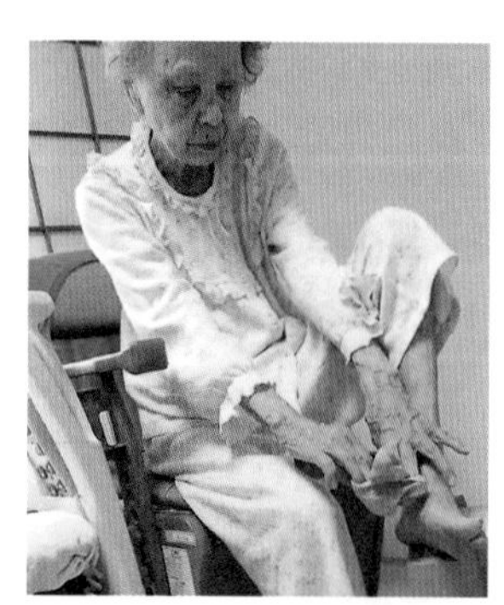

図8　訪問作業療法の様子
この対象者には，一人で靴下が履けるよう援助を行っている．長期的な目標は，スーパーへ買い物に行くことである．しかし，寝巻きを着たまま過ごすなど，達成までには時間がかかりそうである．

介入の目的と内容

(1) 生活行為ができるための直接的な支援

訪問作業療法では，生活行為ができるよう支援することが大切である．対象者は最も馴染みのある環境である自宅で生活している．訪問作業療法では，新しい方法の習得や，道具や材料を変えての練習，課題の難易度の調整などにより，生活行為が安全に効果的に行えることをめざす．維持期の対象者は心身機能が低いため，以前の方法で生活行為を一人で行うことを目標にすることは難しい場合が多い．しかし，生活行為を基盤にクライエントが誰かを特定することにより，生活行為ができるようになるための支援を行うことができる．

(2) 習慣の再構築をめざす助言，指導

訪問作業療法の対象者は，閉じこもりである場合や，外出はしていても特に何もすることなく過ごしている場合がある．このような対象者に対しては，日常生活の再構築をめざした取り組みを行う．訪問作業療法は週に1回程度であり，習慣化への支援には限界があるため，家族や支援者を巻き込み，調整する．

(3) 多職種協働による支援

訪問作業療法では，多職種と協働で支援する機会が多い．住宅改修や福祉用具の導入の際には，福祉用具や住宅改修の事業者，ケアマネジャー（介護支援専門員）と現場で協議する．注意すべき点は，作業療法士がすべてを取り仕切ろうとしないことである．それぞれの専門職の知識や技術を学ぶ姿勢が大切である．

(4) 対象者の体調管理

訪問作業療法を受ける対象者は，医療的ケアが必要な場合が多いため，病院とは異なり，血液検査値やX線などのデータが定期的に更新されず，医師の定期的な所見を確認することもできない．作業療法士は対象者の体調を管理し，少しでも変化があれば看護師，可能であればかかりつけ医に報告しなければならない．在宅支援を行うすべての専門職が体調管理を十分には行えないため，訪問作業療法士にとって対象者の体調管理は重要な業務の一つである．

(5) カンファレンス

カンファレンスは，病院や施設での作業療法と同様である．

5. 介護予防における作業療法

現在，介護予防・日常生活支援総合事業（以下，総合事業）のもとにさまざまな取り組みが行われている．総合事業は，国民の要介護化までの期間を延伸することを目的に，地域の自治体の実情に合わせた事業が展開されている．作業療法士は総合事業にさまざまな形でかかわっているが，代表的な事業を以下に紹介する．

1) 訪問型サービスC（短期集中予防サービス）

保健師などの専門職が，自宅などにて生活機能の改善のために助言や指導を短期間実施するサービスである（**図9**）．訪問型サービスCの対象者は，フレイルであっても心身機能やADLの能力が高いため，道具や材料を変えることや新しい方法を覚えることで，生活行為ができるようになる可能性が非常に高い．訪問型サービスCはごく短期間であるため，生活行為ができるようになることだけに焦点を当てたほうがよい．

2) 通所型サービスC（短期集中予防サービス）

保健師などの専門職が，施設で生活機能の改善のための助言や指導を短期間実施するサービスである．訪問型サービスCとは異なり，施設でサービスを提供するため，生活行為ができるよう直接支援することはできない．生活行為のリテラシーを高めること，フレイルの予防や進行を遅らせることに焦点を当てた支援が行われる（**図10**）．

3) 通所型サービスB（通いの場）の企画，運営

通いの場は，住民主体で開催されており，目的は通所型サービスCとほぼ同じである．通いの場には専門職が常駐していないことが多いが，継続して利用することに

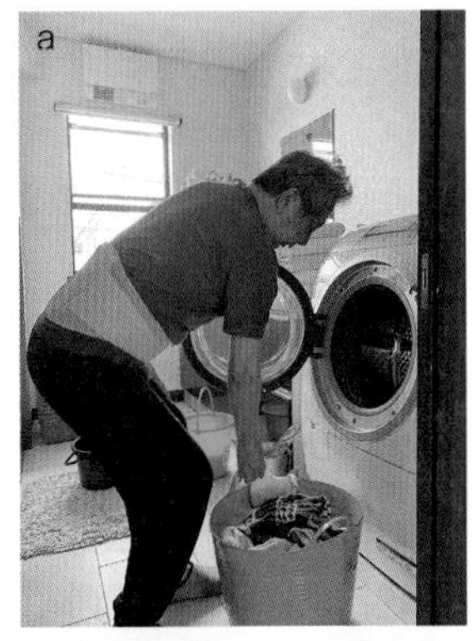

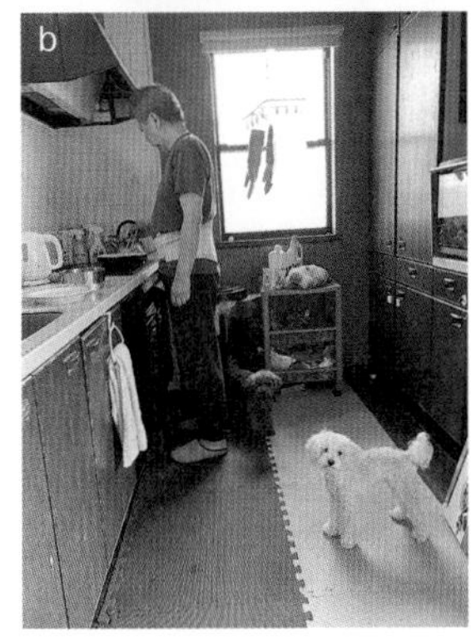

図9 訪問型サービスの様子

a：洗濯物を運んでいる様子．以前は，取っ手が可動式のカゴを利用していたが，握る場所が動きにくいカゴに変更し，練習している．

b：調理をしている様子．犬が足元にまとわりついており，特に茶色の犬の視認性が悪いことがうかがえる．この後，食事を作る際は，犬をケージに戻すことを提案した．

介護予防・日常生活支援総合事業
▶ Lecture 12・表4参照．

介護予防・フレイル対策
▶ Lecture 4参照．

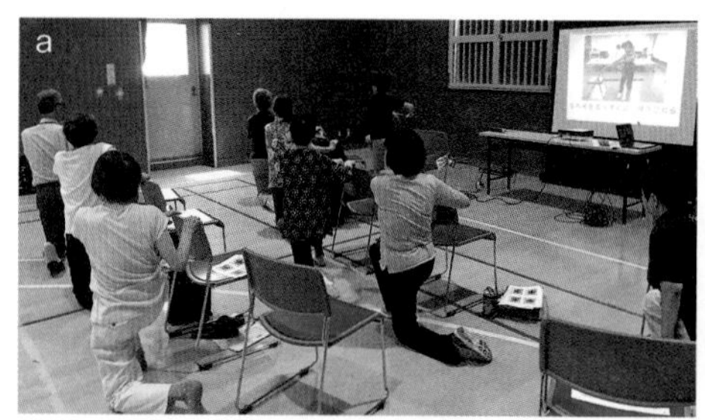

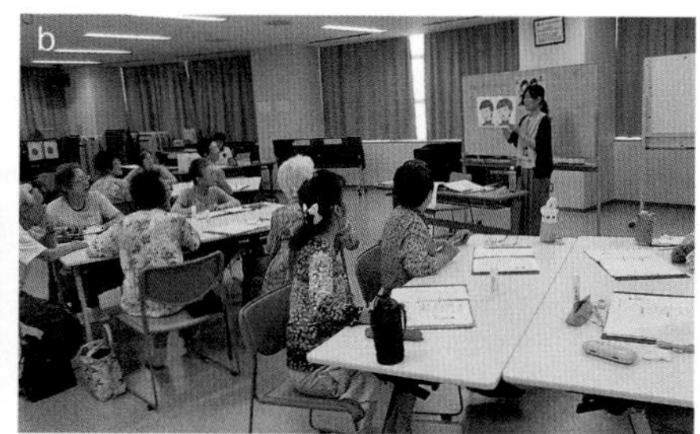

図 10　作業療法士による通所型サービス C の様子
a：身体的フレイルの予防を目的とした体操プログラム.
b：社会的フレイルの予防と生活改善を目的とした化粧プログラム.

よる介護予防効果は高いとされている．作業療法士は，通いの場の企画や運営を補助することが期待されている．

4）地域ケア会議への参加

専門職が集合し事例検討を行う会議のことで，個別カンファレンスとの違いは，事例検討をとおして地域が抱える課題を同時に検討する点にある．専門職間でも作業療法士について十分理解が得られているとはいえないため，作業療法士は生活行為の専門家であり，生活行為に焦点を当てた発言をすることにより，存在感を示すことができる．

ここがポイント！
地域では，作業療法士が単体でプログラムを実施することは少なく，他の専門職と一緒に企画運営することが多い．他職種のなかには作業療法士と一緒に仕事をしたことがない場合もあり，作業療法士ができることを十分理解していないこともある．地域に出た際は，最初に作業療法士は何ができるのか，簡単に説明できることが大切である．

維持期は，対象者の心身機能の変化が緩徐で，生活行為の変化も緩徐となるため，対象者だけの作業療法を考えていたら，作業療法士としてできることは少ない．これはクライエントが誰なのかを検討していないためである．作業療法士は，生活行為に関与する人が誰かを特定し，対象者と関与する人を支援することが不可欠である．維持期の作業療法士は，生活行為を支援できる専門家をめざすことが大切である．

■引用文献

1）日本リハビリテーション病院・施設協会編：高齢者リハビリテーション医療のグランドデザイン．青海社；2008.
2）厚生労働省：平成 28 年版厚生労働白書―人口高齢化を乗り越える社会モデルを考える．https://www.mhlw.go.jp/wp/hakusyo/kousei/16/backdata/01-04-03-25.html
3）Ikeda Y, Maruta M, et al.：Difficulties in the use of everyday technology among older adults with subjective memory complaint and cognitive decline. Gerontology 2022；68（6）：655-63.
4）Fisher AG：Occupation-centred, occupation-based, occupation-focused：same, same or different? Scand J Occup Ther 2013；20（3）：162-73.

■参考文献

1）山田 実：イチからわかる！フレイル・介護予防 Q & A．医歯薬出版；2021．p.90-1.
2）石橋 裕，小林法一ほか：訪問型・短期集中予防サービス（サービス C）が有効であった事例．作業療法 2018；37（6）：690-6.

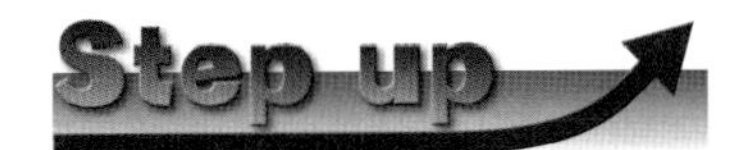

在宅で活躍する作業療法士

1．仕事の内容

1）概要

筆者は2022年から岩手県内にある訪問看護ステーションに，職場で唯一のリハビリテーション専門職として勤務し，看護師と協力して対象者宅を訪問しています．以前の勤務先は老人保健施設併設の訪問リハビリテーション事業所だったので，老年期障害を対象としていました．現在の職場では若年者もいますが，ほぼ高齢者を対象としています．また，地元の職能団体である釜石リハビリテーション療法士会の事務局兼連携担当として，市役所の地域医療連携室や他団体とコミュニケーションをとり，地域の医療と介護の連携体制を構築する支援をしています．

2）具体的な業務

勤務する訪問看護ステーション全体ではさまざまな疾患を対象にしているのですが，筆者は3学会合同呼吸療法認定士と心臓リハビリテーション指導士の資格を根拠に，内部障害（呼吸器疾患と心疾患など）を主に担当しています．そのなかでも特に力を入れている呼吸器疾患での吸入支援（吸入療法支援）について紹介します．

吸入薬を用いた治療法を吸入療法というのですが，吸人療法を成功させ対象者のQOL（生活の質）を高めるための多職種によるさまざまな取り組みを総称して，吸入支援とよんでいます．吸入薬は，気道の炎症を軽減させたり気管支を拡張させたりすることで，呼吸を楽にするための薬です．ところが，高齢者にとっては使い方が難しいものが多く，また使い方が間違っていても誰にも気づいてもらえないということが少なくありません．そのなかで，道具操作の評価指導の専門家である作業療法士の役割は非常に大きいのではないかと考えています．

吸入支援における作業療法士の役割は，大きく分けると以下の3点です．

①**環境調整**：生活現場において気道刺激になる要因を見つけ改善する．

②**コンディショニング**：対象者の呼吸効率を向上させるために身体のコンディションを整える．

③**吸入練習**：吸入方法を練習し，対象者の身体機能に合った吸入薬への変更を提案する．

作業療法士が処方薬である吸入薬にかかわるためには，薬剤師の指導下で行うことと吸入薬の知識を常にアップデートすることが必要です．

3）訪問リハビリテーションにおける吸入支援をめぐる地域の課題

2014～2015年の2年間で筆者が担当していた訪問リハビリテーションの対象者のうち，吸入薬を処方されていた14人中13人が吸入方法を直接指導された経験がなく，その13人中6人に吸入方法の間違いがありました．しかし，当時は解決に向けて薬局と訪問リハビリテーションとで連携を図るという慣例がなく，訪問リハビリテーション単独での取り組みとなっていました．薬局と連携するためには，地元の薬剤師のコンセンサスを得ておく必要があり，2016年に釜石薬剤師会と筆者の所属する釜石リハビリテーション療法士会とで，合同研修会を開催しました（図1）．筆者はそこで上記の課題を報告したのですが，必ずしも知識を得ることが優先ではなく，組織間で協力し合っていこうというコンセンサスを得ることを研修会開催のいちばんの目的としました．

4）吸入支援技術の向上を図る

地域の課題を抽出し，連携の土台づくりができれば，後は自分自身の知識と技術の向上です．合同研修会がきっかけとなり，NPO法人 吸入療法のステップアップをめざす会に，2018年から参加することになりました．同会は，全国で医師，薬剤師，看護師，リハビリテーション専門職などを対象に吸入療法について学ぶ講習会の運営をしている団体です．筆者は初めは講習会を受講する側だったのですが，翌年からは運営する側に加わることになり，定期的にファシリテーターとして講習会にかかわりながら，同時に吸入支援に関する最新の知見を得ることができる貴重な機会をいただいています．

5）事例紹介

70代，女性．要支援2，多発肺がん術後の低肺機能．

- **処方された吸入薬**：ビレーズトリ® エアロスフィア® 56吸入．

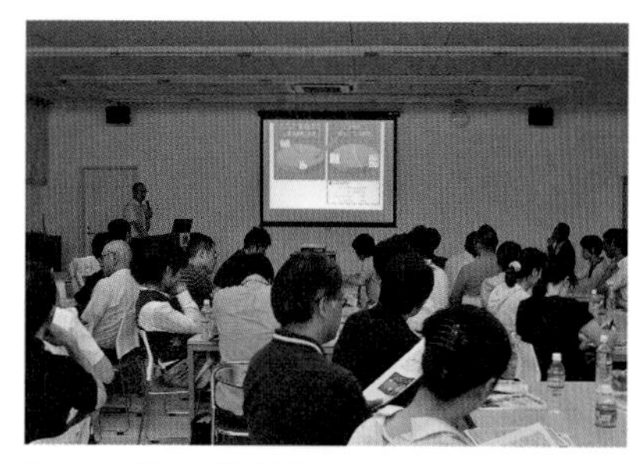

図1　釜石薬剤師会・釜石リハビリテーション療法士会合同研修会
左奥でマイクを握っているのが筆者.

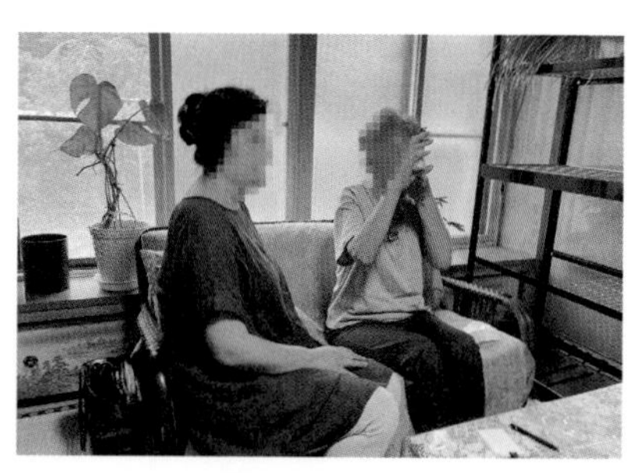

図2　吸入練習の場面
家族（写真左側）も吸入方法を理解することが重要です.

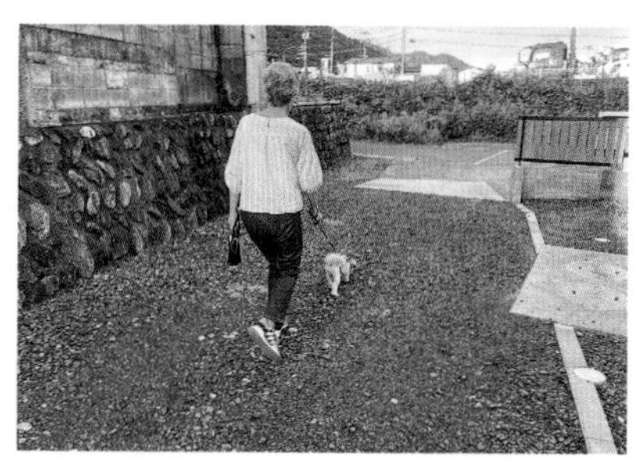

図3　散歩の場面
吸入支援開始から1か月半後には犬の散歩を再開することができました.

- **本人の希望**：家庭内の役割や趣味を再開したい（犬の散歩，庭仕事，家族と演奏会を聴きに行くなど）.
- **初回評価**：喘鳴があり痰がからむことから吸入評価をしたところ，吸気の同調困難（吸入薬の噴霧に対して吸い込むタイミングが合わない）であること，易疲労性のため自宅内の移動に支障をきたしていることから，かかりつけ薬局の薬剤師，訪問看護師と情報共有のうえで吸入支援を開始しました（図2）.
- **吸入支援の内容**：環境調整，コンディショニング，練習用器具を使った吸入練習.
- **結果**：息切れと易疲労性が軽減し，支援開始から1～2か月後には徐々に犬の散歩，庭仕事，演奏会を聴きに行くことが無理なくできるようになりました（図3）.

2．今の職業をめざした理由

筆者は30歳で作業療法士養成校に入学しました．それまで複数の小売業を経験していましたが，そのうちに少しずつ「もっと人の役に立ちたい．人の健康にかかわる仕事をしてみたい」と考えるようになりました．家族や周囲に医療者がいたことで自然とリハビリテーション専門職を志すようになり，そのなかでも何となく高齢者を多く担当するイメージのあった作業療法士を選んだのです．

訪問リハビリテーションを続けている理由としては，作業療法士の業務形態が病院や施設などいろいろあるなかで，訪問リハビリテーションの最も大きな特徴は患者さんが「主」で医療者が「従」であること，在宅が前提となる関係性であることと思います．患者さんがよりリラックスできて，わがままが言えて，さぼりたいときはさぼりたいと言える，嫌いなことを嫌いと言える，これはとても大切なことではないでしょうか．嫌なことは続かないし，良いパフォーマンスが発揮できないからです．

3．学生へのメッセージ

筆者が常に意識していることが2つあります．

一つ目は，「ADLの変化を作業療法士の手柄にしないこと」です．もちろん，ADLを変化させるためにかかわっているのですが，患者さんが作業療法士のおかげでADLが変化したと思わなくてもよいと考えています．変化するための材料をそろえれば，あとは患者さんが自発的に，勝手に，行動を変容させたと感じるということが筆者にとっての理想です．なぜなら，そのほうが患者さん本人が達成感を得ることができて，行動変容の持続性や発展性が見込めるからです．

二つ目は，「作業療法は医療と生活とのインターフェイス（接点，つなぎ役）である」ということです．これは筆者が最も尊敬する地元の医師会の先生に言われた言葉です．作業療法士が「生活の専門家」と主張できたのは昔の話，今やリハビリテーション専門職だけでなく，どの職種であっても患者さんの生活を意識しない医療職はありません．しかし，今でも，病院が提供している医療が生活に十分に活かされていないことがあります．疾患とその治療薬の特徴を理解したうえで患者さんの生活現場に深く入り込み，接点不良の原因を探り解決をめざすこと，あるいは他の医療職の利点が患者さんの生活にうまく活かされていないときにつなぎ役になること，その役割を担う最適任者は作業療法士ではないか，筆者はそう信じています．

（菅原　章・釜石リハビリテーション療法士会）

LECTURE 11

作業療法の実際（3）
福祉施設

到達目標

- リハビリテーションと作業療法における医療と福祉の連携を理解する．
- 福祉領域の作業療法は，治療の側面だけでなく，支援の側面を有することを理解する．
- 作業療法が幅広い年齢層を対象とすることを理解する．
- 多職種連携の重要性を理解する．

この講義を理解するために

福祉領域の作業療法は，治療だけでなく，生活支援を理解していくことが重要です．医学的側面だけではなく，社会，地域のなかで生活する人をリハビリテーションによって支援していくことといえます．生活者である当事者と家族はもちろん，さまざまな職種と連携しながら，当事者が地域社会で生活できるように支援していきます．

福祉は障がい者だけではなく，生活困窮者や児童など，さまざまな人が対象となります．入所施設や通所施設で，作業療法士が行わなくてはならないことを確認しましょう．この講義では，高齢者福祉と児童福祉を取り上げていきます．

この講義の前に，以下の項目を学習しておきましょう．

□ リハビリテーションの定義を復習する（Lecture 1 参照）．

□ 作業の定義を復習する（Lecture 2 参照）．

□ 生活を変化させるのは身体と精神の機能だけではないことを確認する．

□ 多職種連携の重要性を復習する（Lecture 7 参照）．

講義を終えて確認すること

□ 医療と福祉の連携が理解できた．

□ 医学的側面の作業療法だけでなく，環境整備などの作業療法について理解できた．

□ 福祉領域では，小児から高齢者まで幅広い年齢層が対象であることが理解できた．

□ 福祉領域は，当事者，家族，関連職種の連携が重要であることが理解できた．

講義

1. 福祉施設と作業療法

1) 医療と福祉の連携

作業療法は，医療領域だけではなく福祉領域も職域としており，障がいを抱えながら地域社会で生活している人を支援している．医療は医術で病気やけがを治療することであり，福祉は国によって等しく保障される公的扶助やサービスによる安定した生活および社会環境をいう．それぞれの領域にかかわる多職種が連携し，良質な支援を提供することが重要である．地域で療養する障がい児・者や高齢者は，多くの場合，通院し薬を服用しながら，生活を送っている．このような場合，医療制度だけでなく，福祉制度も利用しながら安定した生活をめざすことになる．障がいを抱える人の生活を支援する作業療法士は，医療と福祉のどちらにおいても重要な役割を果たすことができる．

特に高齢者の増加に伴う「介護保険法」を根拠としたサービスが広く求められている．介護保険だけにとどまらず，地域包括ケアシステム，「障害者総合支援法」と地域リハビリテーションが推進され，多様性への対応が求められている社会において，福祉領域の作業療法は，さらに重要性を増している．

この講義では，今後も増大していく高齢期分野（領域）と，少子化のなかでさまざまな対応が検討されている発達障害分野（領域）の作業療法を，福祉領域の側面から学習していく．

2) 福祉施設と作業療法

福祉の目的は，公的扶助やサービスによる生活の安定，充足であるため，障がい者だけにとどまらず，すべての国民が対象となる．社会福祉関連施設は，**表 1**[1] に示すように福祉六法とよばれる「生活保護法」「老人福祉法」「身体障害者福祉法」「児童福祉法」や「障害者総合支援法」などによって設立されている．これらに加え，2000 年に施行された「介護保険法」を根拠として，介護・高齢者福祉の施設が設立されている．**表 1**[1] で確認できるように，さまざまな境遇にある多様な人々を受け入れる社会において，作業療法は，障がい者やマイノリティの人の生活安定と充足に寄与できることを示していくことが重要である．

3) 福祉領域における作業療法士の勤務状況

日本作業療法士協会は，5 年に一度，会員の就労状況や賃金などを調査し，「作業療法白書」として公表している．2015 年の「作業療法白書」[2] では，作業療法士の勤務状況を以下のよう示している．

医療法関連施設に勤務している作業療法士が 65.4%と圧倒的に多く，福祉法関連施設では，身体障害者福祉法関連施設 0.1%，児童福祉法関連施設 1.4%，老人福祉法関連施設 3.5%，介護保険法関連施設 10.0%，障害者総合支援法関連施設 0.7%，精神保健福祉法関連施設 0.1%と，福祉法関連施設は合計しても医療法関連施設の 1/4 程度である 15.8%の作業療法士しか勤務していない[2]．一方，2000 年に施行された「介護保険法」の影響により，介護保険法関連施設が 10%となっている．今後も高齢者が増加していくため，介護保険法関連の勤務者数は伸びることが予想される．

作業療法士は，少子化社会における特別支援学級での支援や障がい者の就労支援においても関与が求められる．福祉領域は，現在は作業療法士の勤務者が少ないが，多岐にわたって貢献できる分野といえる．

4) 福祉施設における作業療法士の課題と役割

2015 年時点での作業療法士の勤務状況は，7 割が医療法関連施設に所属しており，

覚えよう！

地域包括ケアシステム
2025 年を目途に，高齢者の尊厳の保持と自立生活の支援の目的のもとで，可能な限り住み慣れた地域で，自分らしい暮らしを人生の最期まで続けることができるよう，地域の包括的な支援・サービス提供体制（地域包括ケアシステム）の構築を推進することがめざされている．
▶ Lecture 12・図 1 参照．

MEMO

福祉六法
福祉に関する 6 つの法律で，「児童福祉法」(1947 年制定)，「身体障害者福祉法」(1949 年制定)，「生活保護法」(1950 年制定)，「知的障害者福祉法」(1960 年制定)，「老人福祉法」(1963 年制定)，「母子及び寡婦福祉法」(1964 年制定) を指す．

覚えよう！

障害者総合支援法
正式名称は「障害者の日常生活及び社会生活を総合的に支援するための法律」(2013 年施行)．障がいの有無にかかわらず，等しく基本的人権を享有するかけがえのない個人として尊重されることを理念としている．そのなかでは，社会参加の機会の確保や社会的障壁の除去などが掲げられている．

MEMO

作業療法白書
日本作業療法士協会が 5 年に一度，社会情勢のなかで作業療法や作業療法士の環境を確認するために協会員のアンケートをもとに集計したものである．作業療法の実施状況や就業状況などがまとめられている．

関連法領域別の作業療法士の働く場所
▶ Lecture 7・表 2 参照．

表 1 主な福祉施設一覧

生活保護法による保護施設	救護施設 更生施設 医療保護施設
老人福祉法による老人福祉施設	養護老人ホーム（一般，盲） 軽費老人ホーム A 型，B 型 軽費老人ホーム（ケアハウス） 老人福祉センター（特 A 型，A 型，B 型）
障害者総合支援法による障害者支援施設等	障害者支援施設 地域活動支援センター
身体障害者福祉法による身体障害者社会参加支援施設	身体障害者福祉センター（A 型，B 型） 盲導犬訓練施設 点字出版施設
母子及び父子並びに寡婦福祉法による母子・父子福祉施設	母子・父子福祉センター 母子・父子休養ホーム
介護保険法による施設	特別養護老人ホーム 老人保健施設 介護療養型医療施設
児童福祉法による児童福祉施設等	助産施設 母子生活支援施設 保育所 小規模保育事業所 A 型，B 型，C 型 家庭的保育事業所 居宅訪問型保育事業所 児童養護施設 障害児入所施設（福祉型，医療型） 児童発達支援センター（福祉型，医療型） 児童心理治療施設 児童自立支援施設 児童家庭支援センター 大型児童館 A 型，B 型，C 型
児童福祉法による障害児通所支援事業所および障害児相談支援事業所	児童発達支援事業所 居宅訪問型児童発達支援事業所 放課後等デイサービス事業所 保育所等訪問支援事業所
その他の社会福祉施設等	授産施設 無料低額宿泊所 盲人ホーム 日常生活支援住居施設 有料老人ホーム
障害者総合支援法による障害福祉サービス事業所および相談支援事業所	居宅介護事業所 重度訪問介護事業所 療養介護事業所 生活介護事業所 重度障害者等包括支援事業所 計画相談支援事業所 地域相談支援（地域移行支援，地域定着支援）事業所 自立訓練（機能訓練，生活訓練）事業所 就労移行支援事業所 就労継続支援（A 型，B 型）事業所 自立生活援助事業所 就労定着支援事業所

（厚生労働省：令和 2 年社会福祉施設等調査の概況．調査対象施設・事業所一覧[1]をもとに作成）

福祉法関連施設での勤務は少ない．しかし，高齢者の増加，障がい者やマイノリティの人の社会参加が望まれる社会の変化に合わせ，作業療法士の就労状況にも変化が予想される．2000 年の「介護保険法」により老人福祉法関連施設で若干の増加がみられたが，その他の領域では変化がみられていないのが実状である．2013 年に施行された「障害者総合支援法」では，障がい者の基本的人権を尊重し，尊厳ある社会生活を送るためにさまざまな支援を行うとされている．作業療法士は，さまざまな関連職種と連携しながらリハビリテーション専門職として積極的に障がい者の生活支援に対応していく必要があり，課題といえる．

作業療法には，対象者を包括的に支援していく生活行為向上マネジメント（MTDLP）という介入法がある．生活行為向上マネジメントの特徴は，医療的側面からの介入だけでなく，対象者の望む作業の達成を目的としている．作業療法士には，医学的知識をもち，対象者の望む生活支援が可能な職として，地域社会に根差した活動が強く望まれる．

2. 介護保険法・老人福祉法関連施設における作業療法

1）施設の概要

（1）入所施設

「介護保険法」による代表的な入所施設は，介護老人保健施設（以下，老健），特別養護老人ホーム（以下，特養）になる．**表 2** にそれぞれの施設基準を満たす人員配置

覚えよう！

生活行為向上マネジメント（MTDLP）
高齢者や障がい者が，介護される人から主体的で積極的な生活をする人になるためには，疾病や加齢による心身機能の低下からできなくなった作業が，方法や環境の工夫によってできるということを知り，生活意欲を高め，またその作業を再獲得することが重要である．こうした自己実現に向けて積極的・活動的な生活を営めるように支援していく方法をいう．
▶ Lecture 6・図 4 参照．

調べてみよう

強化型老人保健施設
介護老人保健施設には，超強化型，在宅強化型，加算型，基本型，その他という分類がある．これは在宅復帰率の高さ，退所時指導の実施，リハビリテーションマネジメントなど複数の要件の評価によって位置づけられている．超強化型，在宅強化型の施設が徐々に増加している[3]．

表２　介護老人保健施設（老健）と特別養護老人ホーム（特養）の施設基準

介護老人保健施設		特別養護老人ホーム	
医師	常勤１以上，100 対１以上	施設長（管理者）	1，常勤
薬剤師	実情に応じた適当数（300 対１を標準とする）	医師	必要な数
看護・介護職員	３対１以上，うち看護は 2/7 程度	介護・看護職員	介護と看護合わせて３対１以上 介護：常勤換算，看護：常勤１以上
支援相談員	１以上，100 対１以上		
理学療法士，作業療法士または言語聴覚士	100 対１以上	生活相談員	100 対１以上，常勤
栄養士	入所定員 100 以上の場合，１以上	機能訓練指導員	１以上
介護支援専門員	１以上（100 対１を標準とする）	介護支援専門員	１以上，常勤
調理員，事務員その他の従業者	実情に応じた適当数	栄養士	１以上

を示す．ここで重要な点は，老健には必ずリハビリテーション専門職といわれる理学療法士，作業療法士，言語聴覚士のいずれかの勤務が義務化されている点である．一方，特養には機能訓練指導員の配置は義務づけられているが，リハビリテーション専門職の指定はない．この違いは，施設の役割が異なるためである．

- **老健の役割**：要介護１以上の在宅復帰を目的とした病院と自宅の中間施設．
- **特養の役割**：原則，要介護３以上の要介護高齢者が身体介護や生活支援を受けて居住する施設．

この役割の違いは，老健は自宅に戻るための中間施設であるが，特養は居住する施設になっている点である．したがって，リハビリテーション専門職は，在宅復帰に寄与することが求められている．

また，「老人福祉法」を根拠とした高齢者施設である軽費老人ホーム（A 型，B 型，ケアハウス）などの入所基準は，自立もしくは軽度の介護状況にある高齢者が入居対象となっている場合が多い．

調べてみよう

「老人福祉法」による老人福祉施設

養護老人ホーム（一般，盲），軽費老人ホーム A 型・B 型，軽費老人ホーム（ケアハウス），都市型軽費老人ホーム，老人福祉センター（特 A 型，A 型，B 型）が位置づけられているが，これらの施設は入居者が自立，もしくは軽介護状態であることが利用条件の一つとなっている（表 1[1] 参照）．

(2) 通所施設

入所だけではなく，自宅からの通所施設もある．入所施設と同様，通所施設も通所リハビリテーション（以下，デイケア）と通所介護（以下，デイサービス）がある．これらの施設基準の人員配置を**表３**に示す．入所施設と同様で，デイケアには理学療法士，作業療法士，言語聴覚士のリハビリテーション専門職が入っているが，デイサービスには機能訓練指導員の配置となっている．リハビリテーションと介護の違いを理解し，リハビリテーション専門職は職務にあたることが重要となる．

MEMO

通所施設

日常生活の自立へ向けたリハビリテーションや社会的孤立を解消するために，バイタルサインのチェックや食事，入浴，リハビリテーション，レクリエーションを行う施設．送迎付きで，利用時間は 1～2 時間から 6～8 時間とさまざまである．

2) 介護老人保健施設における作業療法の実際

退所前の自宅訪問で手すりなどを検討し，外出（買い物）をめざした事例への作業療法を紹介する．

(1) 事例の概要

Ａさん，80 代後半，女性．要介護１．洞不全症候群，廃用症候群．

Ａさんは，肺炎により１か月の入院治療を終了した．当初は，病院から自宅復帰を予定していたが，夫も高齢であるため，老健を経由し，全身的な体力回復を図ることとなった．入所予定期間は２か月であった．

(2) 作業療法評価

Ａさんは社交的な女性で，入院以前は夫との散歩と食材の買い物を楽しみにして

表3　通所リハビリテーション（デイケア）と通所介護（デイサービス）の施設基準

<table>
<tr><th colspan="2">通所リハビリテーション</th><th colspan="2">通所介護</th></tr>
<tr><td>医師</td><td>専任の常勤医師1以上
（病院，診療所併設の介護老人保健施設では，当該病院，診療所の常勤医との兼務可）</td><td>生活相談員（社会福祉士など）</td><td>事業所ごとにサービス提供時間に応じて専従で1以上
（生活相談員の勤務時間数としてサービス担当者会議，地域ケア会議なども含めることが可能）</td></tr>
<tr><td>従事者（理学療法士，作業療法士もしくは言語聴覚士または看護師，准看護師もしくは介護職員）</td><td>単位ごとに利用者10人に1以上</td><td>看護職員（看護師，准看護師）</td><td>単位ごとに専従で1以上
（通所介護の提供時間帯を通じて専従する必要はなく，訪問看護ステーションなどとの連携も可能）</td></tr>
<tr><td rowspan="3">理学療法士，作業療法士，言語聴覚士</td><td rowspan="3">上の内数として，単位ごとに利用者100人に1以上*
（所要時間1～2時間では適切な研修を受けた看護師，准看護師，柔道整復師，あん摩マッサージ指圧師で可）</td><td>介護職員</td><td>① 単位ごとにサービス提供時間に応じて専従で次の数以上（常勤換算方式）
ア　利用者の数が15人まで　1以上
イ　利用者の数が15人を超す場合　アの数に利用者の数が1増すごとに0.2を加えた数以上
② 単位ごとに常時1配置されること
③ ①の数および②の条件を満たす場合は，当該事業所の他の単位における介護職員として従事することができる</td></tr>
<tr><td>機能訓練指導員</td><td>1以上（理学療法士・作業療法士・言語聴覚士，看護職員，柔道整復師またはあん摩マッサージ指圧師）</td></tr>
<tr><td colspan="2">生活相談員または介護職員のうち1以上は常勤</td></tr>
</table>

*単位：同一施設においても提供時間が異なるサービスが実施されている場合があり，異なるサービスごとに配置人員が必要になる.

いた．集合住宅の5階で，80代後半の夫と2人暮らし．入所直後のAさんは筋力低下による歩行時のふらつきがみられ，「転びそう．もうダメかな？」と自らの身体機能への不安を表し，入院前に行っていた買い物も困難と自己判断していた.

作業療法士は，早期に自宅訪問し，外出手段の検討とともに外出（買い物）を計画・実施し，退所へ結びつける必要があると判断した.

(3) 作業療法の目標

外出するための移動手段の確保と，実際に買い物に行くことで不安を解消することとした.

(4) 作業療法プログラム

a. 外出への支援

自宅訪問では，玄関に最も大きな段差があることを確認した．転倒の可能性を減らすために玄関に椅子を設置し，座って靴を着脱することとした．また，外出に向けて，シルバーカー（**図1**）を導入し，買った食材を乗せられるようにした．シルバーカーは，老健で利用することで，慣れることと同時に歩行への不安の解消をめざした.

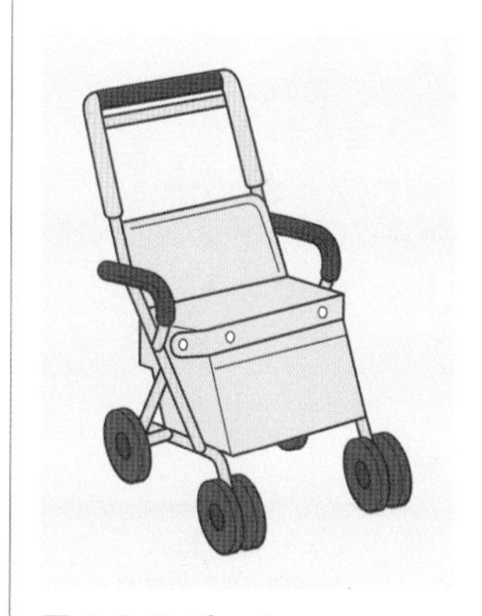

図1 シルバーカー
歩行困難な人が使用する歩行補助具ではなく，歩行可能な人が運搬用に使用する補助車で，ショッピングバッグと休憩するための椅子が付属している.

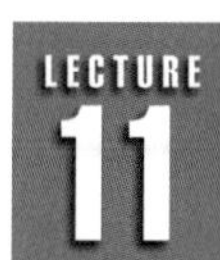

b. 買い物訓練

退所後に再び，夫と買い物に出かけられるようになるには，ふらつきの改善も重要であるが，不安の解消が重要と考えた．そのため，施設内だけでなく，施設近隣のコンビニエンスストアでの買い物を計画した．Aさんと作業療法士，介護職員は，購入リストを作成し，金額的な問題が生じないかを検討した．さらに，どこに買い物に行くのか，何分ぐらい必要か，どのくらいの疲労があるのか，どの横断歩道を利用するのかなども三者で検討した．また，実際の買い物にはAさんと作業療法士，介護職員で状況を確認し，誰とでも買い物に行けるように調整した.

(5) 経過

Aさんの熱心な取り組みもあり，歩行への不安もなく退所することができた．実際にコンビニエンスストアに行った際には「あれも，これもほしい」と，予定していた金額を超えるぐらい楽しそうな様子がみられた（**図2**）.

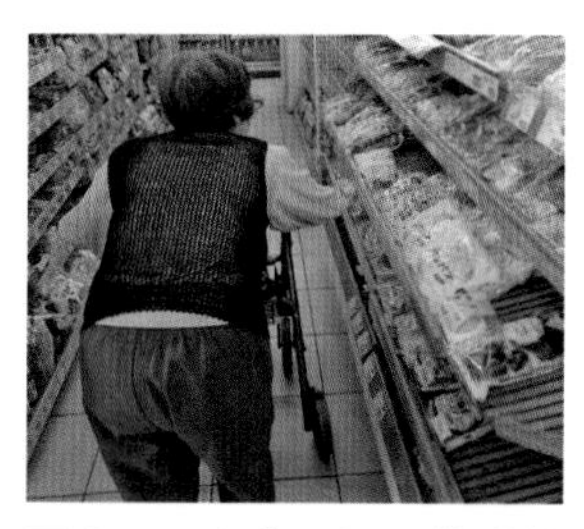

図2　Aさんの買い物訓練の様子

(6) 退所後の生活を見越した支援

高齢夫婦であるAさんを退所後も支援するために，Aさんに老健に併設されているデイケアと訪問看護の利用を検討してもらうこととした．Aさんの了承を得て，ケアマネジャーに連絡をとり，関係職種で検討したうえでAさんのデイケアと訪問看護の利用が決まった．訪問看護やデイケアで変化がある場合は，サービス担当者会議で報告することとし，継続的な対応が可能となった．

その後のAさんは，デイケア利用時に夫と散歩し，買い物したことを「疲れたけど，よかった．父さんは心配していたけどね」と笑いながら話していたと，デイケア職員から報告があった．

老健では，退所を見据えた介入が重要である．特に退所が前提となっている場合は，早期に自宅を訪問し，介護者となる人の介護量も見極めてプログラムを立案する．さらに，退所後も継続的に多職種と連携することで，生活支援が可能になる．Aさんのように入院前の生活に近づけるためには，シルバーカーや手すりなど，環境を調整しながら，多職種が連携して支援していく．そして当事者，家族，多職種とともに作業療法士がその一員として加わることが大切である．

3) 老人福祉施設における作業療法士の役割

福祉領域では，生活の安定，充足を検討していくことが重要である．高齢者においては，加齢による身体，精神の機能低下がみられるなかで介入することとなる．したがって，医療機関で提供されている回復を前提とした作業療法だけでなく，「今，そこに存在している当事者とその状況を肯定的にとらえること」が重要である．国際生活機能分類（ICF）のプラスの側面を存分に活用し，当事者の生活に変化を与えていくことができるのが作業療法士である．生活を支援していくことのなかには，日々のことだけではなく，結婚式，葬儀，墓参，お祭りなども含まれる．「車椅子だから」「迷惑になるから」と当事者が遠慮し，周りも「仕方がない」とならないように関連職種と連携し，制度を利用しながら作業療法士がその一員として支援していくことが重要である．

3. 児童福祉法・障害者総合支援法関連施設における作業療法

1) 施設の概要

(1) 入所施設

児童の入所施設は，大きく分けて医療型と福祉型がある．福祉型は日常生活の指導や援助，自立生活に必要な知識や技能を身につける場として提供されているもので，医療型は福祉サービスに合わせて医療的ケアを必要とする児童を対象としている．福祉型はリハビリテーション専門職を施設基準として設けていないが，医療型はリハビリテーション専門職の配置が基準化されている（**表4**）．医療型入所施設のなかでも，重症心身障害を対象とした施設は，医療機関としての役割が強い福祉施設であるといえる．昨今では，特に障がいの重度化が課題となっており，呼吸器を付けた児童が新生児集中治療室（NICU）から自宅を経由することなく入所することが多くなっている．また，これらの施設の特徴として，制度改正前は「重症心身障害児（者）施設」とよばれていた施設が制度改正に合わせて移行したという経緯のため，施設内には医療型障害児入所施設と介護療養型入所施設が一体的に運営されている場合が多い．

(2) 通所施設

通所施設のサービスは，大きく分けて3つの通所サービスと2つの訪問サービスがある．通所サービスは，年齢区分により分けられ，未就学児童は児童発達支援事業と医療型児童発達支援事業，就学児童は放課後等デイサービス事業に分けられる．一

覚えよう！

- **ケアマネジャー（介護支援専門員）**
要介護者や要支援者の人の相談や心身の状況に応じるとともに，サービス（訪問介護，デイサービスなど）を受けられるようにケアプラン（介護サービスなどの提供についての計画）の作成や市区町村・サービス事業者・施設などとの連絡調整を行う者とされている[4]．
- **訪問看護**
疾病または負傷により，居宅において継続して療養を受ける状態にある者に対し，その者の居宅において看護師などによる療養上の世話または必要な診療の補助を行う[5]．

ここがポイント！

サービス担当者会議
居宅サービス計画の原案に位置づけた指定居宅サービスなどの担当者（以下，担当者）を召集して行う会議をいう．利用者の状況などに関する情報を担当者と共有するとともに，当該居宅サービス計画の原案の内容について，担当者や専門的な見地からの意見を求めるものとする[6]．

覚えよう！

介護保険制度のレンタル
介護保険制度では，ベッドや車椅子，その他介護に必要なものをレンタルすることができる．

MEMO

介護保険住宅改修制度
要介護者が自宅に手すりなどを設置する際に利用できる制度である．支給限度額は20万円であり，1割が自己負担となる．可能な改修内容は，手すりの取り付け，段差解消，滑り止めなど床面の材料変更，引き戸への取り換え，洋式便器への取り換えなどとなっている．

表 4 福祉型障害児入所施設と医療型障害児入所施設の施設基準

	福祉型障害児入所施設	医療型障害児入所施設
嘱託医	1 以上	医療法に規定する病院として必要とされる従業者数
看護職員	知的障害の児童の場合は，障害児の数を 20 で除して得た数 または，肢体不自由の児童の場合は 1 以上	
児童指導員	1 以上	1 以上
保育士	1 以上	1 以上
児童指導員および保育士の総数	知的障害の児童の場合，障害児の数を 4 で除して得た数以上 盲児やろうあ児の場合，障害児の数を 4 で除して得た数以上 肢体不自由の児童の場合，障害児の数を 3.5 で除して得た数以上	自閉症の児童の場合，障害児の数を 6.7 で除して得た数以上 肢体不自由の児童の場合，障害児の数を 10 で除して得た数及び少年の数を 20 で除して得た数の合計数以上
栄養士	1 以上	
調理員	1 以上	
心理指導を担当する職員		1 以上
理学療法士または作業療法士		1 以上
児童発達支援管理責任者	1 以上	1 以上

障害児入所サービスの人員基準：福祉型は基本的にはセラピストは算定基準に含まれていないが，医療型は 1 以上が基準要件に加えられている．

部，進学していない学齢児は放課後がないため，18 歳まで児童発達支援事業を活用することが可能である．

訪問サービスは，保育所等訪問支援事業と居宅訪問型児童発達支援事業がある．保育所等訪問支援事業は，「保育所等」と付いているが，18 歳までの児童が，地域生活における通いの場であれば，ほとんどの施設に訪問することが可能である．そのため，保育園，幼稚園はもとより，乳児院や認定子ども園，小・中学校，児童館，高校，特別支援学校，児童養護施設なども訪問対象施設である．居宅訪問型児童発達支援事業は，通所が困難な対象児を想定しているため，自宅へ訪問し，発達支援を行うものとなる．

通所サービスでは，リハビリテーション専門職における期待は大きく，2021 年度の制度改正において，専門職に特化した加算が設置され（**表 5**），訪問サービスも手厚くなるよう見直しが行われたという経緯がある．訪問サービスは，児童が生活の場で支援を受けることができ，「当たり前の生活」を実現する支援として，その役割が期待されている．

2）入所施設における作業療法の実際

食事の自立摂取に向けた取り組みを紹介する．

（1）事例の概要

> B さん，10 代，女性．脳性麻痺．
>
> 入所当時から食事は全介助で，幼児用ミルクに加え，ミキサー食を少量のみ経口摂取している程度だった．施設への入所を機に，経口摂取の量を増やしていく過程で作業療法士が介入し，自力摂取に向け作業療法に取り組んだ．

（2）作業療法評価

B さんは「食事は食べさせてもらうもの」という認識があるため，介護職員への依存心が強く，スプーンを持たせようとすると拒否した．しかし，上肢で物を持つこと

覚えよう！

国際生活機能分類
（International Classification of Functioning, Disability and Health：ICF）
2001 年 5 月に WHO（World Health Organization；世界保健機関）で採択された．障がいによって，できないというマイナスの評価ではなく，残存しているプラスの側面を評価していくことが可能となった．ICF はすべての人に関する分類であり，特定の人のためのものではない．
▶ Lecture 4・図 2 参照．

MEMO

医療的ケアを必要とする児童（医療的ケア児）
「人工呼吸器を装着している障害児その他の日常生活を営むために医療を要する状態にある障害児」（「児童福祉法」第 56 条の 6 第 2 項）の総称．主に用いられる場合は，厚生労働省の「医学の進歩を背景として，NICU 等に長期入院した後，引き続き人工呼吸器や胃ろう等を使用し，たんの吸引や経管栄養などの医療的ケアが日常的に必要な児童のこと」が定義として広く使われる．

覚えよう！

重症心身障害
重度の肢体不自由と重度の知的障害を重複した状態をいう．医学的診断名ではなく，行政上の措置を行うための定義である．

MEMO

新生児集中治療室（neonatal intensive care unit：NICU）
予定日より早く生まれた新生児（早産児）や低体重で小さく生まれた新生児（低出生体重児），またはなんらかの先天的な疾患のある新生児を集中的に治療・管理する治療室．

MEMO

児童養護施設
「児童福祉法」に定められた児童福祉施設の一つであり，保護者のいない児童や虐待されている児童，養護を必要とする児童を入所させ養護し，また，退所した者に対する相談や自立のための援助を行うことを目的とする施設とされている．

試してみよう

当たり前の生活

普段から，私たちがどんなものを利用し，どんな機器を扱い，どのような時間を過ごしているのかをイメージし，考えておきたい．そして，対象児がどうしたら「当たり前の生活」に近づけるかを考えるもとにしていこう．

覚えよう！

脳性麻痺
(cerebral palsy：CP)

脳性麻痺は，受胎から新生児（生後4週以内）までの間に生じた脳の非進行性病変に基づく，永続的な，しかし変化しうる運動および姿勢の異常である．その症状は満2歳までに発現する．進行性疾患や一過性の運動障害，または将来正常化するであろうと思われる運動発達遅延は除外する[7]と定義されている．一方で，その臨床像は多岐にわたり，姿勢運動障害の他，てんかんや，摂食嚥下障害，認知機能障害などを合併している場合が多い．

表5　児童発達支援事業と放課後等デイサービスの基準人員と加算要件

	児童発達支援事業と放課後等デイサービスの基準人員		基準報酬単価
基準人員	管理者	1	児童発達支援事業 885単位 放課後等デイサービス 放課後利用　604単位 学校休業日　721単位
	児童発達支援管理責任者	1以上	
	保育士または児童指導員	2以上（定員が10人までの場合） 10人を超える場合には5またはその端数を増すごとに1を加えて得た数以上	
	機能訓練担当職員	理学療法士または作業療法士等	
	看護師	障害判定区分により必要とされる時間数 ※医療型通所施設の場合は1以上	
加算要件	児童指導員等加配加算		理学療法士等　187単位
			児童指導員等　123単位
			その他　90単位
	専門的支援加算		理学療法士等　187単位

障害福祉サービス費等報酬算定：加算要件に専門職でしか算定できない枠組みが新設された．

が可能であり，リーチ動作もできた．そのため，最初はスプーンに入れたものを口に運ぶことをめざし，少しずつ自分でできることを増やすよう段階的に支援した．

目標は「スプーンに乗せた食べ物を自ら口に運ぶことができる」とした．

(3) 経過

Bさんは最初は，食べ物を乗せたスプーンを渡しても口に運ぶことを拒否し，介護職員に手を伸ばし手助けを求める場面が多くみられた．しかし，食事を口に運ぶと，周囲の職員から褒められることがわかり，徐々に自分で食べる回数が増え始め，それに伴って食事量が増えていった．最終的には自分の力で食べることができるようになった．

一方，食べ物をスプーンに乗せるという部分介助は変わらず，介護職員からは，食事は一人で食べられるようになってほしいという希望があった．そこで，目標を見直し「食べ物をすくい，自分で口に運ぶ」とし，継続してかかわった．

1年以上の介入の経過のなかで，その時々で持ちやすいスプーンの提供や，手の使い方に合わせた食器の提案など，直接的な介入ではなく環境調整を主としてかかわり，介護職員にも食事の支援や促しを行ってもらった．

最終的には，職員からの注目や促しは適宜必要ではあるものの，毎日三食とも自力で摂取できるようになった．

入所施設のため，生活場面に直接介入できることや，生活支援を行う職員との協働により，継続してかかわった成果として食事の自立につながった．

試してみよう

リーチ動作

目標物に対して，最短距離で上肢を効率的に移動させることで，肩や肘の運動を伴う動作の総称．日常生活のなかでは，洗濯物を干す，壁のボタンに手を伸ばす，コップを取るために手を伸ばす，蛇口をひねるために手を伸ばすなど，さまざまな目的となる行為を達成するための動作の一部を担っている．他にどんな動作があるかを考えてみよう．

3) 通所施設における作業療法の実際

他児とのトラブルが多かった児童への作業療法を紹介する．

(1) 事例の概要

Cさん，小学生，男児．自閉スペクトラム症．

保育園の頃から，やりたくないことがあると教室を飛び出し，決められた時間に遊びを終えることができず，それを指摘されると怒って物や人にあたるなどがあり，通常の職員に加え，加配としてサポートの保育士を必要としていた．小学校でも他児とのトラブルがあり，児童館などでも問題行動が増えたことで，放課後を過ごす場がなく，事業所の利用へとつながった．

覚えよう！

自閉スペクトラム症

社会的コミュニケーションおよび対人的相互反応における持続的欠陥がみられ，行動，興味，または活動の限定された反復的な行動が生活全般にわたって影響している状態の総称．

(2) 作業療法評価

知的発達は通常よりもやや高く，人との約束やルールを覚えていることができていた．そのため，それを破る友達にすぐに指摘してしまうことでトラブルに発展することが多くみられていた．一方，約束であってもやりたくないことはやらず，やるように言われるとドアを叩いたり，壁を蹴ったりするという拒否の仕方が問題行動となっていた．そのため，事業所内での支援目標を「自分の気持ちを言葉で伝えることができる」とし，気持ちを言葉で表現し，折り合いをつけられるようにかかわった．また，作業療法士は，やりたくないことの背景となっている要因に対して，本人の感じている苦手さを軽減するためのかかわりを検討した．

(3) 経過

運動やゲームなど，好きなことに対しては積極的に行うことができ，できていることは称賛し，肯定的注目を意識したかかわりを行った．しかし，やりたくない体操や机上課題などは，職員からしっかりやるように言われるとすぐに壁を蹴るなどの八つ当たりをする様子がみられた．一方，ルールを守らない友達に対して強い口調で指摘をするなどがあり，集団での活動に支障をきたすことがあった．

職員は，「やりたくないことは言葉で伝えること」「友達を注意するのは職員の役割のため，まずは職員に伝えること」を約束させ，支援した．

C さんは，自分がやりたくないことに対してはすぐに言えるようになった．そこで，やりたくない理由を確認し，できるところを部分的に行うことや，自由時間にやることになるなどの条件を伝えたうえで，やるかやらないかの判断を自分で選択するというかかわりを継続した．すると，C さんは自分で決めたことに対しては怒らずに行動できることが増えていった．

友達に対する態度に関しては，職員に伝えることもあったが，その場で言葉に出してしまうことがあった．そういう場合は，職員が置き換えてほしい表現を伝え，言葉づかいを具体的に伝えた．

C さんは，良いところやできたところを褒められたことで自信を身につけ，自己決定した活動に対しては拒否することが減り，気持ちがたかぶることは少なくなった．友達との関係に対しても，やわらかい言葉づかいが徐々にできるようになった．

C さんは集団での活動で，言葉で気持ちを伝えることができるようになり，徐々に個別の支援を要しない場面が増えた．友人関係では，事業所の職員が適宜介入し，他児とのトラブルは少なくなったが，生活の場である学校生活では依然として感情のたかぶりがみられるため，通所を続ける一方で，小学校への訪問支援を行い，連続的で統一された支援に向けて取り組んでいる．

4) 児童福祉施設における作業療法士の役割　（図 3）

入所施設に勤務する作業療法士は，子どもの生活の場に寄り添い，実生活でニーズと向き合って支援できることが特徴である．入所生活のなかでの自立を促し，レクリエーションなどの社会参加や，他児や大人とのコミュニケーションを通じて社会性を養うための支援を行う．入所が長期にわたる児童においては，家族のニーズはもちろんのこと，生活を直接的に支援する看護師や保育士，介護福祉士などの専門職の意向を大事にしながら，多職種が連携して支援していく必要がある．

通所施設での支援では，集団での支援が主となり，個別支援から集団支援への足がかりとなるよう心がける．社会活動の場では，個別的な介入が必要な子どもが常に個別のサポートを受けることができるとは限らない．そのため，通所支援事業所内で子どもが安心できる環境を整え，専門の職員の支援のもと，集団活動のなかで全体指示に対する行動の統制や，活動の切り替えなどを身につけ，実生活場面での適応行動を増やすことが必要とされる．作業療法士は，子どもが必要とする適切な支援を把握し，最初は個別支援を行いつつ，徐々に支援量を減らし，自分で行動ができるように

MEMO

加配
自治体によってさまざまな基準を設けている場合があるが，基本的には医師の診断があることや，療育手帳を有している際に，園の生活を送ることが難しい子どもに，生活面や集団参加をサポートする保育士や幼稚園教諭を追加で配置すること．

ここがポイント！

肯定的注目
「褒める」ことであり，タイミングや声かけの仕方，視線や大人の姿勢など，あらゆる角度からみて，その子どもに最もわかりやすく伝える必要がある．どんな内容で褒めるのか，どんな瞬間に褒めたらよいのか，常に考え，構えておく．普段の生活のなかで「できて当たり前にしない」ことを心がけることが重要である．

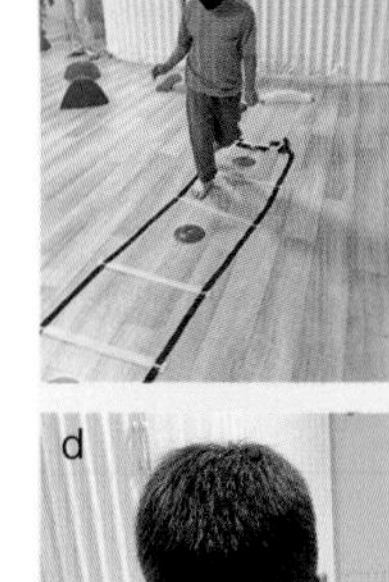

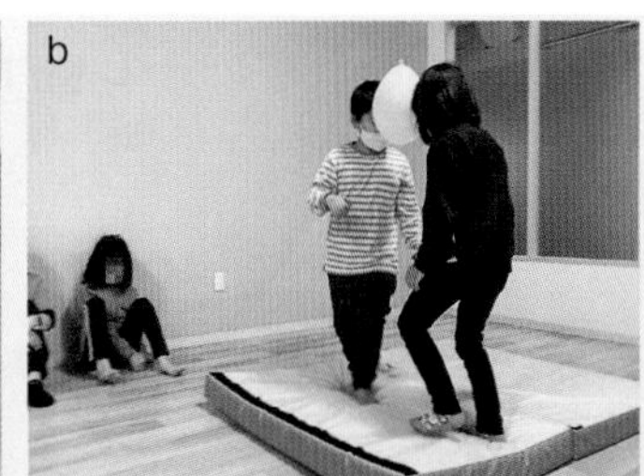

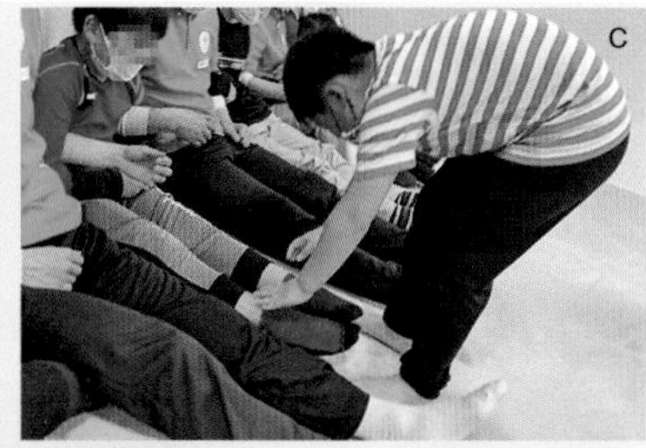

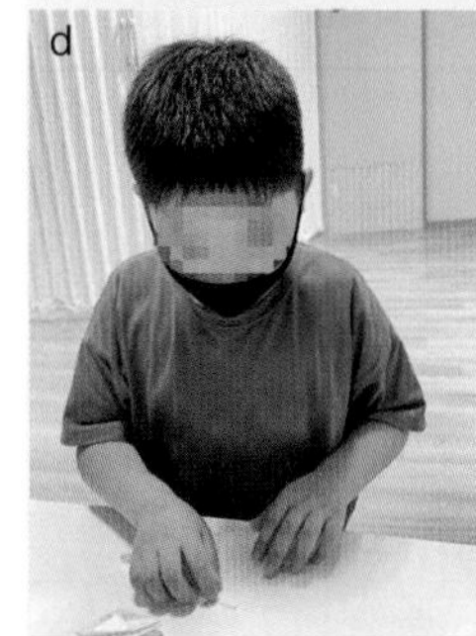

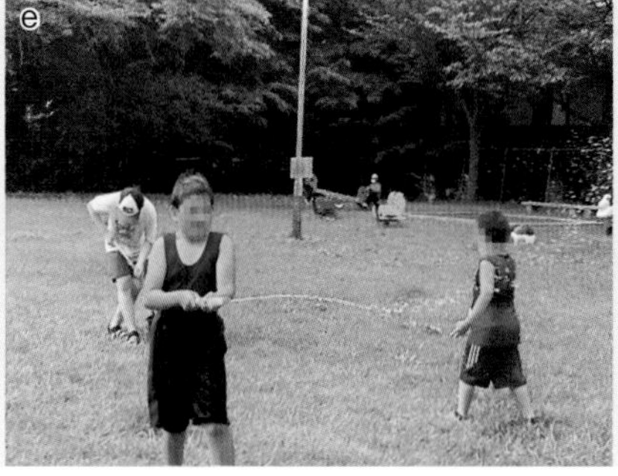

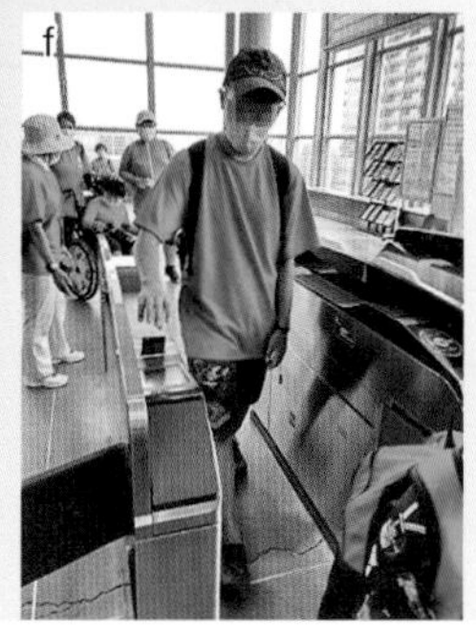

a：サーキット活動．タイミングよくジャンプする，走るなど，運動の基礎を練習する．
b：運動活動．協力して行う活動をとおして，自分本位ではなく他者と力を合わせることを学ぶ．
c：ゲーム活動．ルールのなかで友達と協力し，やりとりをしながら，他者への配慮を学ぶ．
d：制作活動．指先を使い，物を操作して空間的な理解を育む．
e：野外活動．夏季には，屋外での水遊びなどで全身水浸しになって遊ぶ．
f：社会活動．電車などの公共交通機関を利用する．

図３　放課後等デイサービスにおける活動の場面

かかわることが重要となる．そのため，個々の生活場面での適応と子ども自身の自尊心を高めていくかかわりが求められる．

訪問支援では子どもの生活の場を訪問するため，子ども自身の困りごとの解決はもとより，日常的な支援者の困りごとを解決する．職員との協働を図るためにも，潜在的なニーズの把握と，困りごとを解決するための手がかりを，その場で提案することが求められる．

この講義では，社会的な要請が高い「介護保険法」と「児童福祉法」に基づく福祉施設での作業療法について学んできた．どちらも医学的側面だけでなく，多職種と連携し，生活を支援していることが特徴である．このように，作業療法士は医学的な知識をもちつつ，福祉領域での支援が可能な職種である．生活への支援において，当事者の変化を求めるだけでなく，環境（人，物）を整えていくことも作業療法の大切な視点である．

MEMO

潜在的なニーズ

多くの場合，目に見える顕在的なニーズの他に，当事者自身も気づいていない潜在的なニーズが存在する．これは，ニーズとして確かに存在しているため，きっかけを得ることで表面化することがある．作業療法士が一方的にニーズと決めつけて介入するのではなく，支援者がどうすれば支援がしやすくなるのか，実はもっとやりやすい方法があるのではないか，気づきを得るはたらきかけが必要とされる．

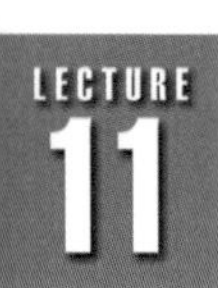

■引用文献

1）厚生労働省：令和２年社会福祉施設等調査の概況．調査対象施設・事業所一覧．
https://www.mhlw.go.jp/toukei/saikin/hw/fukushi/20/dl/tyosa.pdf
2）日本作業療法士協会：作業療法白書 2015．
https://www.jaot.or.jp/files/page/wp-content/uploads/2010/08/OTwhitepepar2015.pdf
3）厚生労働省：介護老人保健施設の報酬・基準について．
https://www.mhlw.go.jp/content/12300000/000698290.pdf
4）厚生労働省：介護支援専門員（ケアマネジャー）．
https://www.mhlw.go.jp/file/06-Seisakujouhou-12300000-Roukenkyoku/0000114687.pdf
5）厚生労働省：訪問看護．第 182 回社会保障審議会介護給付費分科会．
https://www.mhlw.go.jp/content/12300000/000661085.pdf
6）介護のみらいラボ：ケアカンファレンスとサービス担当者会議の違いは？参加時のポイントも．
https://kaigoshoku.mynavi.jp/contents/kaigonomirailab/works/commonsense/1481/#1
7）厚生省特別研究「脳性小児麻痺の成因と治療に関する研究」（班長：高津忠夫）．昭和 43 年度第２回班会議，1969．

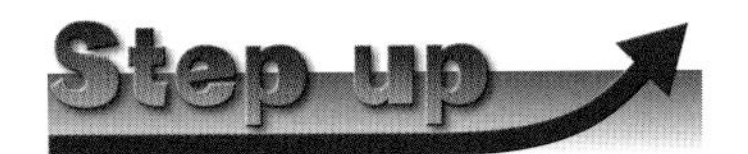

多世代交流デイサービス施設を立ち上げて活躍する作業療法士

1．仕事の内容

筆者は，起業して，現在，高齢者通所介護施設2か所，障がい児の通所サービス（児童発達支援事業，放課後等デイサービス）3か所，訪問看護ステーション，小規模保育園，介護支援事業所，相談支援事業所を運営する会社の代表をしています．

株式会社ALTHEA（以下，弊社）は，2013年に定員10人の高齢者通所介護サービス（以下，高齢者デイサービス）と定員10人の障がい児の通所サービス（以下，障がい児デイサービス）でスタートしました．もともとは，単純に「子どもたちと高齢者が同じフロアで過ごすことができたらいいのに」という気持ちで準備したのですが，2つのサービスは所管する法律が，「介護保険法」と「児童福祉法」に分かれているため，その当時は同一フロアでの運営が難しい状況でした．そこで，2階建ての建物で1階に高齢者デイサービス，2階に障がい児デイサービスを開設しました．開設当初から，誕生日会，夏祭り，敬老会，クリスマス会，節分など，一緒にできる活動は何でも一緒に行いました（図1）．高齢者は子どもたちがいることで穏やかな笑顔を浮かべるようになり，自閉スペクトラム症の子どもや，日頃はなかなかじっと座っていられない子どもも，高齢者の膝の上ではじっと話を聞けるなどという相乗効果がたくさん生まれました（図2）．筆者がいちばん驚いたのは，脳梗塞後の後遺症で高次脳機能障害と認知症のある高齢者が，子どもたちのためにと，趣味のハーモニカを練習し，毎月リサイタルを開けるようになったことです．それを障がいをもっている子どもたちがじっと聴いています．家族は，「お父さんが最近，生きがいを見つけた．本当にいきいきしている」と話し，10年経った今も元気にデイサービスに通っています．そんな奇跡のようなことをたくさん経験しているうちに，ますます，一つの建物で，同一フロアで子どもから高齢者まで，もっといえば障がいのあるなしにかかわらず，生活できたら，という思いが高まってきました．

そんななか，2018年に，「介護保険サービス事業所が障害福祉サービスを提供しやすくする，障害福祉サービス事業所が介護保険サービスを提供しやすくする」ことを目的とした指定手続きの特例を認める方針が出されました．それを受けて，弊社は本社移転を決定し，そこで子どもと高齢者が集うことのできる新しいサービスの形を模索し始めました．その結果，2022年2月に多世代交流型デイサービスを開所することになりました．高齢者通所介護サービス（定員30人），障がい児デイサービス（児童発達支援事業定員10人，放課後等デイサービス定員10人），小規模保育所定員19人が同居しています．ここでは，行事はもちろんのこと，日常的に子どもたちと高齢者の交流があります．子どもたちが，お昼の食器やおやつを取りに調理室に行くときは，高齢者デイサービスのなかを通っていきます．そうすると，子どもたちは，高齢者のアイドルです．ハイタッチをしながら歩き，抱っこをしてくれる高齢者の方もいます．子どもたちも慣れたもので，みんなおじいちゃん，おばあちゃんに甘えています．

また，弊社の高齢者デイサービスには，常時，機能訓練士として理学療法士1人，作業療法士3人が所属しており，高齢者の機能訓練をしています．その際，歩行訓練は，回廊型になっている施設内を歩いて，子どもたちのフロアや子どもたちが遊んでいる中庭のウッドデッキを歩くなどしています．歩いていると，子どもたちが寄っていって握手をすることもあります．作業療法士が提供する高齢者のアクティビティも，今までは文化祭に出展する

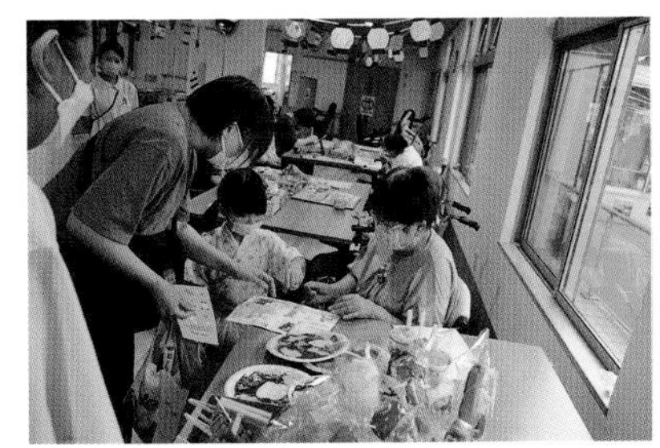
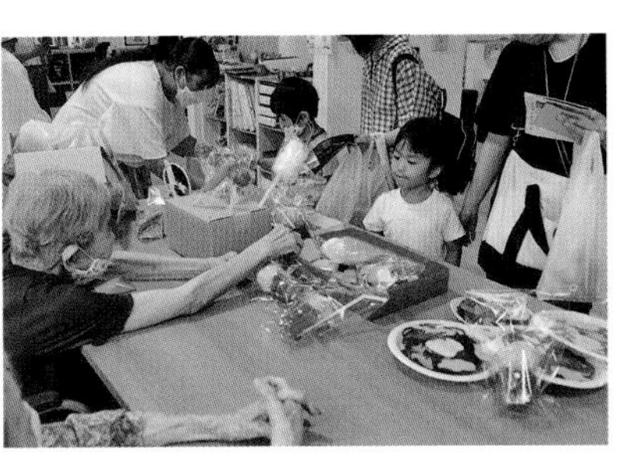
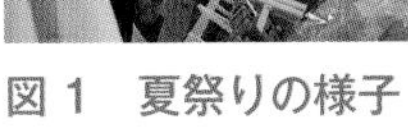

図1　夏祭りの様子

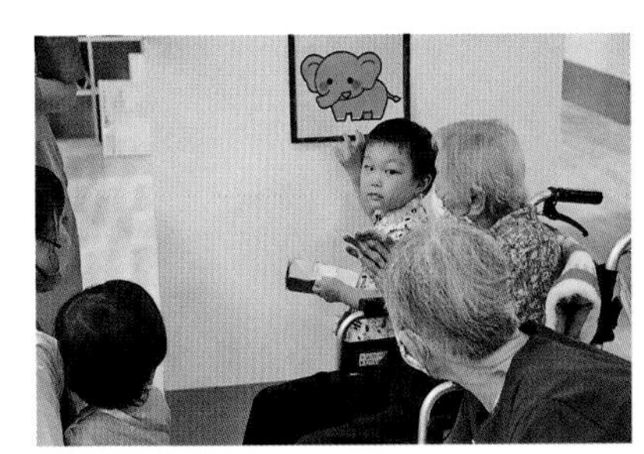

図2　高齢者と子どもたちのふれあいの様子

作品を作る高齢者が多かったのですが，今では，子どもたちのためのおもちゃや，子どもたちが使えるようにとかごを作るなどと変化してきています．弊社の多世代交流型デイサービスは，子どもたちから高齢者までみんなが笑顔で過ごしている空間といえます．

筆者は，この施設で，2つの仕事をしています．一つは，児童部門のスタッフとして今もなお，現場で子どもたちの支援にあたっています．発達障害のある子どもに対して，作業療法士としてアセスメントや発達検査をし，得た情報を保育士と共有して支援の方針を決定するなどの療育支援をしています．もう一つは，企業の代表としての仕事です．現場の業務をすべて掌握し，金融機関をはじめ，すべての外部の業者と交渉し，最終的な判断をすることがすべて筆者の仕事になります．弊社は常に職員に，「利用者の笑顔のために働く，職員の笑顔のために働く，その結果としてはじめて会社の利益が生まれる，会社の利益が生まれると職員も潤う」という話をします．作業療法士としては話すことのない話ですよね．

作業療法士は，クライアントを評価し，問題点を見つけ，介入プログラムを立案・実施し，さらに改善点を見つけ，再施行するということを繰り返し，介入するのが仕事です．会社の代表としての仕事も似たところがあります．企業の運営状況を評価し，分析し，問題点を把握し，新たな計画を立案して実行に移し，また，途中で改善点を修正して最大の結果を導きます．

現在はまだ到達していませんが，今後は，弊社の共生サービスをとおして，医療，介護，福祉，療育のみならず，行政，保健，地域，介護予防などの地域包括ケアシステムの貢献にも役立っていきたいと考えています．

2. 今の職業をめざした理由

筆者は高校生の頃，医師をめざしていました．それは，家業（建設業）を継ぎたくないという不純な動機からでした．しかし，そのようなうわついた気持ちで，医学部に合格するわけもなく，受験に失敗して，ふてくされていた筆者に，母が「医療に進みたいのならこんな仕事がある」と探してきてくれたのが作業療法士という仕事でした．受験に失敗した筆者は，なかば自暴自棄で出身校を受験しました．以前，部活動でけがをしたときに理学療法士にお世話になっていたので，何となく「リハビリをしてくれる人」という認識はありましたが，作業療法士という仕事についてはまったく知識をもっていませんでした．受験の面接で，当時の教授陣から「どんな作業療法士をめざしますか？」と質問され，不純な動機で受験していた筆者は，苦し紛れに「日本一です」と答えました．そのときの教授陣の表情は今でも目に焼きついています．幸運にも合格した筆者は，在学中4年間，先生方に「日本一君」と可愛がっていただけたのは良い思い出です．

学部で学んでいるうちに転機が訪れたのは，恩師とよべる作業療法士との出会いでした．その先生は，言葉の話せない脳性麻痺児と意思疎通ができたり，自閉スペクトラム症児で筆者がまったく遊べなかった幼児と楽しそうに遊んだり，そんな光景を目の当たりにして，「自分も小児の臨床家になりたい．子どもたちの笑顔をつくる作業療法士になりたい」と思ったのがきっかけです．起業した現在もなお，訪問看護ステーションのリハビリテーションスタッフとして訪問リハビリテーションに従事し，児童発達支援事業や，放課後等デイサービスの支援員として保育士や指導員として現場に立ち続けているのは，在学中の恩師との出会いがあったからです．筆者は，起業家ではありますが，生涯，作業療法士であり続けたいと思っています．

3. 学生へのメッセージ

筆者は，卒業後10年間，小児リハビリテーション専門の作業療法士として病院や療育センターで働きました．その間も，大学院の修士課程で学び，起業後も博士課程で学び39歳まで社会人学生をしていました．実際，国家資格を得てからのほうが学んでいる時間が多いかもしれません．医療分野は日々進歩し，新しい治療方法や薬剤が開発されます．医療者は，そのつど，勉強が必要になります．これは，学生の皆さんは何度もお聞きになることでしょう．筆者は，社会人になってからの学びのほうが，知識，経験以上のものが学べたと思っています．皆さんにも卒業後も学び続けることをお勧めします．

起業はあくまで一つの選択肢ですが，ぜひ患者さんやその家族のために頑張る作業療法士をめざしてください．

（渡邊雄介・株式会社 ALTHEA）

LECTURE 12

作業療法の実際（4）
介護予防

到達目標

- 地域包括ケアシステムの目的を理解する.
- 地域ケア会議における作業療法士の役割と実践を理解する.
- 介護予防における作業療法士の役割と実践を理解する.

この講義を理解するために

日本は，地域包括ケアシステムの実現に向けて，医療や介護が必要な状態になっても，可能な限り，住み慣れた地域で生活を続けるための支援やサービスの提供が行われるための仕組みづくりに取り組んでいます．作業療法士は，地域に暮らす人がこれまで住み慣れた環境で，自分が望む暮らしを継続していくために，介護予防サービスを通じて対象者の生活機能の改善や社会参加に向けた支援を行います．さらに，地域ケア会議を通じて一人ひとりの個別支援の内容を検討し，地域に必要な施策を提言していくことが期待されています．この講義では，地域ケア会議と介護予防における作業療法士の役割と実践を理解していきます．

この講義の前に，以下の項目を学習しておきましょう．

- □ 超高齢社会の問題について学習しておく.
- □ 介護保険制度について復習しておく（Lecture 3 参照）.
- □ リハビリテーションの流れのなかの「予防期」について学習しておく.

講義を終えて確認すること

- □ 地域包括ケアシステムの目的が理解できた.
- □ 地域ケア会議における作業療法士の役割が理解できた.
- □ 地域ケア会議における作業療法士の実践が理解できた.
- □ 介護予防における作業療法士の役割が理解できた.
- □ 介護予防における作業療法士の実践が理解できた.

講義

1．序：介護予防と作業療法

予防には一次予防，二次予防，三次予防がある．生活習慣予防において，一次予防は健康づくりと疾病予防，二次予防は疾病の早期発見と早期治療，三次予防は疾病の治療と重症化予防，合併症の発症予防などである．介護予防において，一次予防は要介護状態になることの予防，二次予防は生活機能低下の早期発見と早期対応，三次予防は要介護状態の改善と重症化の予防である．

超高齢社会である日本においては，高齢者が健康を維持し，自立した生活を送ることが課題となっている．介護予防における作業療法は，対象となる人の健康状態を把握し，その健康状態を維持して，疾病の罹患や疾病による障がいを防ぐ目的で行われる[1]．作業療法士は，対象者の心身機能の改善や生活環境の調整などを通じて，生活機能の向上と生きがいづくり，社会参加を支援する．

MEMO

地域包括ケアシステムにおける「自助・互助・共助・公助」

人々が住み慣れた地域で暮らすためには，介護保険や医療保険サービスである共助と，行政による支援である公助に加えて，住民自らが自身の課題を解決する自助，身近な家族や友人，自治会やボランティア団体などによってみんなが支え合う互助が必要となる．

2．地域包括ケアシステム

1）地域包括ケアシステムとは （図 1）[2]

医療や介護が必要な状態になっても，可能な限り，住み慣れた地域で自分らしい暮らしを続けるために，医療・介護・予防・住まい・生活支援の５つの要素が連携を図りつつ，これらが総合的にかつ一体的に提供される地域の包括的な支援・サービス提供体制である[3]．

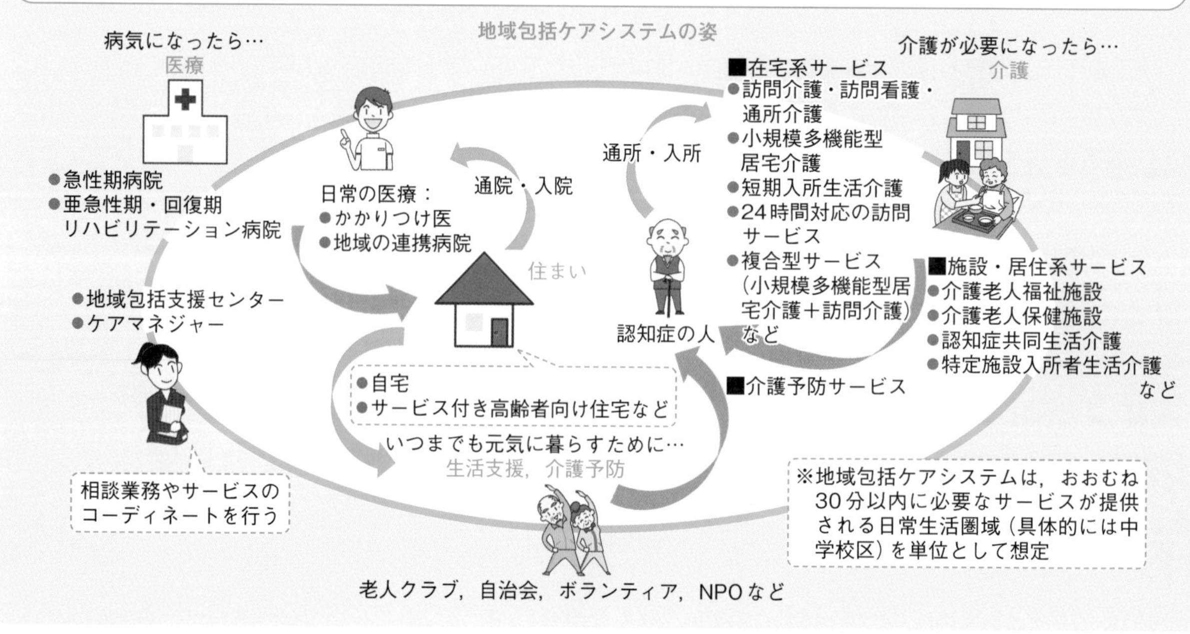

図 1　地域包括ケアシステムの概要
（厚生労働省：地域包括ケアシステム[2]）

LECTURE 12

表 1 地域ケア会議の 5 つの機能

①個別課題解決機能
②ネットワーク構築機能
③地域課題発見機能
④地域づくり・資源開発機能
⑤政策形成機能

これらは個別課題解決機能を中心に相互に関係し合う.

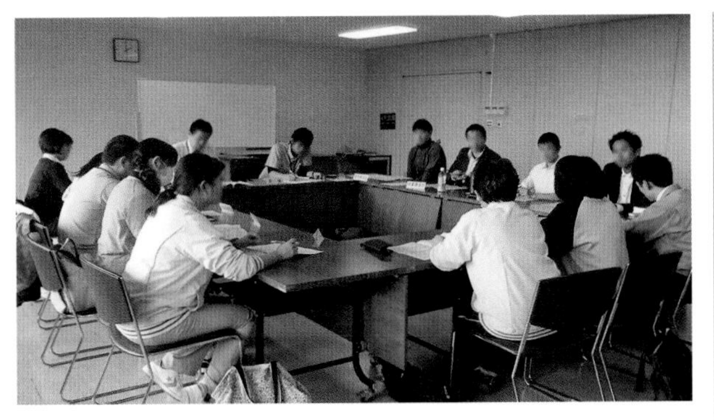

図 2 地域ケア個別会議

地域によって高齢化や地域資源の状況が異なるため，それぞれの市区町村における地域の事情に応じた取り組みが行われている．住み慣れた地域で自分らしい生活を続けるためには，対象者が暮らしている市区町村の公的なサービスだけでなく，インフォーマルなサービスも含めたさまざまな資源を活用することが望まれている．作業療法士は，高齢者や障がいをもった人が住み慣れた「なじみの環境」で，自分が「したい暮らし」を継続できるための環境づくりを考えなければならない.

2）地域ケア会議

対象者個人に対する支援の充実と，それを支える社会基盤の整備とを同時に進めていく地域包括ケアシステムの実現に向けた手法である[4]．地域ケア会議の目的は，個別ケースの支援内容についての検討を通じて，①自立支援に資するケアマネジメントの支援，②高齢者の実態把握や課題解決のためのネットワークの構築，③個別ケースの課題分析などから地域課題を把握することである（**表 1**）．これらの検討を通じて明らかになった課題をもとにして，地域づくりのための資源開発や政策形成につなげる．地域ケア会議には，個別事例を検討する地域ケア個別会議と，地域の課題を検討する地域ケア推進会議がある.

（1）地域ケア個別会議

地域ケア個別会議では，一人ひとりの個別支援内容を検討する．会議の参加者は，行政職員，地域包括支援センター職員，ケアマネジャー（介護支援専門員），保健医療関係者，介護サービス事業者，本人・家族などである（**図 2**）．地域ケア個別会議を通じて検討された地域の課題を集積し，地域ケア推進会議において地域に必要な施策を立案・提言し，政策形成へつなげる．作業療法士は，個別課題に対して生活機能（ADL，手段的 ADL）の自立を阻む要因を導き出し，助言する役割が求められている.

（2）地域ケア個別会議における作業療法の実際

A さん，50 代，女性．高血糖状態から脳梗塞を発症．左片麻痺，軽度注意障害あり．糖尿病，脂質代謝異常．要支援 2．身体障害者手帳を取得見込み．退院後は自宅復帰となる.

在宅生活では，家事ができないこと，就労ができないこと，自動車運転ができないことが課題であった．ケアマネジャーから，多職種から助言を受けたいとの申し出があり，地域ケア個別会議で検討することになった．会議には，作業療法士，保健師，管理栄養士，ケアマネジャーが参加し，A さんの自立支援に資するケアプラン作成を目的に，A さんの課題である家事，就労の再開を目標とするための支援内容を検討した.

MEMO
インフォーマルなサービス
公的なサービス以外に，家族や地域住民，NPO（nonprofit organization；非営利民間組織）やボランティアなどが行う援助を指す.

MEMO
地域包括支援センター
住民の健康の保持および生活の安定のために必要な援助を行う施設である．保健医療の向上および福祉の増進を包括的に支援することを目的とする．設置主体は市区町村である.

MEMO
ケアマネジャー（介護支援専門員）
要介護者や要支援者の相談に応じて，適切なサービスを利用できるようにケアプラン（介護サービスなどの提供についての計画）の作成や市区町村，サービス事業者，施設などとの連絡調整をする者.

ADL（activities of daily living；日常生活活動）
手段的 ADL（instrumental activities of daily living；IADL）
▶ Lecture 1 参照.

覚えよう！
要介護認定と介護認定区分
要介護認定によって介護認定区分が判定される．介護認定区分には，要支援 1・2，要介護 1〜5 の 7 段階がある．介護認定区分に応じて支給可能なサービス料の上限が定められており，その支給限度額内でサービスを受けられる.

調べてみよう
身体障害者手帳
「身体障害者福祉法」によって定められる身体上の障がいのある人に対して，都道府県や政令指定都市，中核市が交付する障害者手帳．身体障害者手帳を取得することにより「障害者自立支援法」が定めるさまざまな福祉サービスを利用することができる.

表 2　失敗しない地域ケア会議にするための十カ条

1. 社会人としての常識（挨拶，服装，時間厳守等）を守る
2. 多くの情報を端的に読み取る能力を養う
3. 作業療法以外の専門的知識を習得する（運動，口腔，栄養，服薬等）
4. 誰が，いつ，どこで，何を，なぜ，どのように（5 W1 H）を意識した助言をする
5. 自立を阻む生活課題を明確にする
6. 質問や指摘でなく助言を意識する
7. 謙虚で相手の立場に立った助言を意識する
8. 市町村の地域課題を把握する
9. 難しいことを簡単に説明する
10. 活動から参加を意識した助言をする

（佐藤孝臣：作業療法ジャーナル 2015；49〈10〉：1013-7[5]）

作業療法士は，退院後の心身機能や生活機能に関する情報から，以下の 3 点について助言した．

①家事については，介護予防訪問リハビリテーションによる作業療法を利用し，家事動作の獲得に向けた支援を受ける．

②就労については，もとの仕事への復帰は現時点では難しい可能性があるので，公共交通機関を利用して就労継続支援 B 型を利用する．

③自動車運転は，軽度の注意障害があるため，ドライビングシミュレーターが受けられる医療機関を紹介する．

地域ケア個別会議終了後にケアプランが変更された．訪問リハビリテーションにおける作業療法が開始され，家事動作の獲得に向けた支援が行われた．A さんとケアマネジャーで就労継続支援 B 型をいくつか見学し，A さんが希望した施設の利用を開始した．施設には公共交通機関を利用し，一人で施設まで移動することができるようになった．ドライビングシミュレーターのある医療機関を受診し，自動車運転について継続的に援助を受けたが，運転再開には至らなかった．

（3）地域ケア会議における作業療法士の役割

作業療法士は，地域ケア会議で他職種に対して助言することが求められている．そのためには，他職種へ作業療法の知識や技術を伝えることが必要である．「失敗しない地域ケア会議にするための十カ条」（**表 2**）[5] を参考にして，地域ケア会議で適切に助言できるスキルを身につけたい．

3．介護予防における作業療法

1）介護予防の必要性

2000 年に「介護保険法」が施行され，介護保険制度が創設された．介護保険制度では要介護状態になった場合に介護サービスを受けることができるが，これらの介護サービスを利用するためには要介護認定を受ける必要がある．日本は高齢化の進展に伴い，要介護高齢者の増加が見込まれている．介護保険制度が施行されて以来，要介護高齢者が年々増加し，介護保険の総費用が増加している．これらの背景から，要支援・要介護認定者数の増大を防ぐ必要があり，介護予防施策に重点がおかれるようになった．

2）介護予防の目的

介護予防の理念は，高齢者が日常生活における自立，すなわち生活機能の維持・向上をめざすことである．介護予防は，高齢者が要介護状態にならないように未然に防ぐ（遅らせる）こと，そして要介護になったとしてもその状態の悪化を防ぐことを目的としている．

調べてみよう

就労継続支援 B 型（非雇用型）

「障害者総合支援法」に基づく就労継続支援のための施設．障がいのある人が，一般企業への就職に不安や困難がある場合に，雇用契約を結ばないで軽作業などの就労訓練を行う施設．

MEMO

ドライビングシミュレーター（自動車運転支援）

自動車の運転・走行をシミュレートする装置を使用して，反応の速さや正確さで集中力や判断力などを評価する．リハビリテーションでは，医師の診断のもと，高次脳機能の評価とドライビングシミュレーターの結果を把握し，自動車運転再開を支援する．

MEMO

訪問リハビリテーション

介護保険制度による居宅サービスの一つで，作業療法士，理学療法士，言語聴覚士などのリハビリテーション専門職が自宅を訪問し，在宅でリハビリテーションを実施する．介護予防訪問リハビリテーションは，要支援 1 あるいは要支援 2 の人が対象となる．

MEMO

介護保険制度の目的

介護保険制度は，要介護状態となった人の尊厳を保持し，その人の有する能力に応じ，自立した日常生活を営むことができることをめざしている．

▶ Lecture 3 参照．

3) 介護予防の対象者

介護予防の主たる対象者は，要介護認定において要支援 1，要支援 2 の認定を受けた人で，介護保険の予防給付を受けていない高齢者，および介護保険の要介護認定を受けておらず，要介護になるリスクが高いと判断された人，すなわち生活機能の低下のおそれがある高齢者である．

4) 介護予防の検診

生活機能低下のおそれのある高齢者を早期発見するために，地域包括支援センターや市区町村を中心として介護予防に関する検診が行われている．地域包括支援センターと市区町村窓口において，対象者に対して，地域支援事業サービス利用の適否を判断する際に基本チェックリスト（**表3**）が活用されている[7]．基本チェックリストは，生活機能低下のリスクを簡便にチェックすることができる．また，実際の生活機能を把握するために，地域の集会場などにおいて体力測定（**図3**）や認知機能検査（**図4**）などが行われている．介護予防に関する検診を通じて，要支援や要介護になるおそれのある高齢者を地域支援事業につなげる役割がある．また，定期的に実施することで，対象者の生活機能の変化を把握することができる．

表3 基本チェックリスト

No.	質問項目	回答（いずれかに○をお付け下さい）		
1	バスや電車で 1 人で外出していますか	0. はい	1. いいえ	
2	日用品の買い物をしていますか	0. はい	1. いいえ	
3	預貯金の出し入れをしていますか	0. はい	1. いいえ	
4	友人の家を訪ねていますか	0. はい	1. いいえ	
5	家族や友人の相談にのっていますか	0. はい	1. いいえ	
6	階段を手すりや壁をつたわらずに昇っていますか	0. はい	1. いいえ	運動
7	椅子に座った状態から何もつかまらずに立ち上がっていますか	0. はい	1. いいえ	運動
8	15 分くらい続けて歩いていますか	0. はい	1. いいえ	運動
9	この 1 年間に転んだことがありますか	1. はい	0. いいえ	運動
10	転倒に対する不安は大きいですか	1. はい	0. いいえ	運動
11	6 か月間で 2～3 kg 以上の体重減少がありましたか	1. はい	0. いいえ	栄養
12	身長　　cm　体重　　kg（BMI=　　）（注）			栄養
13	半年前に比べて固いものが食べにくくなりましたか	1. はい	0. いいえ	口腔
14	お茶や汁物等でむせることがありますか	1. はい	0. いいえ	口腔
15	口の渇きが気になりますか	1. はい	0. いいえ	口腔
16	週に 1 回以上は外出していますか	0. はい	1. いいえ	閉じこもり
17	昨年と比べて外出の回数が減っていますか	1. はい	0. いいえ	閉じこもり
18	周りの人から「いつも同じことを聞く」などの物忘れがあるといわれますか	1. はい	0. いいえ	認知症
19	自分で電話番号を調べて，電話をかけることをしていますか	0. はい	1. いいえ	認知症
20	今日が何月何日かわからない時がありますか	1. はい	0. いいえ	認知症
21	（ここ 2 週間）毎日の生活に充実感がない	1. はい	0. いいえ	うつ
22	（ここ 2 週間）これまで楽しんでやれていたことが楽しめなくなった	1. はい	0. いいえ	うつ
23	（ここ 2 週間）以前は楽にできていたことが今ではおっくうに感じられる	1. はい	0. いいえ	うつ
24	（ここ 2 週間）自分が役に立つ人間だと思えない	1. はい	0. いいえ	うつ
25	（ここ 2 週間）わけもなく疲れたような感じがする	1. はい	0. いいえ	うつ

（注）BMI（＝体重（kg）÷身長（m）÷身長（m））が 18.5 未満の場合に該当とする．

MEMO

介護保険の財源

介護保険の財源は，保険料 50%と公費 50%で構成されている．保険料は第 1 号被保険者（65 歳以上）が 23%，第 2 号被保険者（40～64 歳）が 27%である．公費は国が 25%，都道府県が 12.5%，市区町村が 12.5%である．

▶ Lecture 3・図 2 参照.

MEMO

日本の高齢化率

全国の総人口は 1 億 2,571 万人，65 歳以上人口は 3,619 万人である．総人口に占める割合（高齢化率）は 28.8％である（2020 年 10 月 1 日現在）[6]．

日本の人口推移

▶ Lecture 4・図 4 参照.

覚えよう！

基本チェックリスト（表 3）

介護予防が必要な高齢者を早期に発見するために作成された質問紙である．ADL，運動機能，栄養状態，口腔機能，閉じこもり，認知機能，うつに関する 25 項目により構成されており，各項目の機能低下がみられる場合に生活機能低下のおそれがあると判断される．このツールを活用し，介護予防・日常生活支援総合事業へつなげることで状態の悪化を防ぐ．

MEMO
要支援・要介護認定者数の推移
要支援・要介護認定者数は，2000年度は256万人，2020年度は682万人と増加している[8]．

5）地域支援事業

2006年に地域支援事業が創設され，2017年には新たな地域支援事業が開始されている．地域支援事業は，要支援や要介護になるおそれのある高齢者に対して，社会参加や自立した日常生活を営むことができるよう支援するサービスである．

地域支援事業は，介護予防・日常生活支援総合事業（以下，総合事業），包括的支援事業，任意事業の3つの事業から成り立っている．総合事業が必要とされる対象者には，地域包括支援センターが作成した介護予防ケアプランに基づいてサービスが提

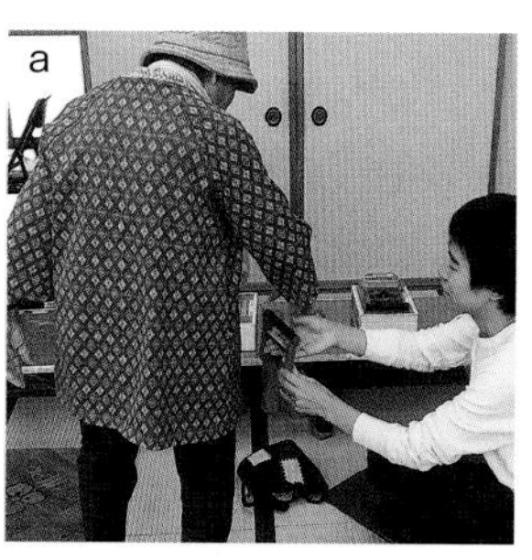
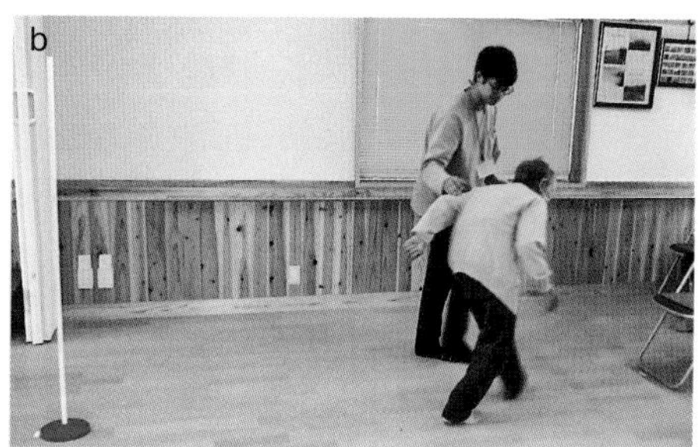

図3　体力測定
a：握力測定，b：移動能力測定．

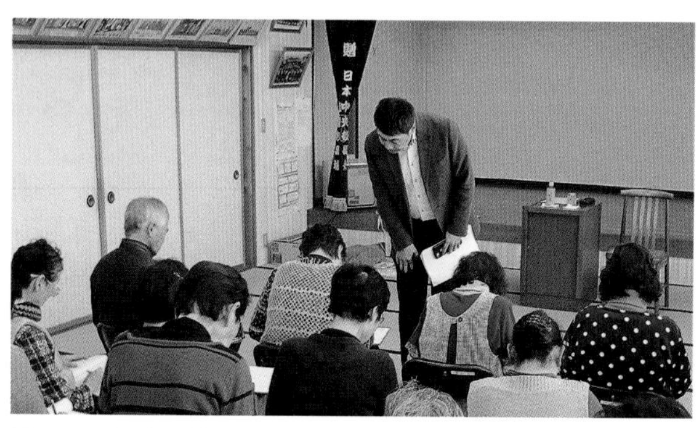

図4　認知機能検査

表4　介護予防・日常生活支援総合事業

介護予防・生活支援サービス事業	
訪問型サービス （第1号訪問事業）	①訪問介護 ②訪問型サービスA（緩和した基準によるサービス） ③訪問型サービスB（住民主体による支援） ④訪問型サービスC（短期集中予防サービス） ⑤訪問型サービスD（移動支援）
通所型サービス （第1号通所事業）	①通所介護 ②通所型サービスA（緩和した基準によるサービス） ③通所型サービスB（住民主体による支援） ④通所型サービスC（短期集中予防サービス）
その他の生活支援サービス （第1号生活支援事業）	①栄養改善を目的とした配食 ②住民ボランティアなどが行う見守り ③訪問サービス，通所型サービスに準じる自立支援に資する生活支援（訪問型サービス・通所型サービスの一体的提供など）
介護予防マネジメント （第1号介護予防支援事業）	
一般介護予防事業	
①介護予防把握事業 ②介護予防普及啓発事業 ③地域介護予防活動支援事業 ④一般介護予防事業評価事業 ⑤地域リハビリテーション活動支援事業	

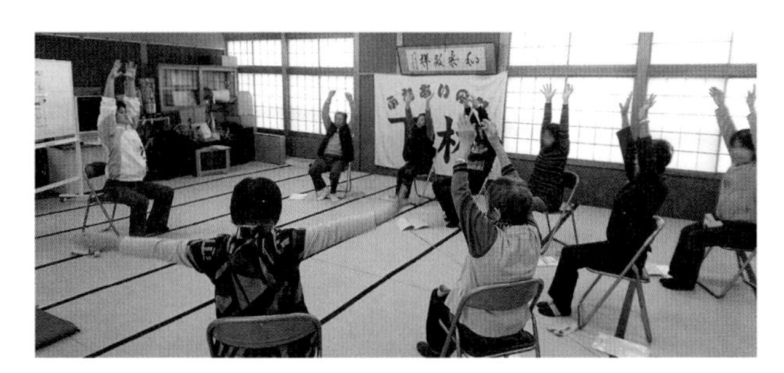

図5　通いの場における支援

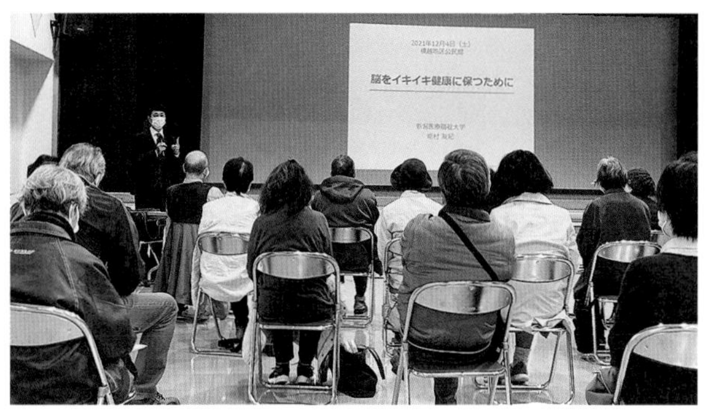

図6　一般住民に対する認知症予防の講演会

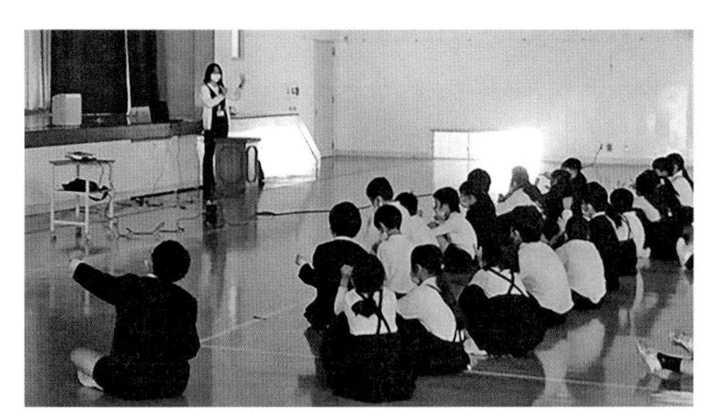

図7　小学生に対する認知症サポーター養成講座

供される．総合事業には，介護予防・生活支援サービス事業と一般介護予防事業がある（**表4**）．介護予防・生活支援サービス事業には，多様な訪問型サービスや通所型サービスがある．なかでも訪問型サービスCと通所型サービスCは，専門職による短期間に集中してかかわる予防サービスであり，医師，看護師，リハビリテーション専門職が生活機能の改善に向けた相談や指導を行う．通所型サービスCは，生活機能の低下のおそれがある高齢者に対して，生活機能低下（運動機能・栄養状態・口腔機能の低下など）の状況に応じてサービスを提供するものである．通所型サービスBは，地域住民が主体となり，自主的な「通いの場」で行われる事業である．地域の集会場などを利用して，定期的に体操などを行うことで閉じこもりを防止し，活動的で生きがいのある生活を送れるように活動が行われている（**図5**）．

一般介護予防事業の一つである地域リハビリテーション活動支援事業は，介護予防の取り組みを強化するために，地域ケア会議や通いの場，訪問型・通所型サービスなどへのリハビリテーション専門職の関与を促進する事業である．その地域に勤務する作業療法士は市区町村等からの協力依頼によって，さまざまな介護予防に関するサービスに関与している．作業療法士の関与として，地域ケア会議への参加や，通いの場において閉じこもり予防や生きがいづくりに向けた支援が行われている．また，地域住民に対して介護予防普及・啓発のための活動として，講演会の開催（**図6**）や認知症サポーター養成講座（**図7**）の講師を務めるなど，地域では作業療法士の知識や技術が必要とされている．

介護予防における作業療法
▶ Lecture 10 参照.

LECTURE 12

MEMO
認知症サポーター
認知症について正しく理解し，認知症の人やその家族に対してできる範囲で手助けをする応援者．認知症サポーター養成講座は，地域住民，金融機関やスーパーマーケットの従業員，学生などが受講している．

6）介護予防における作業療法の実際

地域リハビリテーション活動支援事業にて，市区町村から作業療法士に対して，通いの場（いきいきサロン）への支援依頼があった．いきいきサロンは，地域の高齢者が歩いて通える身近な集会場などで開催されている．いきいきサロンでは，月1回の頻度で地域のボランティアが主体となり，集団体操や趣味活動などの活動を行っている．

Bさんは80代，女性．一人暮らし．転倒による脊椎圧迫骨折の既往がある．円背姿勢がみられるが，T字杖を使用して歩行は可能である．手芸が趣味であり，自宅では手芸に取り組んでいる．半年前に地域包括支援センターの職員からいきいきサロンへの参加を勧められた．作業療法士は，Bさんに対して，いきいきサロンを継続し，円背の悪化を予防しながら手芸を行う際の正しい姿勢を身につけることを目標とした．いきいきサロンで行われている集団体操では，特に肩と肩甲骨，骨盤，脊柱を動かすことを意識し，円背が悪化しないように良い姿勢を保つことを助言した．さらに，自宅での姿勢や作業環境を聴取し，良い作業姿勢を取り入れるための工夫を助言した．Bさんはいきいきサロンでの参加者との交流を活力にし，生きがいである趣味活動を楽しんでいる．

7）介護予防における作業療法士の役割

介護予防における作業療法の対象は，生活機能低下のおそれのある人，すなわち一般高齢者や虚弱高齢者である．これらの対象者に必要な支援は，買い物やゴミ出しのような生活課題が多く，閉じこもりや人との交流などの社会参加などに対して行われる．加齢に伴う心身状態の悪化が外出機会の減少につながり，地域での仲間との交流の減少，地域や家庭での役割の減少につながることを予防・改善することが必要となる．一方，日本の人口減少や少子高齢化の波は歯止めが利かず，地域や家庭での支え合いの基盤が弱くなっていることが懸念されている．作業療法士には，地域全体で協働して助け合いながら暮らすことができる地域共生社会の実現に向けて，地域づくりの視点をもつことが期待される．

MEMO

地域共生社会

制度・分野ごとの「縦割り」や「支え手」「受け手」という関係を超えて，地域住民や地域の多様な主体が参画し，人と人，人と資源が世代や分野を超えてつながることで，住民一人ひとりの暮らしと生きがい，地域をともに創っていく社会[9]のこと．

■引用文献

1）日本作業療法士協会：作業療法ガイドライン（2018年度版）．
https://www.jaot.or.jp/files/page/wp-content/uploads/2019/02/OTguideline-2018.pdf
2）厚生労働省：地域包括ケアシステム．
https://www.mhlw.go.jp/seisakunitsuite/bunya/hukushi_kaigo/kaigo_koureisha/chiiki-houkatsu/dl/link1-4.pdf
3）厚生労働省：地域支援事業の推進．第58回社会保障審議会介護保険部会参考資料．2016．
https://www.mhlw.go.jp/file/05-Shingikai-12601000-Seisakutoukatsukan-Sanjikanshitsu_Shakaihoshoutantou/0000125465.pdf
4）厚生労働省老健局：地域包括ケアの実現に向けた地域ケア会議実践事例集—地域の特色を活かした実践のために．2014．
https://www.mhlw.go.jp/file/06-Seisakujouhou-12300000-Roukenkyoku/0000188270.pdf
5）佐藤孝臣：失敗しない地域ケア会議—作業療法士の役割とは．作業療法ジャーナル 2015；49（10）：1013-7．
6）内閣府：高齢化の状況．令和3年版高齢社会白書（概要版）．
https://www8.cao.go.jp/kourei/whitepaper/w-2021/html/gaiyou/s1_1.html
7）厚生労働省老健局老人保健課：基本チェックリストの考え方について．平成18年3月28日．
8）厚生労働省：令和2年度介護保険事業状況報告（年報）．
https://www.mhlw.go.jp/topics/kaigo/osirase/jigyo/20/dl/r02_gaiyou.pdf
9）厚生労働省：地域共生社会のポータルサイト．
https://www.mhlw.go.jp/kyouseisyakaiportal/#tiikikyosei

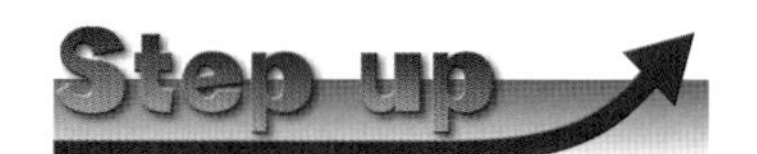

福祉用具展示場で活躍する作業療法士

1．仕事の内容

金沢福祉用具情報プラザ（以下，プラザ）は，2002年に開設した日本最大級の福祉用具と住宅改修の展示相談施設です．金沢市が設置し，金沢市社会福祉協議会が指定管理者として運営している施設となります．職員は8人で，うち2人が作業療法士として業務にあたっています．

館内には，約1,200点の福祉用具を展示しており，そのすべてを「見て・触れて・体験できる」ことがプラザのいちばんの特徴です．展示品は，7泊8日で貸し出しており，実際に使用する現場で利用することもできます．以下に，プラザでの作業療法士の主な業務，そしてプラザの担うべき役割について紹介します．

1）来館者の相談への対応

プラザでは，来館者の相談への対応が主な業務となります．相談のために，一般市民や病院・施設関係者，福祉用具貸与・販売業者など，さまざまな方が来館されます．もちろんリハビリテーション専門職も来館します．来館の理由は，退院前の自宅環境の調整や，難渋している支援に対する相談，知識向上のためなど，さまざまです．私たちは，相談者の思いを傾聴し，利用者のニーズや課題に適した福祉用具の選定や介護方法の提案を行います．よく「いちばん売れているものは何ですか？」と聞かれるのですが，販売数が多いから利用者に適しているというわけではありません．利用者の心身機能や性格，家族の介護力，自宅や周辺環境など，さまざまな情報を考慮して，提案しています．突然の来館者からの相談に対して選択肢を見つけ出す必要があるので，私たちには多角的な視点でアセスメントを行い，福祉用具や介護方法などの情報をアップデートしていくことが求められます．

2）訪問相談

プラザでは，市内在住の方を対象に訪問相談を実施しています．訪問相談のメリットは，実際の現場で利用者の動作能力や環境を確認しながら福祉用具や介護方法の提案ができることです．「病院でできているから大丈夫」という声を支援者側から聞くことがありますが，環境が少しでも異なると利用者の動作も変化します．入浴動作を例にあげると，病院の浴室環境では浴槽をまたげたとしても，自宅では手すりの位置や浴槽の縁の幅など，ちょっとした違いでその動作ができない場合があります．訪問相談は利用者とその周辺環境を理解し，支援していくための大切な業務と考えています．最近では，新型コロナウイルス感染症を契機に，利用者宅とオンラインで映像をつなぎ，現場を確認しながら対応しており，来館できない方，外出や対面での相談に不安がある方などへの対応の幅が広がったと考えています．

3）自助具の作製，衣服のリフォーム

利用者の心身機能によっては，既製品の福祉用具では適合しない場合があります．そのような場合は，必要に応じて自助具の作製や衣服のリフォームを検討していきます．例えば，四肢麻痺でスマートフォンを口で操作したいという人に対し，既製品では適合しなかったため，必要な長さのマウススティックと，自分のタイミングで使用できるようにマウススティックを立てるボックスを作製しました．口でくわえるため，衛生面に配慮するなど試行錯誤し，現在も使用しています．また，脊髄損傷の方が座って導尿を行いやすいように，股間部にファスナーを縫い付けて開きやすくしたり，上肢の拘縮が強くなった方に対し，肩から腕に沿ってファスナーを縫い付けるなど，介助者や本人が着脱しやすいような衣服のリフォームも行っています．

利用者の身体状況やとりまく環境を評価し，最適な自助具を作製することも作業療法の醍醐味だと思います．

4）館内視察

地域の民生委員や医療福祉を学ぶ学生，介護の勉強をしている方などを対象に，館内視察を受け入れています．事前に知りたい内容について聴取し，住宅改修を行うときのポイント，福祉制度の紹介，福祉用具の種類や特徴など視察に来られた団体の方々が，今後に活かせるような福祉用具や介護方法について，体験談などを交えながら案内することを心がけています．

プラザには，最新の福祉用具の情報を市民に提供する役割があります．そのため，市民や利用者のニーズを反映

した福祉用具の展示となるよう整えることが重要な仕事になります．福祉用具の知識だけでなく，どのような特徴をもった方に適応できるかを想像する必要があります．福祉用具の貸出業務や相談内容から，市民や利用者のニーズを聴取し，どのような福祉用具を展示することが最適かを考え，常に新しい福祉用具を取り入れています．毎年100点程度の福祉用具が入れ替わっているので，何度来館しても発見があると思います（図1）．

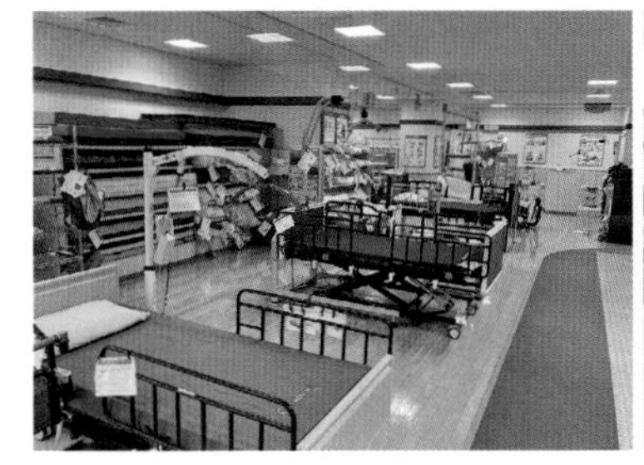
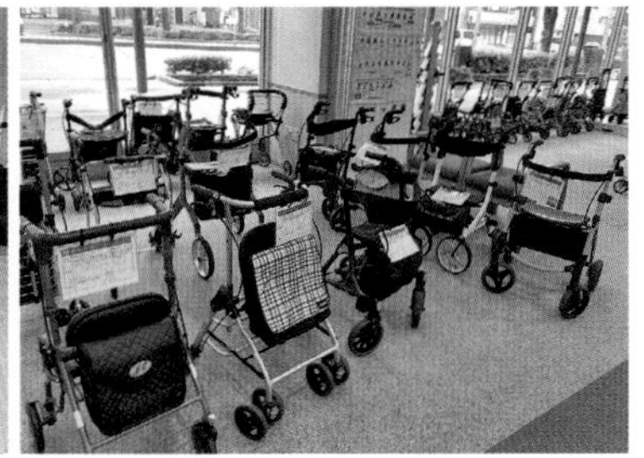

図1　展示場

5）プラザの役割

私たちの役割は，地域での生活や介護に困っている方に対し，福祉用具を通して支援することです．また，医療および介護に携わる専門職に福祉用具への知識，関心を高めてもらい，利用者への適切な支援につなげてもらうことも役割だと思っています．そのために，専門職がスキルアップできる研修会も随時開催しています．

昨今の課題として，抱え上げや引きずりなど，力任せの介護や長時間に及ぶ不良姿勢などの不適切なケアによって，ケアを受ける利用者に筋緊張亢進による拘縮や内部障害などの二次的障がいを引き起こしている現状があります．力任せの介護は介護者側の身体的負担も大きいため，腰痛などが原因の離職につながり，人手不足となっている現場が増えています．人手不足はさらなるケアの質の低下を生み，悪循環に陥ることになります．この悪循環は，適切な福祉用具を使用することや介護方法を変更することで解決できることも多いのですが，組織的に対応していかない限り解決できない大きな課題です．私たちは，相談や研修会を通して，利用者にも介護従事者にもやさしい介護の知識と情報を提供することで，地域全体で適切な介護に取り組めるようにしていきたいと考えています．

2．今の職業をめざした理由

姉が介護福祉士をしており，作業療法士を教えてもらったのが始まりです．かねてより対人援助職に興味がありましたが，作業療法士がものづくり（作業）を活かしてリハビリテーションを行うことに魅力を感じ，作業療法士になりたいと考えるようになりました．病院や介護保険領域の施設で作業療法士として従事しましたが，現在はもの（≒福祉用具）を用いて相談にあたっているので，学生時代に感じた思いと似たところに落ち着いたのかもしれません．福祉用具の業界は面白いので，ぜひ門をたたいてみませんか？（城野友哉）

私は以前，地域密着型の病院に作業療法士として従事していました．筋萎縮性側索硬化症（ALS）と診断された方を担当したことがあります．ALSは難病指定されている進行性疾患です．本人の思いを実現するために，身体機能を改善させることは困難であるため，福祉用具で能力を補完し，思いに沿った支援ができるように何度もプラザに足を運び，当時の職員に相談にのってもらいました．福祉用具を利用することで，短期間でしたが，できるようになった生活動作も多く，その方の笑顔が増えたことを覚えています．この経験から福祉用具の大切さを知り，もっと深くかかわりたい，知識をつけたいと思うようになったことがきっかけです．（本田優介）

3．学生へのメッセージ

プラザに勤務して感じることは，作業療法士にもっと福祉用具の知識があれば利用者やその家族はより豊かな生活ができるということです．作業療法は，評価に基づき段階づけを行いながら治療を進めていきます．それと同様に，福祉用具にも段階づけがあります．手すりなどの支持物がなければ歩けず，おむつを着用している方が，歩行車を使用することでトイレに行ける可能性があります．能力が改善するまで待つのではなく，利用者の段階に合った福祉用具は，生活の範囲を拡大させ，能力改善の相乗効果を生みます．学生の皆さんは，ぜひ福祉用具について学び，利用者の思いを傾聴し支援できる作業療法士になってください．

（城野友哉，本田優介・金沢福祉用具情報プラザ）

LECTURE 13

作業療法における評価の意義（1）
からだ編

到達目標

- からだの評価の意義を理解する．
- からだの評価の信頼性と妥当性を理解する．
- 具体的なからだの評価項目を理解する．

この講義を理解するために

作業療法士は，対象者の生活行為に焦点を当てた治療，指導，援助を行います．生活行為の遂行状況は，生活行為を行う対象者の能力（身体能力，精神力，認知能力，経済力など，あらゆる能力を含む）や環境（場所，国，気候，時間など，あらゆる環境を含む）によってダイナミックに変化します．対象者の生活行為を評価するためには，医学モデルだけではなく，生活モデルや社会モデルを含めて対象者をとらえる必要があります．この講義では，生活行為の評価の基礎となる，医学モデルの評価を中心に学びます．

この講義の前に，以下の項目を学習しておきましょう．

□ 作業の定義を復習する（Lecture 2 参照）．

□ 医学モデル，生活モデル，社会モデルの違いを整理しておく．

講義を終えて確認すること

□ からだの評価の意義について説明できる．

□ 国際生活機能分類（ICF）とからだの評価を関連づけて説明できる．

□ 評価の信頼性と妥当性について説明できる．

□ 具体的なからだの評価項目を説明できる．

□ 対象者の理解度が重要な理由について説明できる．

講義

1. からだを評価することの意義

作業療法士は，対象者の生活行為の獲得・再獲得を促し，健康と幸福を高めるという社会的責任を負っている．生活行為の遂行には，身体機能，認知機能，精神心理機能，環境，個人などの多くの要因が関係している．したがって，対象者が経験している生活行為の困難さがどの要因に起因しているかを評価し，適切な対応をしなければ，対象者にとって納得のいく生活行為の獲得・再獲得に至ることは難しい．人間は，身体をとおして環境とつながり，生活を送っている．その意味では，からだの評価は特に重要である．この講義では，からだ，すなわち身体機能の評価について概説する．国際生活機能分類では，「心身機能・身体構造（body functions and body structures）」に該当する内容である．

MEMO
国際生活機能分類（International Classification of Functioning, Disability and Health：ICF）
WHO（World Health Organization；世界保健機関）が2001年に採択した人間の生活機能と障がいの分類法で，健康状態と健康関連状況を記述するための，統一的で標準的な言語と概念的枠組みである[1]．
▶ Lecture 4・図2参照．

2. からだの構造と機能

対象者のからだを評価するためには，からだの構造と機能を理解する必要がある．

この講義で述べる構造とは，身体を構成している部分，あるいは部分の集合体で，主として解剖学で学習する内容である．視覚的に確認することができ，写真のように頭の中でイメージすることができるという特徴がある．ヒトの場合，骨，筋肉，関節，皮膚，心臓，脳などを想像するとよい．それぞれが固有の構造をもっている．

他方，機能とは，構造が担っている役割であり，視覚的に確認することができない，写真のように頭の中でイメージすることができないという特徴がある．主として生理学で学習する内容である．

ヒトの場合，骨という構造には，身体を支えるという機能があり，心臓という構造には，全身に血液を送るという機能がある．からだの評価では，最初に身体構造の正常，異常を確認し，その構造が生活のなかで機能しているのかを確認することが重要である．

MEMO
解剖学（anatomy）とは，人体の形態，構造を理解する学問であり，生理学（physiology）とは，人体または器官や細胞などの機能を理解する学問である．

3. 評価の信頼性と妥当性

評価の正確さを表現する考え方として，評価の信頼性と妥当性があり，双方が高いことが望ましい．信頼性と妥当性には多くの指標が存在するが，以下，最低限理解すべき内容について説明する．

信頼性（reliability）

1）信頼性

評価の信頼性とは，誰が，いつ，どこで，何回測定しても同じ値，もしくは一定の誤差範囲の値を得ることができることを意味する．「誰が」については，A先生が測定しても，B先生が測定しても，Cさんの測定対象（握力など）が同じ値，または一定の誤差範囲の値であれば，信頼性が高いと表現する．「いつ」については，Cさんの握力を，A先生が午前に測定しても，午後に測定しても同じ値，もしくは一定の誤差範囲の値であれば，信頼性が高いと表現する．「どこで」については，病院で測定しても，自宅で測定しても同じ値，または一定の誤差範囲の値であれば，信頼性が高いと表現する．「何回」については，連続で測定する場合，1回目の測定値も2回目の測定値も，10回目の測定値も同じ，もしくは一定の誤差範囲の値であれば，信頼性が高いと表現する．

主要な指標として，検査者間信頼性と検査者内信頼性がある．検査者間信頼性とは，異なる検査者がいつ，どこで，何回測定しても同じ値，または一定の誤差範囲の

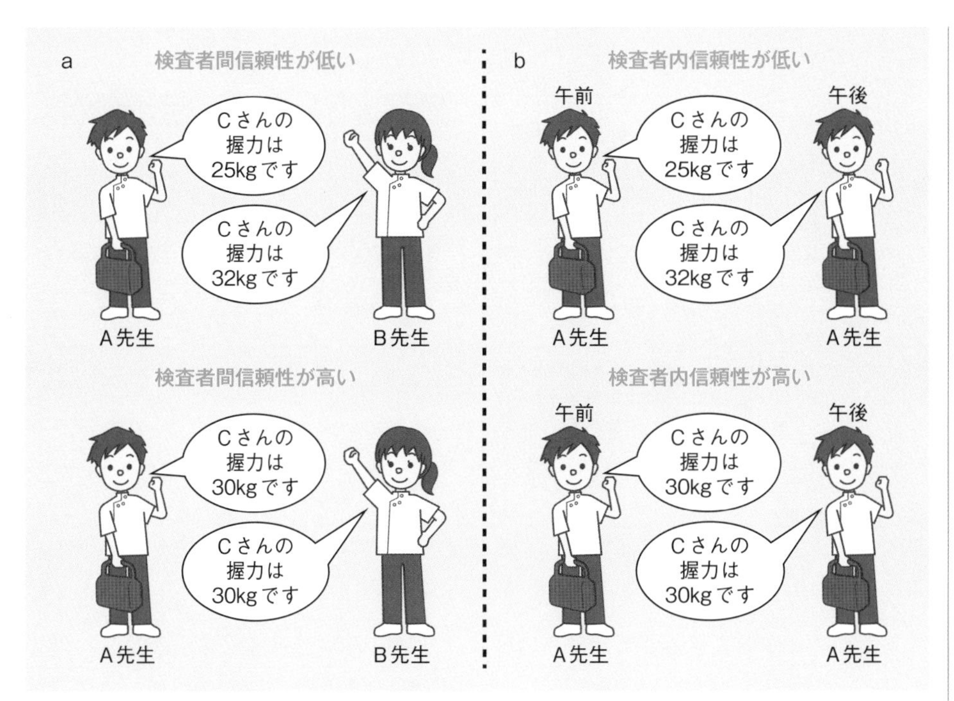

図 1 検査者間信頼性（a）と検査者内信頼性（b）

値が測定できるという一致度を意味する（**図 1a**）．検査者内信頼性とは，同じ検査者がいつ，どこで，何回測定しても同じ値，もしくは一定の誤差範囲の値が測定できるという一致度を意味する（**図 1b**）．

実際には，作業療法士の評価技術の習熟度と，測定に使用する機器や評価表の精度という 2 つの要因がかけ合わさった信頼性を議論することになる．注意すべき点は，信頼性を調べる際に，測定対象の本当の値である真値が変化していない，または一定の誤差範囲をもつことが大前提となることである．予測が立たず変わりやすいことが正常である値の信頼性を検討する意義は小さい．このような場合は，値の変動範囲を測定することに重点をおくべきである．

評価に先立っては，診療場面で使用する機器や評価表の信頼性がどの程度あるかを確認することが重要である．評価技術の習熟度を高めるには，経験を重ねるしかない．

2）妥当性

評価の妥当性とは，測定したい物事を本当に測定できているかを意味する．握力を測定する場合は，握力計を用いて力（kgf）を測定する．また，所要時間を測定する場合は，ストップウォッチを用いて時間（秒など）を測定する．長さを測定する道具であるメジャーを用いて，握力や体重を測ることはない．

評価に先立っては，選択した評価機器や評価表で，測定したい対象を本当に測定できるのかを意識するとともに，診療場面で使用する評価機器や評価表の妥当性がどの程度かを確認することが重要である．

4．からだの評価

1）安全性の確保（リスク管理）

評価の際の最重要事項は，対象者の安全性の確保であり，リスク管理である．生命にかかわるリスクから心理的なリスクまで，評価するうえで配慮すべきリスクは多数ある．作業療法士の評価によって，対象者の症状悪化や新たな外傷を負わせることは本末転倒である．対象者のバランス能力を評価する際には，転倒のリスクを考慮し

MEMO

- **最小可検変化量**（minimal detectable change：MDC）
信頼性の指標の一つで，ある検査機器や評価表粗点の測定誤差をいう．MDC を超えた変化があった場合に，はじめて対象者に対する治療効果などの議論ができる．
- **臨床的に意味のある最小変化量**（minimal clinically important difference：MCID）
治療による変化が臨床的に意味のある変化であったと判断できる変化量をいう．MDC を超えていることに加え，対象者の主観的満足度（対象者が「生活のなかで意味のある変化」と感じていること）も重要となる．

妥当性（validity）

kgf（kilogram force）

調べてみよう

妥当性の指標

基準連関妥当性（併存妥当性，予測妥当性），構成概念妥当性（因子妥当性，収束妥当性）などの指標について調べてみよう．

a. 悪い例（支えがない）
b. 良い例（支えがある）
もしものときに，対象者自身が手を伸ばせるものがあるとよい
作業療法士の手が届かない
作業療法士の手が届く

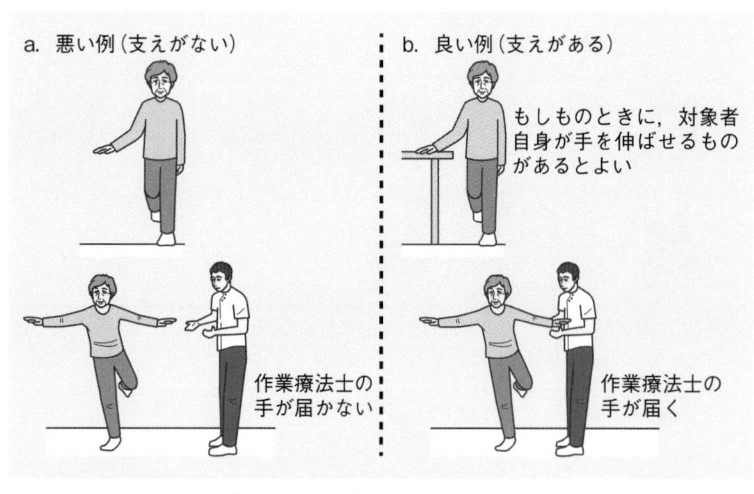

図２　評価における安全性の確保（リスク管理）

表１　バイタルサインと SpO_2 の正常・基準範囲（一般成人）

項目	正常・基準範囲
呼吸	12〜20 回/分
体温	36〜37℃
血圧	収縮期血圧　120〜139 mmHg 拡張期血圧　80〜89 mmHg
脈拍（心拍数）	60〜80 回/分
酸素飽和度（SpO_2）	96〜99％以上

て，すぐに身体を支えることができる位置，体勢，環境で評価する（**図２**）．対象者の安全性の確保は，評価を実施することよりも優先されなければならない．リスク管理を優先し，評価を中断することも少なくない．

2）評価項目

以下に，作業療法士が行う代表的なからだの評価項目を説明する．非常に多くの項目があることがわかる．なお，疾患，年齢，病期によっては，以下に記載していない項目を評価することがある．

(1) バイタルサイン

人間が生きているという状態を示す徴候であり，呼吸，体温，血圧，脈拍（心拍数）が含まれる．バイタルサインに加え，作業療法士は酸素飽和度（SpO_2）を計測することも多い．一般成人の正常・基準範囲を**表１**に示す．

疾患や術後の状況によって，対象者が許容できる運動負荷が定められている．重い心臓疾患の場合，運動負荷の強い評価を避けるべきであることは容易に想像できる．バイタルサインの確認は，対象者が，さまざまな評価を行うことができる状態にあることを確認するため，評価に先立って行う必須項目である．なお，バイタルサインが正常・基準範囲にない場合に加え，正常・基準範囲内にある場合にも，対象者の表情や言動の変化に気を配ることを忘れてはならない．

(2) 四肢長・周径

四肢は，手（左右上肢）と足（左右下肢）のことで，四肢長は長さ，四肢周径は太さを意味し，メジャーを用いて計測する．四肢長・周径を測定することは，腕や脚の切断患者の義肢の処方や，脳卒中患者の装具の処方，浮腫（むくみ）の確認などに必要になる．小児領域であれば，身体的発達の段階を評価することができる．また，四肢周径を測ることで筋肉量を推定することができる．サルコペニアや栄養状態の把握に有用である．

(3) 関節可動域（ROM）

関節が動く範囲のことで，人体にある約 260 の関節ごとに ROM が存在する．作業療法士は，上下肢・体幹用や手指用のゴニオメータを使用して ROM を測定する（**図３**）．すべての関節の ROM を測定するのではなく，疾患やけがの状況に合わせて，生活行為に影響が出る関節に焦点を当てて計測する．

医学的に定義されている ROM と対象者が生活で必要となる ROM は異なることが多い．生活行為の専門家である作業療法士は，この２つの視点で対象者の ROM を測

調べてみよう

病期

予防期，急性期，回復期，維持期（生活期），終末期に大別できる．

▶ Lecture 9，10 参照．

バイタルサイン
（vital sign；生命徴候）

MEMO

酸素飽和度

血液中の酸素濃度の指標．臨床では SpO_2（パルスオキシメータによる経皮的酸素飽和度）が用いられることが多い．

調べてみよう

土肥・Anderson 基準は血圧と脈拍から，運動の中断・継続を判断するための基準である．ボルグスケール（Borg scale）は主観的な呼吸困難感を評価する指標で，運動強度を測定する際の参考とする．それぞれの評価項目を調べてみよう．

MEMO

- **義肢**：四肢切断に対して使用される人工の四肢．
- **装具**：病気やけがで失った身体機能を高めたり（支持，固定性），改善したり（保護，補助）するために装着する器具．

MEMO

サルコペニア（sarcopenia）

高齢期にみられる骨格筋量の減少と筋力もしくは身体機能（歩行速度など）の低下により定義される[2]．

関節可動域
（range of motion：ROM）

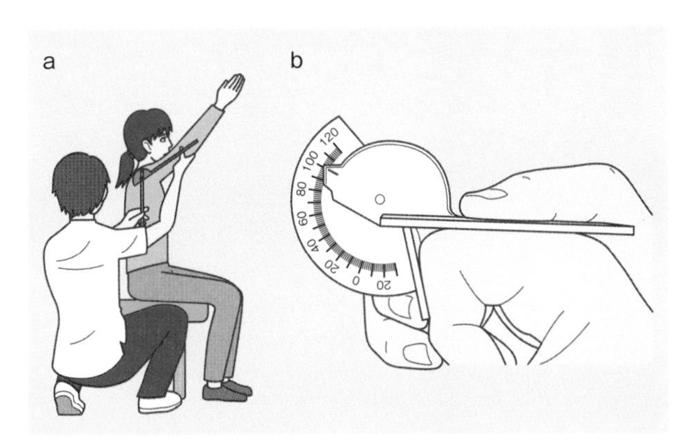

図3　ゴニオメータ
a：上下肢・体幹用ゴニオメータ．b：手指用ゴニオメータ．

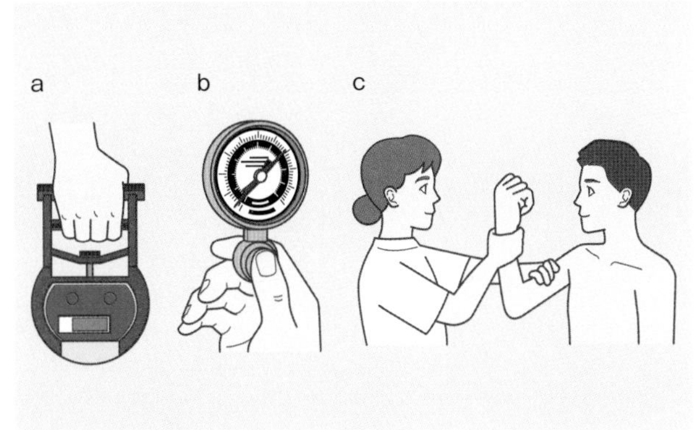

図4　筋力測定
a：握力計．b：ピンチ力計．c：徒手筋力検査（MMT）．上腕二頭筋（肘関節の屈曲）の筋力を測定している．

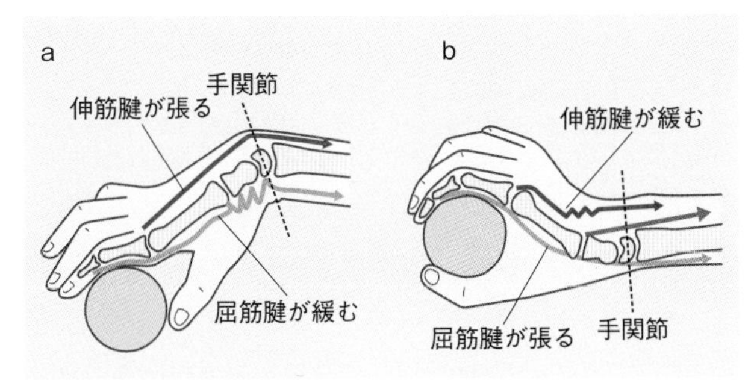

図5　握力と運動学
a：手関節掌屈位（握りにくい）．b：手関節背屈位（握りやすい）．

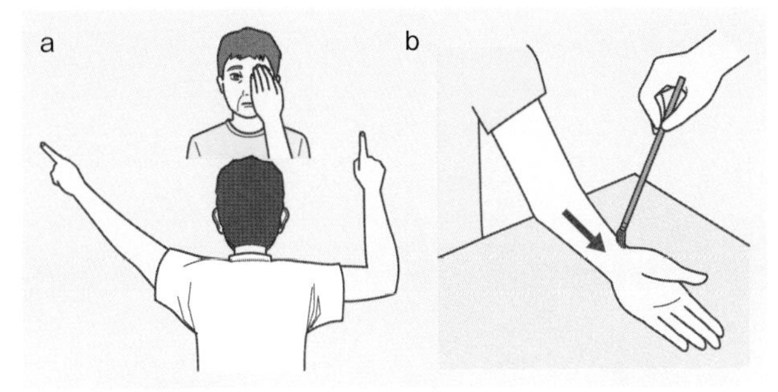

図6　感覚検査
a：視野検査（対座法）．b：触覚検査．

定する．例えば，人体の肩関節は180度屈曲する（手を真上に伸ばす）ことが可能であるが，日常生活では130〜150度屈曲できれば多くの動作ができる．

（4）筋力

人体には約600個の筋肉がある．筋力は生活行為を遂行するうえで重要であり，生活行為に支障をきたしている原因が筋力の低下であることは多い．

筋力評価を大別すると，機器を用いた評価と，作業療法士が徒手的に行う評価がある．

機器を用いた評価の代表は，握力計（**図4a**）である．その他にも，指のつまむ力を測定する筋力計であるピンチ力計（**図4b**），検査者の徒手抵抗を筋力として計測する機器であるハンドヘルドダイナモメータなど，多くの機器がある．

作業療法士が徒手的に行う筋力評価の代表は，徒手筋力検査（MMT）である（**図4c**）．臨床で頻用されている筋力測定方法である．

筋力評価の注意点としては，実際には筋力があるにもかかわらず，痛みやROM制限によって筋力が発揮できないことがある．その他にも，関節のポジションによって，本来の力を発揮することができない点も理解しておく．握力の場合，手関節が掌屈していると，握力は発揮しづらくなる（**図5a**）．これは，手を握る筋肉の屈筋が緩みすぎていることと，手を開く筋肉の伸筋が張りすぎていることで，握力発揮が阻害されるからである．逆の理由で，背屈していると，本来の握力を発揮することができる（**図5b**）．この現象は，テノデーシス・アクションに由来しており，運動学で学習する内容である．

（5）感覚

ヒトは，視覚，聴覚，触覚，痛覚，温度覚，固有感覚，前庭感覚，嗅覚，味覚など，さまざまな種類の感覚を識別することができる．感覚の種類によって評価方法が異なる（**図6**）．

ゴニオメータ（goniometer；角度計，測角器）

MEMO
関節可動域表示ならびに測定法[3)]
各関節の参考可動域角度は，日本リハビリテーション医学会，日本整形外科学会，日本足の外科学会が共同で定めている．

徒手筋力検査（manual muscle testing：MMT）

MEMO
テノデーシス・アクション（tenodesis action；腱固定作用）
指の力を抜いた状態で手関節を背屈すると指が屈曲し，掌屈すると指が伸展する現象．

MEMO
- **固有感覚**：関節が動いている感覚や筋肉が収縮している感覚など．
- **前庭感覚**：平衡感覚．

感覚を評価する際に最も大切なことは，感覚は対象者の主観であり，第三者が評価することに限界がある点である．作業療法士は，感覚の感じ方を対象者に丁寧に確認する．言葉を発することができる対象者であれば，「左上のほうがぼやっとした感じがする（視覚）」「触られて，ぞわっとする感じがする（触覚）」「肘を曲げるときよりも，伸ばすときのほうが動いている感覚がある（固有感覚）」など，感覚についての印象をさまざまに表現してくれるはずである．感覚が低下している場合，対象者が感覚に集中できるように静かな環境で評価を行うことも重要である．対象者が自分の感覚についての印象を言葉で表現できない場合は，作業療法士は対象者の生活行為の遂行を注意深く観察する．

(6) 神経

人体には無数の神経が走行している．筋肉の収縮，関節運動，感覚は正常な神経の機能に依存している．これらの機能は非常にわかりやすく，バイタルサイン，呼吸，循環，バランス能力，上肢機能，認知機能など，人の生活行為は神経なくして完遂することができない．

認知機能の評価
▶ Lecture 14 参照.

各々の神経には固有の機能が割り当てられている．コップをつかむ場合には，つかむ動作に必要な筋肉をつかさどる神経が正常に機能している必要があり，コップを持つという意思をコントロールする機能，コップの位置を確認するための視覚にかかわる機能，見えたコップの位置にスムーズに手を動かすための協調性にかかわる機能など，さまざまな神経が関与する．作業療法士は，対象者が困難を感じている生活行為を細分化し，各工程に必要な神経の機能を評価する．コップの位置を確認する工程であれば視覚にかかわる機能，コップに手を伸ばそうと判断する工程であれば意思にかかわる機能，コップに手を伸ばす工程であれば筋肉をつかさどる機能や協調性にかかわる機能を評価する．このように，生活行為を細分化し分析する思考は，作業分析学などで学習する内容である．作業療法士が最も得意とするリーズニング（臨床推論）の一つである．

リーズニング（reasoning；臨床推論）
▶ Lecture 8・表 3 照.

(7) バランス能力

転倒や転落を未然に防ぐために必要不可欠な能力で，筋力，関節可動域，感覚，身

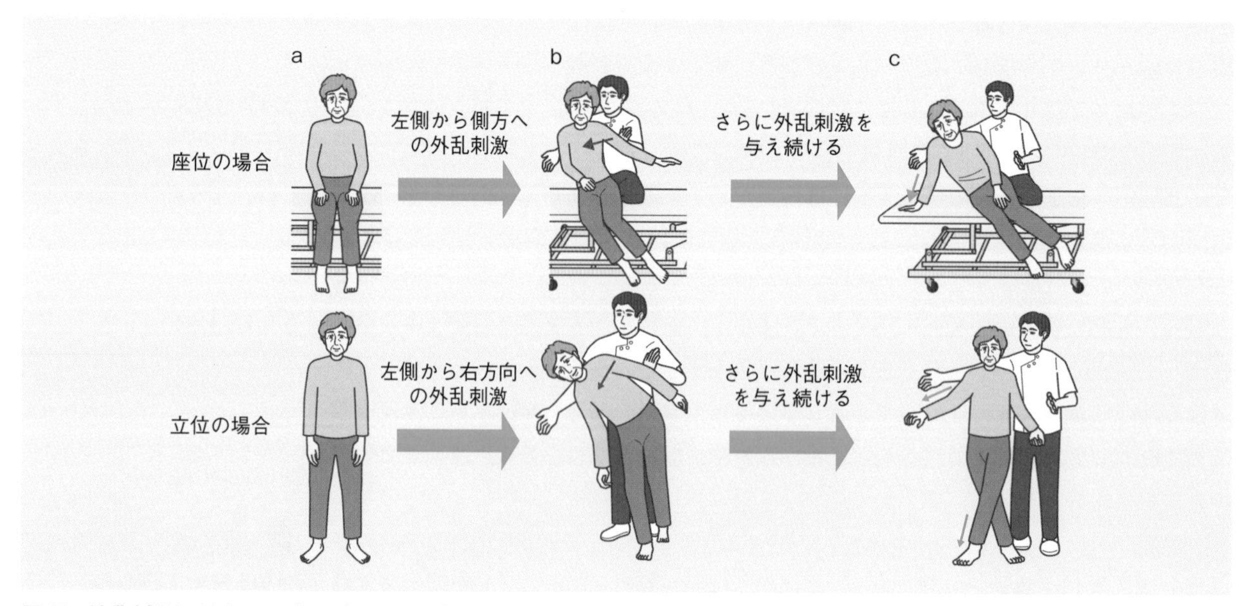

図 7　外乱刺激に対する一連のバランス反応
a：安定した姿勢．b：外乱刺激〈→〉に対し，手（足）や体幹で何とか姿勢を保とうとする．c：b で保てなくなった場合，手（足）をついて身体を支える（保護伸展反応〈→〉）．

体の位置を重力に対して適切に保つための神経の機能など，多くの要素がかかわる複合的な力である．外乱刺激が加わった場合や，立ったまま靴下を履く，脚立を使用して天井の電気を交換するなど，自ら不安定な姿勢をとる場合だけでなく，何もしないで座位や立位を保持する場合にも必要になる能力である．

評価では，転倒や転落のリスク管理を十分に行ったうえで，静的バランス能力と動的バランス能力を評価する．外乱刺激に対する反応では，バランスを崩す前の全身の反応や，バランスを崩した後に保護伸展反応が十分に出現することを確認する（**図7**）．

(8) 上肢機能

上肢機能は，狭義には，肩甲帯，上腕，前腕，手指で発揮される機能である．物に向かって手を伸ばす，物をつかむ・つまむ・離す・操作するなど，日常生活での使用例は多数ある．これ以外にも，握手をする，バイバイをするなど，社会的機能を発揮できることも，上肢機能の特徴である．

リハビリテーション専門職のなかでは，作業療法士が中心になって評価・介入する機能である．作業療法士が行う上肢機能検査は多様であり（**図8**），対象者の生活場面に合わせた上肢機能を知るという意味から，さまざまな生活場面で動作観察をとおして評価することが多い．実際，そのほうが生活上での問題点を対象者と共有しやすく，対象者のモチベーションの向上にもつながりやすい．

上肢機能の評価は，上肢のみの評価に意識が向きがちであるが，他の身体部位や動作環境も併せて，全身を評価することが重要である．座った状態で，身体の正面かつ十分に手の届く位置にある物を取る場面（**図9a**）と，身体の右前方かつ身体を倒して大きく手を伸ばしてようやく届く位置にある物を取る場合（**図9b**）を比較するとわかりやすい．**図9a**では，体幹は垂直のままでも，上肢を前方に伸ばすことでリモコンを取ることができている．一方，**図9b**では，身体が右前方に倒れないように腹筋群や背筋群で体幹を支えながら上肢を伸ばし，リモコンを取る必要がある．また，右の肩関節や右の股関節などの可動域も，**図9a**よりも必要になる．このように，「物がうまく取れない」という生活上の問題は，上肢のみを評価しても解決しないことが理解できる．

全身の動きをみる際に，運動連鎖という概念が有効な場合があり，これは運動学で学習する内容である．筋や関節可動域の機能以外にも，感覚，神経，バランスなど，人がもつあらゆる機能を把握して評価する．

MEMO

- **静的バランス能力**：何もしないで座っている，立っている状態を保持する能力．
- **動的バランス能力**：外乱刺激（押されたり，つまずいたり，今保っているバランスを崩すような外力）から転倒を防いだり，バランスを崩さないで活動したりする能力．
- **保護伸展反応**：倒れそうになったら，側方の壁に手をつくなど，バランスが崩れたことによる転倒などを防ぐための反応．

調べてみよう

運動連鎖

ある一つの関節の状態や動きが全身に波及すること．

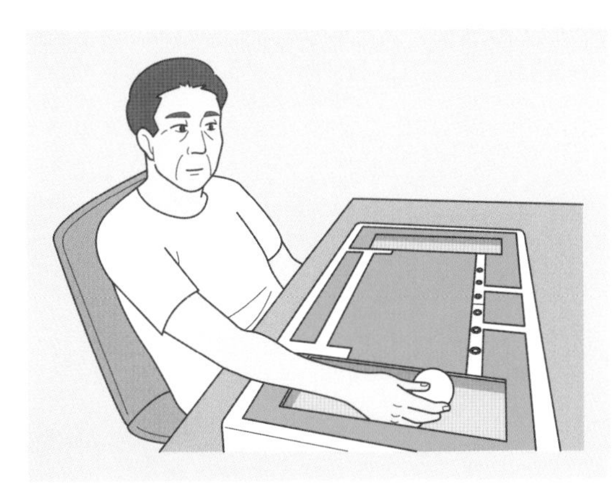

図8 上肢機能検査の一例

簡易上肢機能検査（Simple Test for Evaluating Hand Function：STEF）．

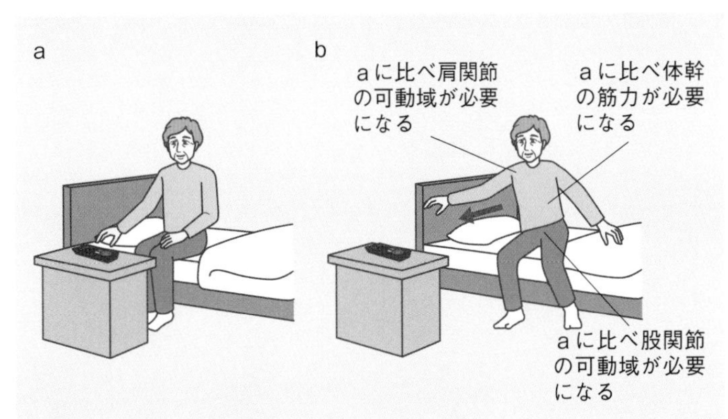

図9 上肢機能と運動学

a：手の届く範囲の上肢操作．b：手の届かない範囲の上肢操作．

LECTURE 13

(9) その他

呼吸器系，循環器系，消化器系，泌尿器系，内分泌系も，身体の機能を発揮するために重要なはたらきを担っている．健康な場合，これらの機能を生活のなかで意識することはほとんどない．

呼吸器系の機能は，血液中の酸素と二酸化炭素など，生命維持に必要なガス交換を行うことである．この機能を担っている構造が肺である．呼吸数，呼吸の深さ，酸素飽和度（SpO_2）などを評価する．詳細な評価が必要な場合，呼気ガス分析が行われることもある．

循環器系の機能は，体内に血液を巡らせることである．この機能を担っている構造が心臓である．作業療法士が直接行う評価としては，心拍数があげられる．

消化器系の機能は，摂取した食物から身体に必要な栄養素を取り込み，不要なものを排泄することである．この機能を担っている構造が，胃などを含む消化器，腎臓や膀胱などの泌尿器である．作業療法士は，摂取カロリーや排泄量を確認する．

内分泌系の機能は，ホルモンを媒介として体内のさまざまな臓器のはたらきを調整することである．作業療法士が直接ホルモン値を測定することはほとんどない．

ここであげた評価は，血液データからも読み取る必要がある．医師や看護師との情報交換を密に行うことが重要である．

3）対象者の理解度

いずれの評価においても，対象者の理解度は非常に重要である．作業療法士が，いくら客観的かつ正確な評価結果を提示したとしても，対象者がその結果を，自分の生活における実体験と結びつけて理解できなければ，評価の意義は乏しくなる．作業療法士は，対象者の理解度に合わせて，丁寧かつ平易な言葉，場合によってはイラストなどを用いて評価結果を説明しなくてはならない．そして，生活のなかで起こる具体的な困難さを対象者と共有しなくてはならない．

作業療法士のこのような態度が，対象者の生活行為の獲得・再獲得に向けた第一歩となるのである．

MEMO

- **知識的気づき**：病気やけがによって損なわれた機能に気づくこと．
- **経験的気づき**：生活のなかで起こる困難さと損なわれた機能の関係に気づくこと．
- **予測的気づき**：損なわれた機能によって将来起こりうる生活の困難さを予測すること．

■引用文献

1）障害者福祉研究会編：国際生活機能分類（ICF）―国際障害分類改定版．中央法規出版：2002．p.8．

2）サルコペニア診療ガイドライン作成委員会編：サルコペニア診療ガイドライン 2017 年版（一部改訂）．日本サルコペニア・フレイル学会，国立長寿医療研究センター；2020．p.2．
https://minds.jcqhc.or.jp/docs/gl_pdf/G0001021/4/sarcopenia2017_revised.pdf

3）日本リハビリテーション医学会，日本整形外科学会，日本足の外科学会：関節可動域表示ならびに測定法改訂について（2022 年 4 月改訂）．
https://www.jspo.jp/pdf/rangeofmotion2022.pdf

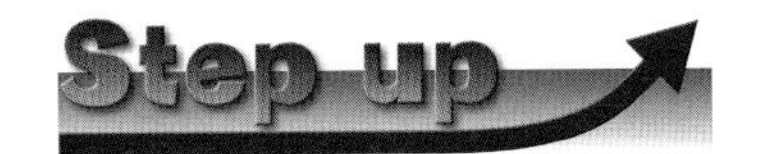

自動車運転支援で活躍する作業療法士

1．仕事の内容

筆者は，北海道千歳リハビリテーション大学（以下，本学）で働いています．本学は，作業療法専攻と理学療法専攻のみの1学年110人の小さな単科大学です．また，障害予防リハビリテーションの実践を特色としており，カリキュラムのなかにも障害予防を学ぶ講義や演習を取り入れ，地域の人とのかかわりや社会貢献を重視しています．学生が主体的に参加する本学主催の健康増進教室や，ゼミ活動として地域で行われる健康関連事業への参加など，地域の人との交流を経て，予防という視点でリハビリテーションを学ぶ機会を設けています．

筆者の作業療法士としての仕事は，学生や卒業生ら作業療法士に対する作業療法教育，医療機関などでの作業療法の臨床実践，医療や地域に関連する研究活動，社会に必要で求められていることを実践する社会貢献で，これらが相互に関連し合うことを意識しながら幅広く活動しています．

作業療法教育として，本学では，主に作業療法評価学や日常生活活動学などを担当しています．また，自動車運転支援に関する講義も担当しています．身体障害領域で行われている作業療法について，これまでの臨床経験をふまえながらその楽しさや奥深さを伝えられるように努めています．

臨床実践として，定期的に卒業生が勤務する脳神経外科病院や総合病院に行き，一緒に働いています．主に，脳血管障害，頭部外傷，認知症，骨折などの患者に対して作業療法を行っています．また，現場の作業療法士と一緒にかかわって，どのようなことが生活で困っているのか，なぜそれができないのか，できるようになるためにはどうしたらよいのかなどを議論し，経験の浅い作業療法士の相談相手にもなっています．現場の作業療法士には自分のもっている知識や技術，経験を伝えるという指導者としてかかわることが多いのですが，一緒に考えることで新たな視点を見つけることができることや，時には教えてもらうこともあります．まだ経験の浅かった頃に患者から学ぶことが大事と教わりましたが，経験を積んだ今になると，患者だけでなく，同僚や後輩からも学ぶ姿勢が大事であると感じています．勉強会やケーススタディに参加してアドバイスをすることや，学会発表や論文投稿のサポートもしています．臨床場面での実践や教育をとおして，作業療法士になる学生のためにより良い講義や演習方法を検討し，効果的な作業療法を実践するためにできることはないかを模索しながら仕事をしています．

研究活動として，大学教員になる前から継続して自動車運転支援に関することに取り組んできました．臨床施設で働いていた頃は，脳卒中などの脳損傷によって身体に麻痺をもつ人や高次脳機能障害者の自動車運転に関する研究を行ってきました．大学教員になってからは，病気や事故で入院している患者だけでなく，地域に住む人たちの運転にも目を向けるようになりました．作業療法士が行う運転支援や公共交通機関などの移動手段の支援としてどのようなものがあるのかなどについて，北海道の600を超える作業療法士が勤務する施設にアンケート調査を行ったり，大学院では運転に必要な認知反応の研究を行ったりしました．

社会貢献として，現在は千歳市と千歳市内の病院の協力を得て，地域の人を対象に高齢ドライバーサポート事業を行っています．この事業は，高齢者の自動車運転寿命の延伸，つまり1日でも長く運転してもらうための取り組みです．同時に適切な時期に運転をやめるという免許の自主返納に関する支援も行っています．昨今，ニュースでも取り上げられている高齢ドライバーの事故に関する予防的な事業です．作業療法は対象者の生活を支援する仕事なので，自動車の運転という生活圏内を自由に移動できる「足」を支援することは，重要であると考えています．

この高齢ドライバーサポート事業は，65歳以上の運転免許を保有している人なら誰でも参加でき，その家族や関係者の参加も可能です．現在は月に1回，90分の内容で，運転に関する情報提供や講話（図1），運転に必須な能力を考慮したトレーニングを行っています．また，参加した対象者のなかでグループをつくり，いろいろなテーマについて話し合うグループワークも行います（図2）．グループワークをとおして，自らの運転を振り返ったり，事故発生が多い場所を確認したり，雪道の運転について意見交換や情報共有を行ったりしています．筆者も参加して，対象者の経験，思いや考えていることを見聞きすることで，新しい発見が生まれ，勉強になっています．参加者はお互いの悩みを共有し，各々が知らない地域の交通状況やバスなどの社会資源についての情報を共有できま

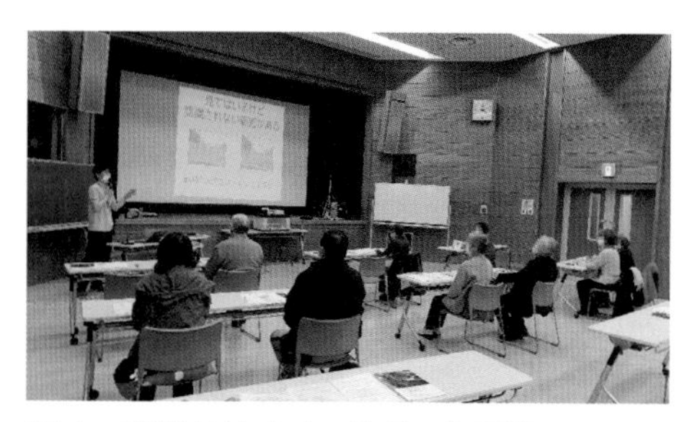

図１　高齢ドライバーサポート事業（講習会の様子）

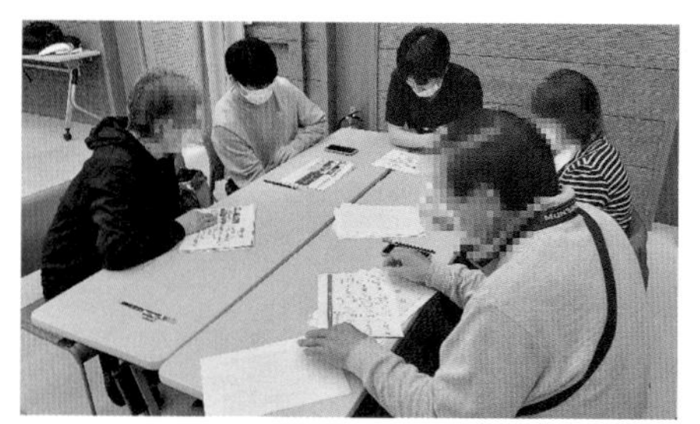

図２　高齢ドライバーサポート事業（グループワークの様子）

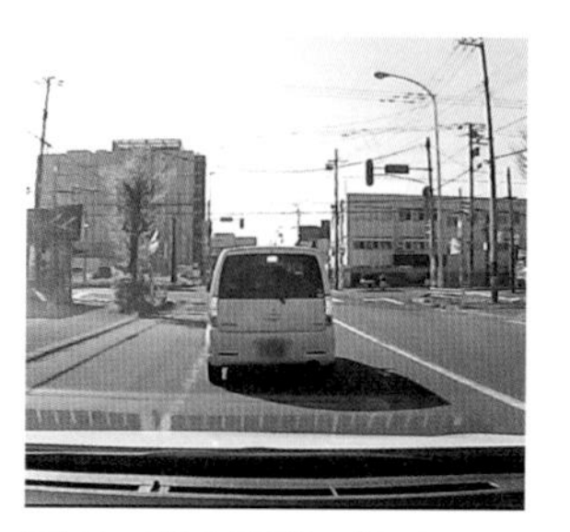

図３　路上教習の様子

す．このような地域でのつながりをつくることも作業療法士の重要な仕事であると考えています．さらに，本事業には学生も参加して，積極的に高齢者と交流しています．養成校教育のなかで地域の人とかかわる機会が増えることは，学生にとってその後の臨床実習や卒業後の臨床実践にたいへん有益な経験になると考えています．

一方，この事業に参加した人のなかで，路上教習を希望する人には，後日，自動車教習所の協力を得て，1時間の教習を受ける機会を設けています（図3）．教習をとおして，「自分の運転を振り返ることにつながった」「自分の癖を指摘してもらってよかった」などの好意的な意見が多く寄せられ，微力ながら地域での交通事故を減らし，対象者の生活を支援していると感じています．

2017年に，本学が中心となって北海道の自動車運転と移動手段を考える会を立ち上げ，運転や移動手段にかかわる医療，介護，福祉だけでなく，警察，自動車学校，企業なども含めた関係者の研修会を開催しています．作業療法士を含む支援者の悩みや必要な情報を共有するための場を提供し，関係者間のつながりができるようにさまざまな企画を考えています．作業療法士が触れることが少ない「道路交通法」や自動車学校での教習内容，企業による運転シミュレータの開発や安全運転支援について学ぶことができ，筆者自身もたいへん勉強になっています．

2．今の職業をめざした理由

筆者は，はじめは作業療法士になろうとは考えていませんでした．高校生のときは漠然と「医療機関で働いてみたい」「医療人ってカッコいい」「何となく医学や医療を勉強してみたい」と思っていました．恥ずかしながら，作業療法士と理学療法士の違いもよくわからず大学に入学しました．そんな曖昧な動機でしたが，リハビリテーションの基礎科目である解剖学，生理学，運動学を学ぶことには，国語や数学を勉強することよりもはるかに興味がありました．成績が良かったとはいえないのですが，高校生のときよりも積極的に勉強したと思います．1〜2年生での見学実習，3〜4年生での評価学・治療学実習を経験するうちに医療機関で働くイメージがわいてきました．その後，身体障害領域の病院に勤めることになりましたが，実は，作業療法士の面白さを実感したのは働き始めてからです．作業療法のことは，作業療法士になってはじめて少しずつわかってくるものだと思います．

3．学生へのメッセージ

作業療法士には，勉強しなければならないこと，考えなければならないことが多く，とても難しい職業といえます．だからこそ，いろいろな作業療法士がいて多岐にわたる業務をこなしています．筆者自身，学生のときに現在の姿は想像できませんでした．学生のときはとにかく目の前にあることに取り組みました．勉強，部活動，アルバイト，遊び，友人関係などの経験が，作業療法士として働く貴重な財産になっていることは間違いありません．

作業療法士の仕事がマネジメントであることも興味深いです．これは対象者を背景も含めた広い視野でみて支援していくことであり，対象者を中心にその家族・親戚，対象者にかかわる関係者らと連携しながらより良い方向に導いていく仕事だからです．このマネジメントの視点を学生のときに理解することは難しいといえます．だからこそ，今は勉強でも何でも受け入れる姿勢をもって，たくさんの経験をすることが大事です．いつかそれらがつながって，「作業療法ってこういうことか」と思えるときがくるはずです．

いつの日か，作業療法士としてみなさんと一緒に仕事をする日を楽しみにしています．

（山田恭平・北海道千歳リハビリテーション大学健康科学部リハビリテーション学科作業療法学専攻）

LECTURE 14

作業療法における評価の意義（2）
こころ編

到達目標

- 精神科領域の作業療法における評価の流れを理解する．
- こころを評価する際のポイントを理解する．
- こころを評価する4つの手段（情報収集，観察，面接，検査）について理解する．
- こころを評価するうえで気をつけることについて理解する．

この講義を理解するために

この講義では，精神科領域の作業療法における評価のポイント，評価の4つの手段，気をつけておくべき事項について理解することが目標です．知識だけでなく，対象者を観察する際に意識してほしいポイント，さらになぜそうした意識が必要なのかについての背景も含めて理解することで，客観的な視点を保ちながらも，対象者にとっての意味やストーリーを大切にした評価の実践につなげることができます．

この講義の前に，以下の項目を学習しておきましょう．

□ 精神科領域の作業療法の目的と実施形態について調べておく．
□ 精神科領域の作業療法の流れについて調べておく．

講義を終えて確認すること

□ 過去，現在，未来の視点から対象者を評価することの意義について説明できる．
□ 対象者の生活を幅広い視点から評価する際に用いる方法が理解できた．
□ プログラムにおける観察の視点が理解できた．
□ 面接で明らかにしたいポイントが理解できた．
□ 精神科領域で用いられる検査が理解できた．
□ 評価において気をつけることが説明できる．

講義

1. こころにアプローチする作業療法とは

作業療法が他のリハビリテーション専門職と違う特徴的な点は，精神科領域をもち，こころに対して専門的なアプローチをする点にある．作業療法士は，目に見えず，手で触れることもできないこころを，どのようにとらえ，考え，解釈し，アプローチするのだろうか．

こころについては，心理学的解釈に加えて，昨今の神経科学の発展により脳の統合的機能としての解釈へと広がってきている．こうした背景をふまえて，精神科領域では，作業療法学を基盤に，精神医学，心理学，神経科学に基づいたアプローチ，さらにその基礎となる生理学，解剖学，薬理学など，脳・神経・行動に関する知識の理解が必須となっている．同時に，対象者自身の人生や生活という視点に立ち，作業や行動に注目し，その人にとっての意味やストーリーを大切にするナラティブアプローチの視点も重要である．こうしたさまざまな要素を取り入れ，多面的かつ統合的に対象者を観察・評価・分析し，アプローチする．そこに精神科作業療法の醍醐味がある．

MEMO
● 精神
こころ，こころのはたらき．
● 心理
こころの動き，行動によってとらえられる心的過程．

MEMO
● ストーリー
対象者の物語，歴史．この講義では単なる活動や作業の歴史ではなく，その人にとってどのような意味があったのかという意味性も含むことと定義する．
● ナラティブアプローチ（narrative approach）
対話に基づいて対象者一人ひとりに合わせたアプローチをすること．

2. 評価のポイント

1）過去，現在，未来の視点から評価する

対象者を理解するための視点として，これまで（過去），今（現在），これから（未来）に注目する[1]．具体的には，現在の病気，障がいの状況や環境に加えて，現病歴，既往歴，生育歴，教育歴，職業歴など，これまでの対象者の歴史やストーリーについても丁寧に情報収集する．また，こころの回復過程には，対象者を支える「作業」と「人」が欠かせないため，現在の趣味や興味，役割，人間関係に加えて，これまで行ってきた作業や活動などの作業歴，これまでの人とのかかわり方についても情報収集する．

こころの病の場合は，これまでの思考パターン，行動パターン，対人交流パターンのなかに問題点が潜んでいることが多い．過去から現在までの状況を評価することは，こうしたパターンのなかにある問題を顕在化させ，再発防止へのヒントとなることが多い．

ここがポイント！
過去から現在を評価し，未来を思考することの意義
作業療法士は対象者の「これから」をさまざまな情報をもとに考え，援助していく職種であるが，対象者の「これから」は，必ず「これまで」の延長線上にあることを意識する．病気や障がいを負ったとしても，これまで歩んできた道が途切れて，突然新しい道になるわけではない．病気や障がいの影響とともに，これまでの対象者のこころのありよう，考え方，物事へのスタンスなどの歴史やストーリーが，これからの道にも大いに影響を与えることを念頭におきながら対象者を理解するように努める．

2）現在の生活を幅広い視点から評価する

こころの病を呈する場合，こころだけに注目して評価するわけではない．こころの病では，病気自体による問題の他に，病気をもつことで，自身の生活や社会参加が妨げられる点に大きな問題がある．また，こころの病は外から見えにくいため，周囲から理解されにくい場合や，本人自身が問題に気づいていない場合も多い．よって，幅広い視点から多面的に対象者を評価することが必要であり，その有用な整理方法として国際生活機能分類（ICF）がある．ICF では，「心身機能・身体構造」「活動」「参加」「環境因子」「個人因子」の 5 つの側面から対象者を評価する．精神科領域において注目したいポイントを**表 1** に示す．問題点だけでなく，強み（利点）を合わせて評価していくことで，対象者の特徴を多面的にとらえることができる．

国際生活機能分類（International Classification of Functioning, Disability and Health：ICF）
▶ Lecture 4・図 2 参照．

3. こころを評価する手段

精神科領域における評価手段には，情報収集，観察，面接，検査の 4 つがある．

1）情報収集

カルテや他部門から情報収集する内容を**表 2** に示す．

表 1 国際生活機能分類（ICF）の枠組みのなかで精神科領域で注目したいポイント

心身機能 身体構造	活動	参加	環境因子	個人因子
●精神機能 ●認知機能 ●知的機能 ●心理状態 ●身体機能 ●運動機能 ●感覚機能	●ADL（起居動作，移乗・移動，食事，更衣，排泄，入浴，整容など） ●手段的 ADL（家事，交通機関の利用，スケジュール・服薬・金銭管理など） ●コミュニケーション能力	●就学 ●就労，アルバイト ●地域での活動 ●ボランティア ●役割活動 ●余暇活動 ●対人関係	●人的環境：家族，友人，同僚 ●物的環境：住環境，補助具 ●社会的環境：社会サービス，社会保障制度	●生活歴，個人史：経験してきたこと，得意なこと，苦手なこと ●好きなこと：趣味，興味，関心，嗜好 ●性格

表 2 情報収集すべき内容

基本情報	●氏名，年齢，職業，性別，家族構成（キーパーソン），経済状況，社会保険の種類 ●生育歴，教育歴，職業歴，家族関係
医学的情報	●疾患名（診断名），障がい名，合併症，主訴，処方内容（薬物療法，各種療法），現病歴，既往歴，禁忌事項
他部門からの情報	●主治医の治療方針，薬物療法の内容，看護方針，他部門が行った検査結果（心理検査，画像所見） ●精神保健福祉士，公認心理師（臨床心理士），理学療法士などの情報や方針，治療計画

ADL（activities of daily living；日常生活活動）
手段的 ADL（instrumental activities of daily living：IADL）

2）観察

精神科領域における観察は，精神科作業療法のプログラム時などの作業場面における作業観察と，休憩時間やフリータイムなどの何気ない場面に関する観察があり，ICF で示したようなさまざまなポイントを観察していく．

プログラムには，手工芸，料理，園芸などのもの作り系プログラム，絵画や陶芸などの表現系プログラム，対人交流が必要となる交流系プログラムなどがある．プログラムの特徴と注目したいポイントを以下に示す．

（1）もの作り系プログラム

作業療法を行うなかで，ただ見ているだけの人，「次は何をやったらいいですか？」と，そのつど指示を仰ぐ人，困難を感じるとすぐに「私はもういいです」とその場を去る人がいる．このようなときの観察の視点として，意欲がない，積極性に欠けるなどの感情・意欲面，易疲労性などの体力面からの評価だけでなく，認知機能という視点からも評価する．

精神科領域の主要な疾患である統合失調症では，他の精神症状よりも認知機能障害が生活のしづらさや社会的機能に影響を与えているとされている[3-5]．また，統合失調症では，認知機能と関連の深い脳領域である前頭連合野が障がいされていることが知られている[4,6]．よって，対象者の行動の背景に，「段取りがわからない」「言われたことをすぐに忘れる」「問題に対する柔軟な対応が難しい」など，記憶・注意・遂行機能などの認知機能障害があり，そのため表面に現れる行動では「見ているだけ」「そのつど指示を仰ぐ」「問題解決が困難」となっている場合も少なくない．こうした認知機能の問題を評価しやすい場面がもの作り系プログラムである．

認知機能を観察しやすい場面は，目的に向けて手順を踏んで実施することが必要な場面である．例えば，料理，革細工，手芸，木工など，工程や完成形がある程度明確なものである．

MEMO
認知機能
見る，聞く，触るなどして感じたこと，あるいは，思い出したこと，思いついたこと，それらのなかで大事なこと，目新しいことを見出し，十分な記憶能力と注意・集中力をもって，目的にかなう判断や処理を行い，周りにはたらきかけ，それに対する反応に適切かつ柔軟に対応する能力のすべてと定義されている[2]．記憶，注意，遂行機能，言語，行為，対象認知などの総称．

a. 観察のポイント

- 目標，目的が意識できる（目的志向性）.
- 目標に必要なものを考え，準備し，手順を踏んで実行できる（計画，思考）.
- 指示や工程を理解し，記憶しながら進めることができる（指示理解，ワーキングメモリ）.
- 言語指示や視覚的指示など，入力される感覚による影響の有無（入力されやすい感覚）.
- 一定時間作業を行える，話しかけや割り込みに惑わされず作業を継続できる（注意）.
- わからないことを質問できる，臨機応変な対応や問題解決ができる（問題解決）.
- 作品や結果について，適切に評価できる（結果の評価）.

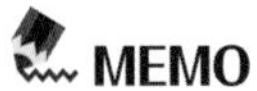

MEMO
ワーキングメモリ
（working memory；作業記憶，作動記憶）
ある認知的活動に必要な情報を一時的に保持すると同時に，必要に応じて保持している情報の処理・操作を行う能動的な記憶のメカニズム．思考，計画，判断に必須な機能である[7]．

b. 会話のポイント

観察に合わせて，面接やフリートークでは，もの作りを行った感想，困っていること，苦手または得意な場面，苦手な場面における対処方法などについて話をする機会を設ける．それによって，観察した結果と対象者の認識を比較することが可能となり，対象者のより深い理解につながる．

背景：前頭連合野と精神科疾患

1980 年代から，MRI などの非侵襲的な脳機能測定法の発展や神経生理学的手法の成熟に伴い，脳のどの部位で何が起こっているのかについての知見が多く得られるようになった．そのなかでも，かつては「沈黙野」といわれていた前頭連合野に関する研究が数多く行われている．特に前頭連合野の背外側部（**図 1**）[8] は，ワーキングメモリ，注意などの認知機能に関連する脳領域として注目されている[7,9]．統合失調症，気分障害などでは，前頭連合野の機能低下が認められ，認知機能障害が日常生活および社会生活のさまざまな面に影響を与えている[3-6]．作業療法では，対象者の認知機能を評価し，日常生活だけでなく社会生活への影響を考えていくことも大切である．また，現在では認知リハビリテーションとして認知機能障害にターゲットを絞った療法も作業療法場面で行われている．

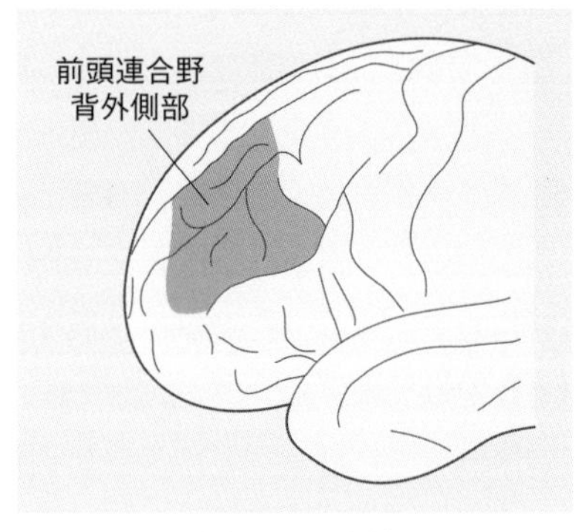

図 1　前頭連合野背外側部
（Petrides M：Philos Trans R Soc Lond B Biol Sci 2005；360（1456）：781-95[8] をもとに作成）
背外側部は認知機能に関連した領域である．

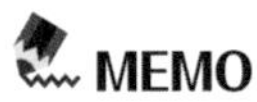

MEMO
前頭連合野（図 1）[8]
額のすぐ後ろにある大脳皮質の一部分で，ヒトでは全大脳皮質の約 30%を占める大きな領域である．思考，計画，判断，意思決定などの高次認知機能にかかわっている背外側部，情動・動機づけに関与している眼窩前頭皮質を中心とした腹側部，情動・動機づけを行動に結び付ける役割を果たしている前部帯状回を含む内側部の 3 つの領域から成る[7]．

MRI（magnetic resonance imaging；磁気共鳴映像法）

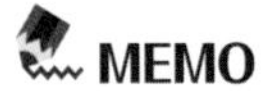

MEMO
認知リハビリテーション
記憶障害，注意障害などの認知機能の向上を図り，日常生活や社会生活の改善をめざす．コンピュータやドリルなどを用いた訓練が多い．精神科領域では NEAR（ニアー）（Neuropsychological Educational Approach to Remediation）などがある．

(2) 表現系プログラム

対象者が，ある場面では問題なく適応しているようにみえても，ある場面では問題となる行動がなかなかおさまらないことがある．こうした場合，対象者が日々の生活のなかであまり意識していない部分である「無意識」のなかに，問題の根幹が潜んでいることも少なくない．

意識と無意識の面について観察し，注目するきっかけとして利用しやすいプログラムは，絵画，陶芸，粘土，ちぎり絵，コラージュ，フィンガーペインティングなどの表現系プログラムである．このプログラムは，決められた枠や手順が少なく，自由度が高い．そのため，対象者の思いや意図だけではなく，無意識や性格（パーソナリティ）傾向が反映されやすく，対象者の言葉にならない思いが表現されることがある．このことから，神経症患者で用いられている．一方，統合失調症や気分障害では，自由度の高いプログラムを実施することで，病的思考を活発化させること，何をやっていいのかわからないという不安感を増長する場合があるため，疾患の特徴や回復段階をふまえながら用いる．

また，作業療法で用いる表現系プログラムは，心理学領域で用いる描画法や投影法などを直接実施するというよりは，その要素を取り入れ，対象者理解の一助，または作業のきっかけとして用いる場合が多い．

a. 観察のポイント

- 作品や制作過程に込められている感情，欲求，不安，葛藤，衝動の表現．
- 作品を制作することで得られる感情，無意識に表現しているもの．
- 性格傾向，その人らしさ，表現されているナラティブな側面．

b. 会話のポイント

作品を制作した後に，面接やフリートークにて，侵襲的になりすぎず，病的思考の刺激とならない範囲で，作品そのものや，制作過程に関して話をする機会を設ける．そのなかで，対象者自身の思いや葛藤を安全な形で表出することを促す．

背景：意識と無意識

心理的な問題は，対象者が気づいている（意識している）原因から生じるものばかりではなく，本人が気づかないこと（無意識）が要因となって生じることもある．こうした考えの背景には，「人間の思考や行動は意志によって統制された意識された行動だけでなく，無意識的動機によって規定される部分が大きい」[13] というフロイトの精神分析学の影響がある．現在では，こうした考え方の影響は徐々に薄れつつあるが，作業療法において，対象者の意識していることだけでなく，無意識の感情，欲求，不安，葛藤，衝動という面に注目して観察する視点は，対象者を理解するうえで有用な場合がある．

(3) 交流系プログラム

数人で協力して行う集団活動，話し合い，料理，行事の準備など，作業療法プログラムでは，対象者の相互交流を必要とするもの，または，交流を促すものが多い．精神科領域のリハビリテーションの重要な目的の一つが社会生活機能の回復であり，社会生活上で，人との交流はなくてはならない要素である．特に，回復期において必須のプログラムである．こうした社会機能面，集団の相互作用を観察・評価し，介入する場面として交流系プログラムは有用である．

a. 観察のポイント

- 対人行動パターン，コミュニケーション方法．
- 集団における関係性（協力などのポジティブな側面，問題行動などのネガティブな側面）．
- 相手の気持ちを考えられる，相手の立場に立って考えることができる．
- 結論への飛躍がない，他者へ配慮できる，共感することがある．

b. 会話のポイント

どう思ったか，この場合はどう考えたらよいか，相手の立場に立つとどう思うか，相手はこう感じているなど，具体的な場面について話をする．それによって対象者の気づきを促し，場面に応じた適切なコミュニケーションを学ぶ機会とする．

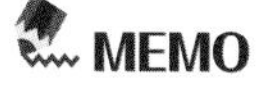

MEMO

- **描画法**

なんらかの目的をもって対象者に鉛筆やクレヨンなどを与え，紙上に何かを表現させるテスト[10]．無意識的なパーソナリティ部分，発達指標などを明らかにする方法として位置づけられる[11]．

- **投影法**

フランク（Frank LK）[11, 12] は，構造をもたない刺激に対する反応に基づき，被検者が語りえない，あるいは語ろうとしないその人の私的世界を明らかにする方法と定義している．

MEMO

ナラティブ（narrative）
叙述，語り，自分の物語．

フロイト（Freud S）

LECTURE 14

表3 面接や会話で明らかにしたいこと

過去〜現在の状況	●発症前の生活状況，職場や学校での状況，上司・同僚・友人との関係 ●家庭内や社会のなかでの役割，行動パターン，思考パターン，対人交流パターン ●作業歴（これまで行ってきた作業や活動） ●好きで続けてきたこと，得意なこと，楽しいこと，嫌いなこと
現在	●困っていること，現在の興味，病気による自身や生活への影響 ●作業療法への意識・動機，作業療法を通じて改善したい点
未来	●今後してみたいこと，今後について考えていること，職場や学校の見通し

背景：集団理論，社会認知機能

集団を用いることの治療背景として，ヤーロムらの11個の治療因子がある[15]．「ここに来るとほっとする（希望をもたらすこと）」「自分だけではない（普遍性）」などのように，具体的な作業をともに行う作業療法では，ヤーロムらが示した因子[15]がより具体的に活かされることが特徴である[1]．よって，集団や相互作用の力，そのなかで起こる変化について評価していくことは大切な視点である．

また，近年，神経科学領域において統合失調症，気分障害などでは，相手の立場に立って相手のことを考える（こころの理論），共感，表情認知などの社会認知機能の障がいが示唆されており，社会生活を妨げる大きな要因であると指摘されている[5,14]．よって，社会生活を送るうえで必要なこうした機能にも目を向けて評価することで，行動の背景に対する理解が深まる可能性が高い．

3）面接

作業療法における面接には，フォーマルな構成的面接と，インフォーマルな非構成的面接の両者が含まれる[1]．どちらが良いということはなく，面接の目的，対象者の緊張度や治療の進行状況に応じて柔軟に選択しながら行う．

作業活動での会話のポイントは，観察の項目に準じるが，それ以外について面接を通じて明らかにしたいポイントを**表3**に示す．

対象者から話を聞くことで，これまでどのようなことを大切にし，どのような作業や活動をしてきたのか（作業歴），そして今後どのようなことをしてみたいかなど，対象者自身がどのような「作業的存在」であるのかに注目していく．また，そうした側面を治療方針，プログラムでの活動に反映させることで，同じ活動を行っていたとしても，その人にとっての目的や意味づけを意識し，過去-現在-未来というつながりのあるアプローチを展開していく．

4）検査

情報収集，観察，面接などで得られた情報の背景を検討する際，背景となる要因として，知的機能，認知機能の問題が潜んでいる場合がある．こうした点を顕在化させるために，知能検査や認知機能検査を実施する．また，病気や障がいが対象者の日常生活や社会生活に多大な影響を与えていることがあり，これらを幅広く検討するために，社会生活評価を実施する．介入前後にこうした検査を実施することで，作業療法の効果や検討事項を明らかにすることができる．精神科領域でよく用いられ，信頼性や妥当性が検証されている検査を**表4**に示す．

4．こころを評価するうえでの注意点

1）人が人のこころを評価することの危うさを常に意識する

人のこころを多面的かつ統合的にとらえてアプローチする点に，作業療法の醍醐味

MEMO
社会認知機能
他者の意図や性質を理解する人間としての能力を含む，対人関係の基礎となる精神活動．前頭連合野内側部が強く関与している．社会認知機能の障がいとしては，表情認知の障がい，結論への飛躍，こころの理論に関する障がいなどがある．例として，統合失調症の人が同僚とすれ違ったときに，表情の肝心な特徴をとらえず（表情認知の障がい），怒っていると飛躍した結論を出し，同僚が自分に対して怒っていると考え（こころの理論の障がい），同僚によそよそしく振舞い，同僚との関係が悪化するということが生じるなどである[14]．

ヤーロム（Yalom ID）

MEMO
ヤーロムらの11個の治療因子[15]
1. 希望をもたらすこと
2. 普遍性
3. 情報の伝達
4. 愛他主義
5. 初期の家族関係の修正的繰り返し
6. 社会適応技術の発達
7. 模倣行動
8. 対人学習
9. 集団の凝集性
10. カタルシス
11. 実存的因子

MEMO
●**フォーマルな構成的面接**
日時，場所を設定し，対象者の了解のもと，目的に沿って行う面接．
●**インフォーマルな非構成的面接**
一緒に作業しているときの会話や雑談，フリートークなど，あらかじめ形式を定めず行う面接．

MEMO
作業的存在
「人が生産的でしかも自己に十分価値があるという感覚を感じるような活動（仕事，遊び，余暇）の世界に十分携わる人」[16]と定義される．「人間は作業を通じて自己を形成する」という意味でもある．

表4　精神科領域でよく用いる検査

カテゴリー	検査名	備考
知能検査	● ウェクスラー成人知能検査（Wechsler Adult intelligence Scale：WAIS）Ⅳ ● 知的機能の簡易評価（Japanese Adult Reading Test：JART） ● コース立方体組み合わせテスト（Kohs Block Design Test）	単純にIQ（intelligence quotient；知能指数）を知りたい場合は，JARTが使いやすい．WAISは弱さや強みを4つの視点から客観視できる利点がある
認知機能検査	● 統合失調症認知機能簡易評価尺度日本語版（Brief Assessment of Cognition in Schizophrenia Japanese version：BACS-J）	認知機能の代表的要素について年代平均との差を簡単に算出できる
認知機能スクリーニング	● Mini-Mental State Examination（MMSE） ● 改訂長谷川式簡易知能評価スケール（Hasegawa's Dementia Scale-Revised：HDS-R）	作業療法士として必ず内容を理解し，方法をマスターしなければならない
記憶検査	● ウエクスラー記憶検査改訂版（Wechsler Memory Scale-Revised：WMS-R） ● リバーミード行動記憶検査（Rivermead Behavioural Memory Test：RBMT）	視覚性・言語性記憶の観点からの記憶機能の評価はWMS-R，日常生活の記憶機能の評価はRBMTを用いる
精神症状の評価	● 陽性・陰性症状評価尺度（Positive and Negative Syndrome Scale：PANSS） ● 簡易精神症状評価尺度（Brief Psychiatric Rating Scale：BPRS）	精神症状の評価と整理に有用である．医師が評定することが多い
うつ症状の評価	● ベック抑うつ質問票（Beck Depression Inventory：BDI） ● ハミルトンうつ病評価尺度（Hamilton Depression Rating Scale：HDRS, HAM-D）	うつ病の症状理解のために有用である
社会生活の評価	● 精神障害者社会生活評価尺度（Life Assessment Scale for the Mentally Ⅲ：LASMI） ● 機能の全体的評定（Global Assessment of Functioning：GAF）尺度 ● 精神科リハビリテーション行動評価尺度（Rehabilitation Evaluation of Hall and Baker：REHAB） ● カナダ作業遂行測定（Canadian Occupational Performance Measure：COPM）	社会生活能力，社会機能を評価することは精神科領域で非常に大切である．LASMIとGAF尺度が用いられることが多い．作業や個人のニーズの評価という点ではCOPMを用いる
人格検査	投影法，描画法 ● ロールシャッハ検査，バウムテスト，家-木-人テスト（HTPテスト；House-Tree-Person Test），文章完成法（Sentence Completion Test：SCT） 質問紙法 ● ミネソタ多面的人格目録性格検査（Minnesota Multiphasic Personality Inventory：MMPI）	公認心理師，臨床心理士が取り扱うことが多いが，作業療法士も理解しておくと，個人のパーソナリティや無意識に迫ることができ，日々の作品などの観察に役立つ
QOLの評価	● 精神健康調査票（General Health Questionnaire：GHQ），SF-36（Medical Outcome Study〈MOS〉36-Item Short-Form Health Survey），WHO-QOL26（WHO Quality of Life 26）	QOLを評価することで，物事の見方や感じ方を知る一助となる

があるが，対象者の評価においては，作業療法士自身の考え方やものの見方，人との付き合い方が，対象者を見る視点に多かれ少なかれバイアスをかけている．よって，対象者を評価している自分には「自分」というフィルターがかかっていることを意識する．このフィルターを作業療法士という専門職仕様に磨き，整え，くもらないようにチューニングするために，評価や介入の方針については第三者の目を通すことが望まれる．学生時代においては教員や実習指導者，職場では先輩や上司の意見や診立てを聞く機会をもつように努め，症例検討や発表などには臆せずに参加する．

また，「これでいいのか」「この解釈で間違っていないか」と何度も自分のなかで反芻（はんすう）する．わかったふりをせず，簡単に答えや解釈を出して区切りをつけないよう心がける．人は単純な存在ではなく，人のこころは簡単に理解できるものではないため，常に考え，常に検討する姿勢をもつ．そのための訓練方法の一つとして，**表5**に示すSOAPでの記録が有用である[17]．

2）プラスとマイナスは表裏一体と考える

「はきはきと元気で，仕事には前向き，真摯に取り組む」という様子に対して，その言葉どおり「明朗快活」「積極的」「まじめ」と利点として評価する場合もあるが，「頑張りすぎる傾向がある」と問題点として抽出する場合もある．また，「作業療法の参加を断った」というエピソードがあった場合，「作業療法に参加しない」と問題点とし

MEMO

● **信頼性**（reliability）
検査を行った際に，測定結果が常に安定し一貫したものであることを表す．

● **妥当性**（validity）
測定しようとしている目標を確実に測定していることを表す．

▶ Lecture 13参照．

ここがポイント！
対象者理解においては何度も反芻することが大切である．数年後に「あのときのことはこのことだったのか」と不意に気づいて理解に至ることもある．

MEMO

精神（心理）物理学的測定法

心理学における各種検査や測定法における基本的考え方であり，心理学において最も早く発達した量的測定法である．われわれが日常生活を適応的に送るためには，周りの環境を感覚を通じて知る必要がある．この感覚が生じる最小の刺激強度を刺激閾という．また，よく似た感覚を区別できる限界のポイントを弁別閾という．さらに，ある比較刺激が標準刺激と等しく感じられる値を主観的等価点という[18]．

刺激閾，弁別閾，主観的等価点は決まった値があるわけではなく，同じ刺激でも，人によって，また条件や環境によって異なる．これら感覚が人によって感じる閾値が異なるように，さまざまな検査，アプローチでも，適切な刺激の種類や強度，適切な環境，適切なアプローチは個々の対象者で異なる．よって，対象者一人ひとりに合わせて丁寧に評価し，治療方針を考え，介入していくテーラーメイドなかかわりが大切である．

表5 SOAPの内容と注意点

略語の意味	内容	注意点
Subjective（主観的情報）	対象者が話した内容などから得られた情報	●事実を丁寧に観察し，できるだけ自分のフィルターをかけない，幅広くみる（多面的，過去-現在-未来） ●できないことだけでなく，できていることも大切にする ●ここまでできているという程度の評価も大切
Objective（客観的情報）	観察や検査などから得られた客観的な情報	
Assessment（評価）	SとOの内容をもとに分析や解釈を行った総合的な評価	●早急に答えを出す必要はない ●「－（マイナス）＝－（マイナス）」とは限らない 例：－（参加しない），＋（断ることができている）
Plan（計画）	Aに基づいて決定した治療の方針，内容など	●「P→実施→再びS，O→A→P→実施→再びS，O」というように，繰り返し検証・評価・介入することで本質に近づいていく

て評価する場合もあれば，「断ることができた」と利点として評価する場合もある．どちらに評価するかは，対象者にとって作業療法をどのような場としているのかという治療方針，対象者のこれまでの思考・行動パターンなどを総合して考えることによって導き出される．よって，プラスとマイナスは表裏一体と考えたい．

作業療法士自身の物差しを基準として「これは利点」「これは問題点」と決めつけず，人生というストーリーのなかで対象者の立場で，対象者の物差しを検討しつつ，病気の特徴や症状を加味しながら評価する姿勢を養いたい．

■引用文献

1）山根 寛：精神障害と作業療法―病いを生きる，病いと生きる精神認知系作業療法の理論と実践．新版．三輪書店；2017.
2）石合純夫：高次脳機能障害学．第3版．医歯薬出版；2022.
3）Green MF, Kern RS, et al.：Neurocognitive deficits and functional outcome in schizophrenia：are we measuring the "right stuff"? Schizophr Bull 2000；26（1）：119-36.
4）笠井清登：統合失調症．Clinical Neuroscience 2020；38：232-4.
5）精神疾患と認知機能研究会編：精神疾患と認知機能―最近の進歩．新興医学出版社；2011.
6）福田正人，鹿島晴雄責任編集：前頭葉でわかる精神疾患の臨床．専門医のための精神科臨床リュミエール．中山書店；2010.
7）竹田里江，竹田和良ほか：作業が持つ意味を前頭連合野における認知と情動の相互作用から考える―神経科学的知見に基づいたこれからの作業療法に向けて．作業療法 2012；31（6）：528-39.
8）Petrides M：Lateral prefrontal cortex：architectonic and functional organization. Philos Trans R Soc Lond B Biol Sci 2005；360（1456）：781-95.
9）船橋新太郎：前頭葉の謎を解く．京都大学学術出版会；2005.
10）高橋雅春：描画テスト入門―HTPテスト．文教書院；1974.
11）高瀬由嗣，関山 徹，武藤翔太：心理アセスメントの理論と実践―テスト・観察・面接の基礎から治療的活用まで．岩崎学術出版社；2020.
12）Frank LK：Projective methods for the study of personality. J Psychol 1939；8：389-413.
13）大熊輝雄原著，「現代臨床精神医学」第12版改訂委員会編：現代臨床精神医学．第12版．金原出版；2013.
14）池淵恵美，中込和幸ほか：統合失調症の社会的認知―脳科学と心理社会的介入の架橋を目指して．精神神経学雑誌 2012；114（5）：489-507.
15）Yalom ID, Vinogradov S著，川室 優訳：グループサイコセラピー―ヤーロムの集団精神療法の手引き．金剛出版；1991.
16）Zemke R, Clark F編，佐藤 剛監訳：作業科学―作業的存在としての人間の研究．三輪書店；1999.
17）Kettenbach G著，柳澤 健監訳：理学療法・作業療法のSOAPノートマニュアル―問題志向型診療記録の書き方．第2版．協同医書出版社；2000.
18）大山 正：実験心理学―こころと行動の科学の基礎．サイエンス社；2007.

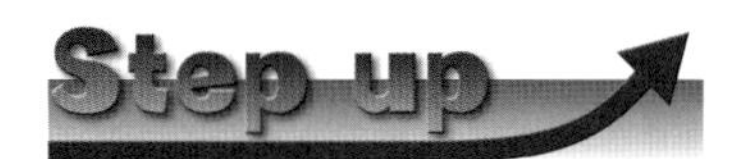

企業と連携し自助具や治療機器の開発で活躍する作業療法士

1．仕事の内容

筆者は，27年間，静岡県立こども病院に勤務し，2019年4月に福岡県福津市にて，株式会社児童発達支援協会を設立し，同年7月からリハビリ発達支援ルームかもんを開設し，現在に至っています．病院勤務時代から企業や大学などと連携して，福祉用具などを開発してきました．開発のきっかけは，同じ職場のスタッフの家族が勤める静岡県工業技術センターからの協力依頼でした．

初めに手がけたものは，VR（virtual reality）技術を応用した機能訓練装置です．力覚提示装置（触れた感触がフィードバックされる装置）の付いた三次元マウスで，ディスプレイ上の立体モデルを操作するもので，実際に触れた感触がフィードバックされるところが特徴です．機能評価や訓練，遠隔リハビリテーションなどを想定して開発し，製品化には至らなかったのですが，機能訓練装置の特許を取得しています．

次に開発したものは，当時ポケットPCとよばれていた携帯用情報端末を利用した携帯用会話補助装置トークアシスト（図1）です．言葉をもたない自閉スペクトラム症（当時の自閉症）のシンボルコミュニケーションを効率的に行えないかと模索していた頃，機能訓練装置を開発していたときのソフトウェア会社から共同開発の希望があり，開発し製品化に至りました．開発当時から，病院で担当していた子どもたちとその家族や，子どもの通う学校の教諭などに，搭載する言葉の調査や臨床試験などで協力してもらいました．当時としては先駆的な取り組みでした．その後，担当する重症心身障がい児の家族からも使用希望があり，外部スイッチで操作可能なハートアシストを開発・製品化しました．両者とも特許を取得しています．また，トークアシストは，ソフトウェア・プロダクト・オブ・ザ・イヤー2003と平成24年度関東地方発明表彰発明奨励賞を受賞しています．その後は，工業技術研究所からの協力依頼が次々に入るようになっていきました．臨床で働く作業療法士には，現場のニーズや製品アイデアが豊富にあり，また開発時に必要な臨床試験を行える場があります．多くの企業はそれを求めているので，それにこたえていくことが，作業療法の質や社会的地位の向上にも結びついていくものと考えます．

その後，開発したのがシリコン製自立支援補助具Qシリーズです．工業技術センターからシリコンを医療現場で使えないかと問い合わせがあり，扱う会社（ゴムQ）にシリコンの特性を確認して，滑りにくさや弾力性があること，−40℃から250℃の耐熱性があることなどから，当時不器用さのある子どもたちの鉛筆の持ち方補助具Qリングを開発しました．それをきっかけとして，手の機能の発達段階に合わせた持ち方補助具を開発しました．学校で定規操作が難しい子どものためにQスケール15（図2）を開発し，他にもQデスクシート，Qチェアマット，Qコンパス，Qカットと製品をシリーズ化していきました．これらは現在も全国で広く使われています．Qスケール

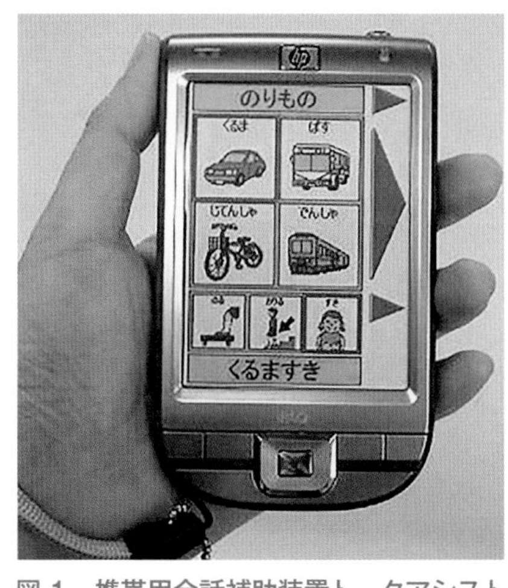

図1　携帯用会話補助装置トークアシスト

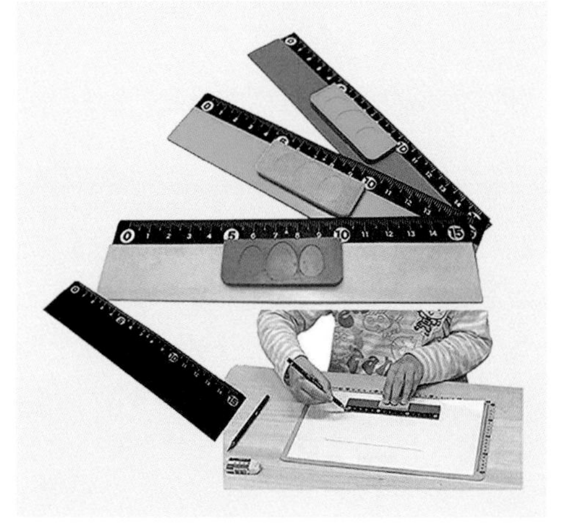

図2　Qスケール15

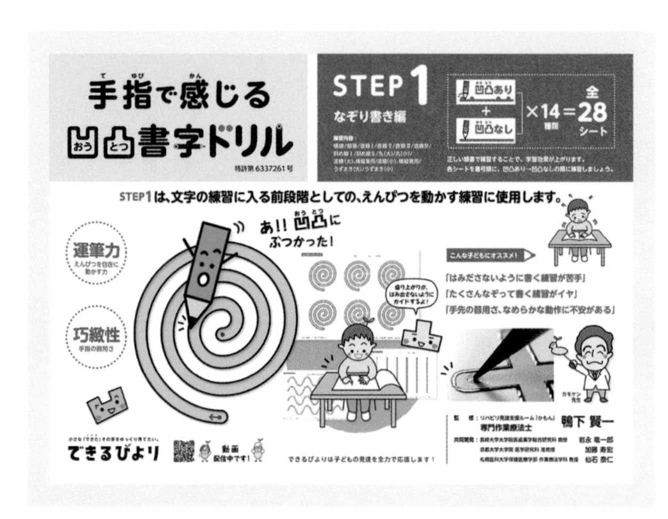

図３　凹凸書字ドリル（凹凸書字教材シリーズ）

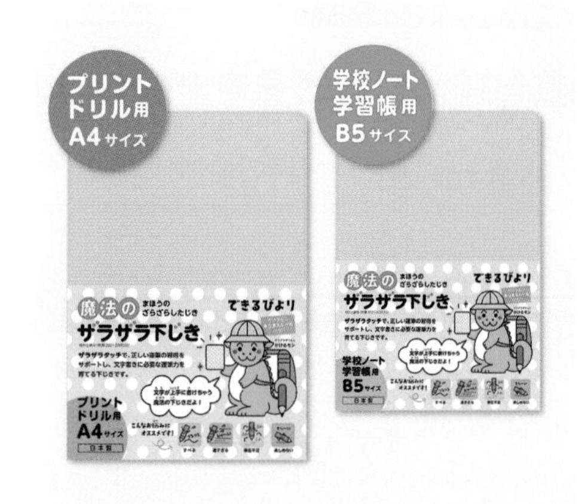

図４　魔法のザラザラ下敷き

15は，第5回キッズデザイン賞（フューチャープロダクツ部門）を受賞しており，静岡県知事からも優秀な発明として褒状を受賞しています．

次に開発・製品化したものは，凹凸書字教材シリーズです（図3）．バーコ印刷という特殊印刷技術をもつオフィスサニーからの開発協力依頼でした．当時，『読み書き指導ことはじめ』（中央法規出版）を執筆しており，読み書き教材への活用を模索していました．バーコ印刷とは，印刷部分を盛り上げることができ，枠線や線，文字などの周囲を盛り上げることで，線からはみ出たときに視覚だけでなく固有覚からのフィードバックを可能とし，運筆操作を向上させるはたらきにつながりました．実際に，書くことが苦手で拒否していた子どもたちが，うまく書けることでその苦手さを克服していきました．臨床場面での困りごとを，新たな技術とアイデアで克服できることは，子どもや家族だけでなく，作業療法士の役割も明確化させていくものと考えています．病院勤務時に筆者がかかわって開発した製品は，業務として認められているために，その対価は求めませんでした．その代わりに，必ず作業療法士の肩書きと筆者の名前を製品に載せるように依頼しています．オフィスサニーとは，現在も製品開発を継続しており，最近では，魔法のザラザラ下じき（図4）を開発・製品化しました．本製品は，第31回日本文具大賞2022機能部門グランプリ，第16回キッズデザイン賞，2022年度グッドデザイン賞を受賞しています．凹凸書字教材シリーズは，特許を取得しており，下じきも申請中です．特許取得の目的は，もうけるためではなく，知的財産を守るためです．これらはすべて作業療法の知的財産になっていきます．

2. 今の職業をめざした理由

今も職業は作業療法士ですが，医療から福祉へとフィールドは変化しています．もともと地域で作業療法を実践したいという思いがありました．そのために医療で基本を学んでいた経緯があります．作業療法士は生活支援の専門家です．生活する場で支援することで患者や利用者に対し最大限の生活支援ができると考えています．医療現場で得た経験や知識，技術は福祉分野でも非常に役立っています．変わらないのは，常に発達が気になる子どもとその家族の困りごとを何とかしたいという思いです．その思いが，新たな解決のアイデアにつながっていきます．これまで筆者が開発・製品化した物の効果検証を大学の友人が行ってくれるなど，良い循環も生まれています．

3. 学生へのメッセージ

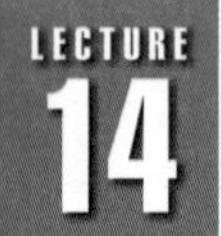

常に臨床で疑問をもち，解決するための努力をすることです．そのためには基礎学力をつけ，経験し技術を高め，そして学会発表をしていくことで，多くの人とつながっていきます．また，他職種との協業などでさらにネットワークが広がっていきます．常に自分がどのような仕事をしているかをアピールしていくことで，仕事は舞い込んできます．そのときに断らないことが重要です．「毎年学会発表，来た仕事は断らない」を継続していくと，知らないうちに作業療法士として成長していけます．

（鴨下賢一・株式会社児童発達支援協会リハビリ発達支援ルームかもん）

LECTURE 15 求められる作業療法士とは

到達目標

- 作業療法を行う際のリーズニング（臨床推論）について理解し説明する．
- 作業療法士養成校のカリキュラムを理解し，科目間の関連について説明する．
- 自身のキャリアデザインを設計する．

この講義を理解するために

この講義では，求められる作業療法士になるために必要な臨床的な思考過程であるリーズニングや学習方法，科目間の関連性などについて学習します．作業療法において，臨床で行う治療行為には基盤となる理論があることを知り，効果的な作業療法を実践するうえで必要な能力であるリーズニングが重要となります．そのためには養成校で学ぶ科目内容を理解し，科目間の関連を整理し，より広い知識を得るために先人が行った研究などを参考とする必要があります．

この講義の前に，以下の項目を学習しておきましょう．

□ 作業療法教育のカリキュラムを整理しておく．

□ 作業療法を説明する主な理論について復習しておく（Lecture 8 参照）．

講義を終えて確認すること

□ 専門職とは何か説明できる．

□ リーズニングの種類と内容について説明できる．

□ 作業療法カリキュラムにおける科目間の関連性について説明できる．

□ 自分の作業療法士としてのキャリアデザインを設計できた．

講義

1．専門職とは

作業療法士は，医療，保健，福祉にかかわる専門職である．専門職として作業療法を実施することで，その対価（診療報酬）が得られる医療現場や，職員として配置されることで報酬に加算されることが職業としての大きな意義の一つとなっている．その職業が社会的に対価を得るためには，一定の基準をもつ専門性が必要となる．このような専門職の基準などについては，これまでもさまざまに定義[1]されている．

専門職と非専門職の違いとしては，理論的知識に基づく技術，教育訓練，能力がテストされること，組織化されていること，行為の綱領があること，愛他的サービス，他人の事項への応用，明確な専門職-クライアント関係があること，信託されたクライアント関係，明確な報酬，自律，地位の公的認識などが考えられる．作業療法も専門の養成課程や資格取得のための国家試験があり，身分に関しての法的な根拠が定められ，報酬が定められているなど，専門職としての一定の要件を満たした職業である．

この講義では，作業療法が専門職として自律・確立していくうえで重要と考えられる，理論的知識に基づく技術と教育訓練について詳しく説明する．

MEMO
専門職についてはさまざまな定義があるが，現在の日本では国家資格を必要とする職業を指すことが多い．

2．理論と臨床実践に基づく技術と思考過程

作業療法は，さまざまな疾患によって引き起こされる作業行為の障がいを，対象者に適切な作業活動を提供することで治療・補完していく技術体系である．以下に模擬症例を提示して解説する．

試してみよう
模擬症例で取り上げられている先行研究を読んでみよう．
模擬症例を通じて根拠に基づく技術と研究との関係を整理してみよう．

1）症例提示

(1) 作業療法評価と介入

症例は55歳，男性．脳血管障害で身体一側の運動障害が生じ，上肢が屈筋共同運動により随意的な伸展運動が阻害された．身体機能的な治療としては，異常な反射や痙性の抑制を目的としたポジショニングと随意運動の促通を実施し，感覚障害の有無と動作への影響について評価し，感覚促通法と他の感覚での代償方法などを指導することが必要となる．これらの訓練内容については，痙性を生じている肢の持続伸張，連続的な関節他動運動，麻痺側上肢へのスプリント療法が筋緊張の抑制効果を有するという先行研究[2-4]が背景にあり，一定の根拠に基づいて行われている．

一側の運動機能に障がいがあることから，更衣や入浴，移動，移乗の際の姿勢バランスの崩れによる制限など，ADL（日常生活活動）における制限が生じることが考えられる．そのため，身体両側の協調的運動の促進と，課題志向・目的志向訓練を取り入れた活動の再獲得訓練などを行う必要がある．これに関しても，先行研究[5]において，発症から早い時期に集中的に行うことで改善が可能であることが報告されており，作業療法で取り組む治療の根拠となっている．

さらに，活動制限がありながらも維持されている社会生活や家庭での役割など，参加に関する行為については，可能な限り促進していくことが必要となる．また，障がいを抱えることで，一人で外出して買い物ができなくなった，会社で以前の業務に戻れなくなったなど制限が生じた場合には，福祉サービスの利用や，家族や職場の協力を新たに得られるように環境調整をしていくなどの支援が重要であ

MEMO
- **屈筋共同運動**
損傷を受けた脳の回復の過程で一過性にみられるパターン化された筋肉のはたらきを共同運動という．一般的に屈筋共同運動は上肢で起こりやすく，肩甲骨が後方に引け肩関節が外転と回旋，肘・手・手指関節が屈曲するパターンを示す．
- **ポジショニング（positioning）**
運動障害により姿勢が崩れる場合，適切な姿勢になるように徒手や補助具などを用いて介入すること．
- **感覚促通法**
脳の障害などで生じる感覚障害（皮膚感覚や筋肉の感覚など）に対して，温冷刺激や触刺激，運動に伴う筋肉からの刺激などを利用して，感覚障害を軽減させる方法の総称．
- **スプリント療法**
熱を加えると軟らかくなり冷えると固まるスプリント材を加工して用いる装具療法の一つ．痛みのある部位の固定や支持，保護，悪化の予防，変形などの矯正など，用途によってさまざまな形状に加工される．

ADL（activities of daily living；日常生活活動）

る．これは，脳血管障害により活動制限が生じた場合に，体力が低下しやすく活動性が減少すること[6]，役割の喪失や自己効力感の低下によりうつ症状をきたすことがあることなどが報告[7]されており，回復を促進するためには積極的に取り組む必要があると考えられている．

このように，作業療法の介入を行ううえでは，対象者が生活していく環境を十分に調査し，実現可能な支援内容を選択すること，また，対象者自身の希望や考え方，家族や関係者の期待などを十分に聞き取り，できる限り満足できる目標を設定する．

(2) 考察

模擬症例で示した作業療法プロセスでは，先行研究などによる客観的な事実に基づいた判断および技術を用いること，対象者や家族などのさまざまな訴えや気持ちを分析して適切な作業を提供すること，対象者のこれまでの生活史を把握し将来の生活設計を支援していくこと，最終的な介入の際には対象者ときちんと話し合い，理解し納得したうえで行うことなどが重要であることがわかる．

2) リーズニング（臨床推論）

対象者の問題に対して，複数の視点から介入プロセスを決めていく作業療法士の思考様式はリーズニングと定義されており，効果的な作業療法の実践に必要な能力とされている．リーズニングには，いくつかの種類があり，科学的リーズニング，叙述的リーズニング，実際的リーズニング，倫理的リーズニング，相互交流的リーズニング，状況的リーズニング[8]などが紹介されている．作業療法の実践において，このように分類されているリーズニングが，対象者の生活のなかでどのように結びついているのかをしっかり理解したうえで治療や支援計画を進めていくことができる作業療法士が求められている．

3. 作業療法士養成と作業療法研究

1) 作業療法士養成のカリキュラム

リーズニングを適切に行うためには，さまざまな知識と経験が必要となる．作業療法士養成校（以下，養成校）で学ぶ知識や技術は，作業療法の実践においては，基盤となる必要最低限の内容となっている．作業療法士養成に関するカリキュラム（教育課程）は，「理学療法士及び作業療法士法」に基づき，文部科学省・厚生労働省令として公布された「理学療法士作業療法士学校養成施設指定規則」（以下，指定規則）で規定されている．

基礎分野として学ぶ物理，化学，生物，数学などの自然科学系の科目は，人の身体の仕組みや薬の影響，治療・支援機器の仕組みなどを理解するうえで基礎となる内容を含んでいる．また，さまざまな人とコミュニケーションをとる能力や海外の論文などを理解するうえでの基礎となる人間科学系および語学系の科目なども含まれている．専門基礎分野では，さまざまな病気や障がいの成り立ち，そして回復過程を理解するために医学の基礎である解剖学や生理学，病理学，生化学などの科目，さらに，内科学，外科学，精神医学，小児科学，救急救命など具体的な臨床医学を学ぶことになる．また，運動障害とその治療技術の基礎となる運動学や人の成長に伴う変化を扱う人間発達学，老年学に関する科目も含まれている．専門分野では作業療法概論，作業学，評価学，日常生活活動学，治療学，臨床実習，管理学，研究法など，臨床活動の基礎となる知識や実習が含まれる．

このような学びのなかで，学習者は科目間のつながりを意識し，実際の治療場面で必要な知識体系を身につけていく必要がある．脳血管の梗塞により生じる病態に関し

MEMO

● **協調的運動**
協調的運動は，目と手，手と足など身体のさまざまな動作で行っている運動で利き手側と非利き手側の時間的・空間的調和のとれた運動などをいう．例えば，茶碗からご飯を口に運ぶ際は，利き手で箸を操作し，反対の手（非利き手）で茶碗を持つ．この2つの別々の運動がタイミングよく，そして安定してできなければ食事をすることができない．

● **自己効力感**（self-efficacy）
有能さの感覚であり，自分が環境に効果的に影響を及ぼしうるという感覚．

MEMO

リーズニング（reasoning；臨床推論）
欧米の論文では“clinical reasoning” “professional reasoning”“therapeutic reasoning”などの用語が用いられている．
▶ Lecture 8・表3参照．

MEMO

カリキュラム（curriculum；教育課程）
学校で教育目的に合わせて，学べる科目，形式，スケジュールなどの教育内容と学習支援を総合的に計画したもの．

理学療法士作業療法士学校養成施設指定規則
▶ Lecture 1参照．

MEMO

梗塞
血管壁の弾力性がなくなり，コレステロールや血栓がたまって徐々に細くなることで，血液の流れが滞り，周辺の組織が壊死に至る病変．

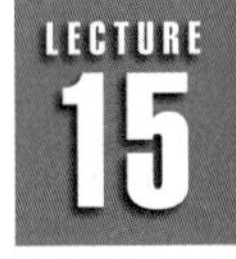

表 1　脳血管障害の作業療法を理解するための科目間の関連の例

解剖学	●脳血管は大動脈である頭蓋外動脈から頭蓋内主幹動脈に至る比較的，口径の大きな動脈と，脳主幹動脈から分枝して脳底部から脳実質内に穿通する口径の小さい動脈に分けられる ●内頸動脈，脳底動脈，脳主幹動脈は筋型動脈で，栄養血管を有さず，外膜の発達が悪い ●頭蓋内血管は血液脳関門が発達し，物質の透過を妨げている
生理学	●脳にはたくさんの血管があり，心拍出量の約 15%が大動脈から頸動脈，椎骨動脈を経て送られる ●血液循環は酸素や栄養を臓器に供給し，生成された老廃物を処理する器官に運搬する ●脳の各部位がさまざまな領域に細分類され，それぞれ異なるはたらきを担っている
病理学，臨床医学	●大動脈炎症候群では，総頸動脈や椎骨動脈のみがおかされる ●高血圧や糖尿病に起因する脳血管障害は血液脳関門がおかされやすく，アテローム血栓性脳梗塞，ラクナ梗塞になりやすい ●梗塞巣につらなる脳領域が担う機能にさまざまな障がいが生じる
作業療法評価学，治療学	●病変に応じて生じることが予測される機能障害の有無を適切に評価し，回復の可能性を予測する ●運動障害，感覚障害，高次脳機能障害などについて適切な作業療法を実施する ●生活への障がいの確認と環境因子や個人因子を総合的に判断し，生活を支援する

ては，解剖学で教授される脳血管の構造を理解し，生理学ではその役割，病理学や臨床医学ではその病態が生じる機序や障がいについて学習する（**表 1**）．これらの知識をもとに，作業療法を行う際の評価や介入の方法について理解することができる．このような科目間の関連性を常に意識し，学年が進むたびに一度基礎に戻って確認することが必要となる．

2）作業療法研究

作業療法を実践するためのさまざまな知識や技術が蓄積されてきている．これらの知識や技術は，先人の研究活動を通じてその有用性や信頼性が高められ，われわれが学ぶことができる．そして，われわれも後進のために，同様の取り組みを行っていくことが作業療法の発展につながっていく．研究活動は，時代を超えて継続していくことが重要であり，すべての作業療法士が行うことが望まれる．

一般的に，研究は基礎研究と応用研究に分類される．文部科学省によると，基礎研究は主に真理の探究，基本原理の解明，新たな発見，創出や蓄積などを指向する研究活動とされている．神経の可塑性に関しては，以前は中枢神経系の再生は起こらないと考えられていたが，近年では動物実験などを通じてシナプスの解剖学的，生理学的，生化学的可塑性が生じることがわかってきている．このような基礎研究は，リスザルを用いた脳梗塞モデルにより食事のために強制的に麻痺側を使用させる研究から，機能回復が求められることで関連する脳領域に近接する領域に機能の変化が生じたとする報告[9]，脳出血ラットを用いた有酸素運動が，線条体の樹状突起の拡大や伸長の誘因となっていることを示す研究[10]などへつながっている．さらに，これらの知見はリハビリテーションにより対象者が変化したか否かを明らかにする応用研究において，症状や機能改善の根拠の一つとして用いられ，その有効性を示す一助となっている．

一方，作業療法士の多くは，臨床の現場で対象者に介入しているため，応用研究が多くなる．応用研究とは，総務省の科学技術研究調査における定義によると，基礎研究によって得られた知見を利用して，特定の目標を定めて実用化の可能性を確かめる研究，もしくはさらに応用方法を探索する研究とされている．作業療法における応用研究として，臨床研究（実践研究），調査研究，症例研究（事例研究），機器開発研究などが主に行われている（**表 2**）．

研究の実践方法は研究法という科目で学ぶが，学習の初期から多くの研究論文を読んでおくことは，養成校で学ぶ知識や技術をさらに深め，将来，作業療法を実践していくうえでも重要となる．

MEMO
基礎研究，応用研究の他に開発研究があり，これは新しい材料，装置，製品，システム，工程などの導入または既存のものの改良を行う研究である．

MEMO
●シナプス
神経間をつなぐ接合部で，神経情報の伝達を行う．神経伝達物質の放出と受容体との結合による受け取りが主に行われている．
●有酸素運動
（aerobic exercise，cardio workout）
酸素の供給によって糖質や脂質をエネルギー源として行う運動．比較的負荷が軽い．
●線条体の樹状突起
大脳基底核の一部である線条体は皮質から入力を受けている．この樹状突起が拡大・伸長するということは，皮質−基底核−視床という運動をコントロールする機構が再構築されている可能性を示唆している．

表２ 作業療法分野の研究の実際

研究の種類	研究内容の例	研究方法の例
臨床研究（実践研究）	●疾患から生じる障がいに対して一定の集団に介入し，介入の問題点の抽出や介入の仮説を提案する ●普段，実践している介入の効果を見極める ●対象者の症状を客観的に把握できる評価方法を開発し，介入の新たな視点を提案する研究　など	●評価・介入・問題点の抽出や治療効果の判定，治療仮説の提案や検証 ●健常者（定型発達児）と対象者の違いを明らかにし，治療介入の支援を提言する　など
調査研究	●比較的大きな集団に対して調査を実施し，その結果を分析することで一定の知見を得る　など	●特定の疾患の生活満足度と症状の重篤さを調査し，その関係を分析することで生活の支援方法について提言する　など
症例研究（事例研究）	●特定の対象者を対象にして介入の経過について報告する　など	●介入と症状の変化から新たな介入方法について提案する ●新しい介入方法の効果について検証する　など
機器開発研究	●治療機器や生活補助具，福祉用具などの開発を目的に行う　など	●学際的な背景から機器開発を行い，症例研究などを通じてその有効性を示す　など

3）作業療法研究と臨床活動

作業療法研究は，多くの場合，臨床活動のなかで生じるさまざまな疑問や必要性に基づいて行われる．発達障害をもつ子どもで，不器用さの改善を目的とした作業療法の処方が医師から出された場合，なぜ不器用さが生じているのか（疾患と症状との関係），不器用さとは具体的にどのような機能の問題を反映しているのか（症状と機能障害との関連，評価方法），どのような介入をすると症状が改善するのか（治療方法の検討），介入の効果はどのように示せばよいのか（改善したポイントの適切な評価方法）など，さまざまな臨床上の疑問をあげることができる．新人作業療法士はこのような場合，周囲の先輩や養成校の教師に聞いたり，他職種に質問したり，自ら関連書籍や文献を調べたりして解決を図ろうと努力する．しかし，作業療法に関する知識は，すべての疑問にこたえられるだけ蓄えられているわけではないため，一人ひとりの作業療法士が研究活動を通じて，自身の臨床経験から得られた知識を残していく必要がある．

実際に研究を行う際には，最初に疑問に思った内容が過去の研究にないのかを調べ，なぜその研究を行う必要があるのかを明確にしておく．自身が考えている疑問を解決できる適切なテーマを設定することも重要である．このプロセスでは，多くの先行研究を読み，理解する必要があるが，多くの文献は英語で書かれているため，学生のときから正確に読めるよう基礎的な語学力を向上させるよう努力するとよい．また，研究テーマを考える際には臨床活動で得られた疑問から研究疑問へ構造化していくことが重要と考えられている[11]．この研究疑問への構造化を行う際には，「誰を対象者とするのか（Patients）」「どんな要因を取り上げるのか（Exposure）」もしくは「どんな介入をするのか（Intervention）」「比較するものは（Comparison）」「何をアウトカムにするのか（Outcomes）」の4項目を明確にすることが一つの方法である．これはその頭文字をとって「PECO（ペコ）」もしくは「PICO（ピコ）」と表される．いくつかの研究の種類に対応した研究疑問の構造化の例を**表3**に示した．最初に臨床疑問を見つけることが重要であり，それを構造化して研究疑問を立案していく．

研究のテーマを設定した後に，そのテーマに沿った研究目的を立案する（**表4**）．臨床で感じた疑問と研究目的がどのように関連しているのか，疑問のどの部分が明らかになるのかを意識して立案する．研究目的が，採用する研究デザインや方法で達成されるのかを十分吟味することも必要なプロセスとなる．さらに，人を対象とした研究の場合には，目的や方法を対象者にきちんと説明し，同意を得る．近年では，研究の倫理的な側面が細かく規定されており，研究方法を考える際には十分な配慮が必要で

MEMO
定型発達（typical development）
発達障害のない，一般的に知られている経過をたどる発達．

MEMO
発達障害
（developmental disorder）
日本では「発達障害者支援法」において「自閉症，アスペルガー症候群その他の広汎性発達障害，学習障害，注意欠陥多動性障害その他これに類する脳機能の障害であってその症状が通常低年齢において発現するもの」と定義されている．

アスペルガー（Asperger）症候群

調べてみよう
文献の検索にはさまざまな検索エンジンが利用できる．代表的なものとして，医中誌Web，PubMed®，Ovid MEDLINE®，メディカルオンライン，Google Scholarなど，さまざまなものがある．養成校の図書館で提供されているサービスを利用して，自分の関心のあるテーマについて検索し，論文の内容をまとめてみよう．その後，グループで調べた内容を共有して知識を広げよう．

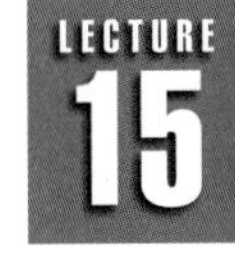

表 3　研究疑問の種類と PECO (PICO) の例

	研究疑問			
研究疑問の種類	①治療や予防介入の有効性・安全性を評価する研究	②記述的疫学研究	③ある要因が疾患などにどのように関連しているかを分析する研究	④評価法の有益性に関する研究
P	脳血管障害患者において	脳性麻痺児において	統合失調患者において	高齢者において
E (I)	筋力増強運動を行えば	粗大運動能力尺度の点数が低いと	家族関係が良好であれば	足底の触感覚に鈍麻がある対象者は
C	何もしない対象者より	点数が高い対象者より	家族関係に課題のある対象者より	正常な対象者より
O	6 週間後の日常生活動作は改善するか？	後の運動発達レベルが低いか？	社会的自立度が高いか？	歩行の安定性が高く，転倒経験が少ないか？

MEMO
研究デザイン
実験的研究，観察的研究，調査研究に分類される．

表 4　研究計画立案のプロセス

1. 疑問に思ったことが過去に調べられていないか確認する	関連する書籍や文献を調べ，疑問に思ったことに関する過去の研究を把握する
2. 疑問に思ったことから研究可能なテーマを選択する	検証可能なテーマなのか，疑問を解決するために適切なテーマなのかを把握する
3. 研究目的を明確にする	研究テーマに沿った目的を立案する
4. 研究目的を明らかにする方法を検討する	研究期間，対象，研究デザイン，具体的な方法，倫理的な課題などを明確にする
5. 得られた情報やデータを解析する方法を決める	採用する研究方法により得られる情報やデータの解析方法を明確にする
6. 予測される結果と意義を明確にする	研究によって得られた結果が対象者や作業療法にどのように寄与できるかを明確にする

ある．

研究で得られた情報やデータは，適切に処理し解析する．この解析方法が不確かであると，せっかく行った研究が正しく理解されないという事態になる．特に，数値で結果が得られる研究では統計学的に分析することが多いため，統計学の知識も必須となる．

4) キャリアデザイン

キャリアデザインとは，仕事を続けていくことで将来自分がなりたい姿，実現したい目標を定め，仕事を含め自身の生き方を考えることである．学生は，養成校での専門的な教育を通じて視野を広げ，進路を具体化し，社会的・職業的自立に向けて必要となる能力を伸長・進化させていかなければならない．近年，社会・経済状況などの環境が速い速度で大きく変化し続け，キャリアデザインが設計できる能力が求められていることの要因となっている．

(1) キャリアデザインが必要とされる背景

作業療法士が働く場所
▶ Lecture 6・図 2 参照．

作業療法は，社会からのさまざまな要請から職域が広がってきた．そのため，これまでのように医療機関や福祉施設に入所している人のリハビリテーションを担当するという役割から，在宅医療や教育機関，行政など，さまざまな場所でその役割を果たす必要が出てきている．対象者の機能回復だけでなく，疾病予防や緩和ケア，学習支援など，新しい領域でも作業療法を実施していくことが求められている．このように，作業療法士は，自分がどのような仕事をするのかという選択肢が広がっており，主体的に自身のキャリアを考えることができるようになってきた．

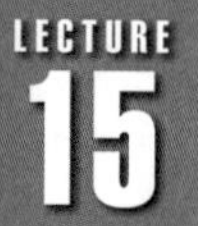

加えて，雇用形態や雇用者が求める人材の変化も大きく影響している．以前のよう

な終身雇用，年功序列という雇用システムが変化し，人材の流動化や求める仕事内容に資する能力のある人材を積極的に活用していく環境となり，雇用する側も求める能力に関するキャリアを積んできた人材を積極的に雇用するように変化している．このような流れは，2016年に改正された「職業能力開発促進法」によって，労働者自身にキャリア開発の責任を課し，雇用する事業者には労働者がキャリア開発の設計・目標設定，そのための能力開発を行うことを支援するように制度化されることで促進されてきている．

MEMO
職業能力開発促進法
1969年に「職業訓練法」として制定された法律が，1985年に法改正され現在の名称になった．この法律では労働者の能力の向上が，地位や職業の安定につながり，経済と社会の発展に寄与することを目的としている．

(2) キャリアデザインを設計するうえで必要な基本的能力

キャリアデザインを設計する際には，自分の人生や仕事に関する価値観や考え方をしっかりもっていることが必要である．仕事を通じて自身の向上や他者への貢献に高い価値をもつ人，家族との生活の安定に価値をおく人，自分の趣味などの没頭できることを優先する人など，さまざまであるが，キャリアデザインを設計するうえでは土台となる要素の一つである．

さらに，自分自身の強みや個性を客観的に把握していることも重要である．作業療法に関するさまざまな研修会に参加し多くの知識をもっている，協調性がありリーダーシップがとれるなどの強みは，キャリアを考えるうえで要素の一つである．

加えて，目標を達成するために積み上げてきた個人の能力（スキル）も影響する．この能力に関しては，職業教育を通じて獲得される医療専門職としての接遇能力，チームワーク能力，作業療法の臨床能力などと，社会人としての基礎・汎用的能力の2つがある．基礎・汎用的能力について，中央教育審議会の答申[12]では，人間関係形成・社会形成能力，自己理解・自己管理能力，課題対応能力，キャリアプランニング能力の4つに整理している．職業教育は，この基礎・汎用的能力の土台のうえで獲得される能力と考えられ，ライフステージのさまざまな段階で自分の能力を確認していくことが望まれる．

ここがポイント！
接遇
相手をもてなすための行動などの意味で用いられるが，医療専門職では対象者に安心して医療に参加し，治療を受けられるように促すような対応力といえる．

(3) 卒業後の職業教育

職業教育については，養成校で基礎を学んだ後も，生涯にわたって学習を続けていく必要がある．作業療法士には，全国的な組織として日本作業療法士協会，各都道府県の組織として各都道府県の作業療法士会という職能団体がある．職能団体は，専門的な資格や知識をもつ専門職従事者が，会員の知識や技能を向上させる教育機会を提供したり，専門職の立場から社会に意見を述べたり，会員の地位や労働環境を共同で守るなどの役割を担っている．

日本作業療法士協会では，作業療法士の生涯教育のなかのキャリアデザインの一つとして認定作業療法士・専門作業療法士制度を提供している（**図1**）[13]．認定作業療法士は，作業療法の臨床実践，教育，研究および管理運営に関する一定水準以上の能力を有する作業療法士を協会が認定した者，専門作業療法士は，認定作業療法士である者のうち，特定の専門作業療法分野において「高度かつ専門的な作業療法実践能力」を有すると協会が認定した者とされている．医師や看護師，理学療法士にも同様の資格制度があり，一部の職種では資格に応じた診療報酬などの加算もある．

認定作業療法士では，①5年以上の臨床経験，②協会が指定した研修会に参加し既定のポイントの取得，③事例報告や研究報告などの実績などが基準となっている[14]．作業療法士の資格を得た後も，これらの機会を利用し，自身のキャリアデザインに従って，専門職としての能力向上を図っていくことが必要である．

MEMO
日本作業療法士協会（Japanese Association of Occupational Therapists：JAOT）では，以下の専門作業療法士を認定している（2022年度10月現在）．
福祉用具，認知症，手外科，特別支援教育，高次脳機能障害，精神科急性期，摂食嚥下，訪問，がん，就労支援，脳血管障害．

調べてみよう
作業療法士には，どんな資格があるのか，どうやって資格を取得するのか，詳細を日本作業療法士協会のホームページ（生涯教育に関するサイト）[14]で確認してみよう．

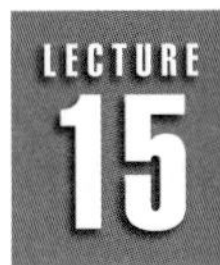

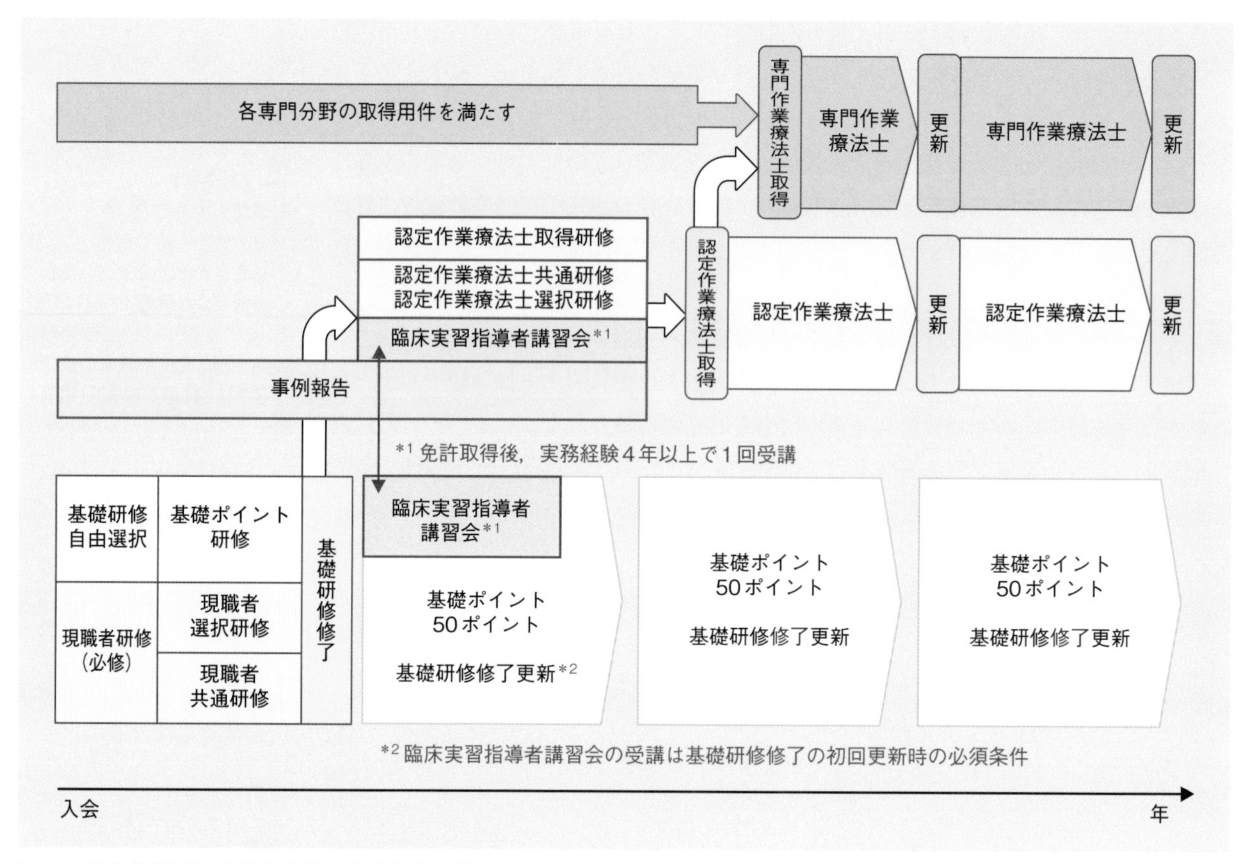

図１　日本作業療法士協会の生涯教育制度の構造図
（日本作業療法士協会：生涯教育制度2020 制度の概要と解説[13] をもとに作成）

■引用文献

1) 竹内 洋：専門職の社会学―専門職の概念．ソシオロジ 1971：16（3）：45-66.
2) Yeh CY, Tsai KH, Chen JJ：Effects of prolonged muscle stretching with constant torque or constant angle on hypertonic calf muscles. Arch Phys Med Rehabil 2005；86（2）：235-41.
3) 田中直次郎，東海林淳一ほか：痙縮筋に対する持続伸張訓練効果に関する検討．運動療法と物理療法 2001；12：193-8.
4) Diserens K, Perret N, et al.：The effect of repetitive arm cycling on post stroke spasticity and motor control：repetitive arm cycling and spasticity. J Neurol Sci 2007；253：18-24.
5) Bernhardt J, Dewey H, et al.：A very early rehabilitation trial for stroke（AVERT）：phase II safety and feasibility. Stroke 2008；39（2）：390-6.
6) 塚越和巳，飯田 勝ほか：Anaerobic Threshold からみた脳血管障害片麻痺者の全身持久性評価の検討．総合リハ 1993；21（7）：585-91.
7) Burvill PW, Johnson GA, et al.：Prevalence of depression after stroke：the Perth Community Stroke Study. Br J Psychiatry 1995；166（3）：320-7.
8) Schell BAB, Schell JW：Clinical and Professional Reasoning in Occupational Therapy. 2nd edition. Wolters Kluwer；2018.
9) Takamatsu Y, Ishida A, et al.：Treadmill running improves motor function and alters dendritic morphology in the striatum after collagenase-induced intracerebral hemorrhage in rats. Brain Res 2010：1355：165-73.
10) Taub E, Uswatte G, Elbert T：New treatments in neurorehabilitation founded on basic research. Nat Rev Neurosci 2002：3（3）：228-36.
11) 菅野圭子：臨床家のための研究のすすめ：実践編．作業療法 2014；33（2）：103-9.
12) 中央教育審議会：今後の学校におけるキャリア教育・職業教育の在り方について（答申）．2011. https://www.mhlw.go.jp/stf/shingi/2r98520000015s0j-att/2r98520000015sp1.pdf
13) 日本作業療法士協会：生涯教育制度2020 制度の概要と解説. https://www.jaot.or.jp/files/page/kyouikubu/shougaikyouikutechoudensiban.pdf
14) 日本作業療法士協会：生涯教育. https://www.jaot.or.jp/continuing_education/

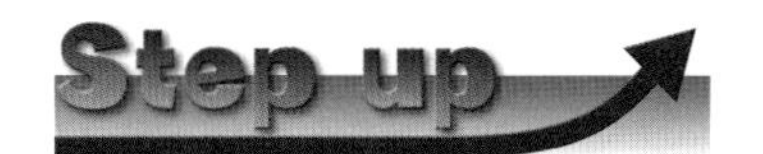

上肢切断者の義手支援で活躍する作業療法士

1．仕事の内容

筆者は，作業療法士養成校を卒業後，兵庫県にある社会福祉法人兵庫県社会福祉事業団に就職しました．採用後は，兵庫県立総合リハビリテーションセンター（以下，当センター）のなかにある，兵庫県立リハビリテーション中央病院（以下，中央病院）や障害者支援施設である自立生活訓練センター，また，兵庫県立西播磨総合リハビリテーションセンターのなかにある兵庫県立リハビリテーション西播磨病院で勤務してきました．

当センターは，障がいのある子どもから大人までを対象に，医学リハビリテーション，社会リハビリテーション，職業リハビリテーション，研究・研修など，基本能力の回復や自立，職場や地域，家庭への復帰を総合的に支援する，「障害者の自立と社会参加」の理念を実現するために約50年前に設立されたセンターです．

筆者がいちばん長く勤務してきた中央病院は，病床数は330床で，回復期リハビリテーション病棟や障害者病棟などを有し，脳血管障害や神経難病はもちろん，スポーツ医学診療センター，ロボットリハセンター，人工関節センター，子どものリハビリテーション・睡眠・発達医療センターなどのリハビリテーションに特化したセンターを新設しています．特に，脊髄損傷や上肢切断，下肢切断のリハビリテーションには長年の実績があります．

中央病院で診療する対象疾患は多岐にわたります．そのなかで，上肢切断者の義手支援の対象者は，先天性の上肢欠損から外傷や疾病による上肢切断，年代は，乳幼児から小学生，青年，壮年，高齢者に至るまで，幅広く支援しています．特に，小児筋電義手バンクは，当センターが兵庫県と協力して創立したもので，子どもに対する訓練用の筋電義手の貸与事業を行っています（図1）．

上肢切断者の義手支援で大切なことは，上肢の欠損によって何が課題になっているのかを明らかにし，その課題に対して，義手を使用して何ができるようになったら目標とする社会参加ができるようになるのかを考えることです．そのための義手の選定，処方，製作，操作練習を行います．これは，対象者を中心として，医師，理学療法士，看護師，義肢装具士など，多職種で連携・協力して行っていきます．作業療法士は特に，義手という道具（ツール）を活用して，どのような動作を獲得するのか，義手の操作練習（義手適応）の責務を担っています．

看護師であり水泳のパラリンピック選手として活躍され，現在，講演活動のかたわらバイオリンも奏でている伊藤真波さんとの作業療法も同様でした．彼女の入院中は，以下のことをチーム全体の目標として実施しました．

- 看護師の国家試験に合格して看護師になって働くことをめざす．
- そのために，看護学校に復学して，看護実習で行う両手作業（図2）を，能動義手を活用してできるようになる．
- そのために，能動義手の構造を考えパーツを選択し，本人に合わせて処方・製作する．
- 義手を使いこなせるようになるまで練習をして，さまざまな使用場面で1日をとおして活用できるようになる．

どうしたら，看護学校への復学を支援できるのか，それは，水泳を再開することの支援やバイオリン専用の義手の支援（図3）も同様でした．

上肢切断の義手支援は，特別なものではなく，普通の対象者に対する作業療法支援の一つだと思います．

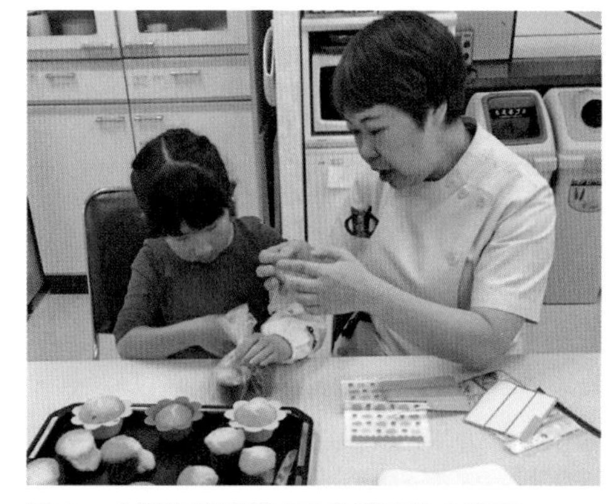

図1　小児用筋電義手の作業療法の場面
右が筆者（本人・親の許可を得て掲載）．

2．今の職業をめざした理由

作業療法士をめざしたきっかけは，高校3年生の頃に進路について考えていたときに，母親から，「作業療法」という言葉をはじめて聞き，興味をもったことです．人や動物などが好きで，「人間は不思議だから人にかかわる仕事がしたい」という程度の軽い気持ちで卒業後の進路を選択しました．実は，そのときは，理学療法と作業療法の違いも，あまり理解できていませんでした．

そして，今の職場を選んだきっかけは，養成校の教員の勧めで

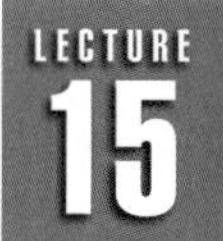

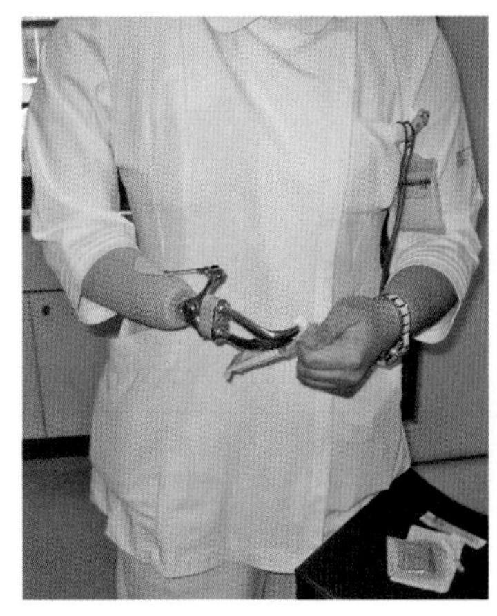
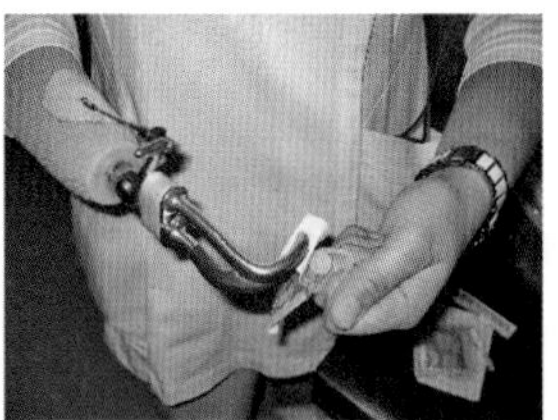
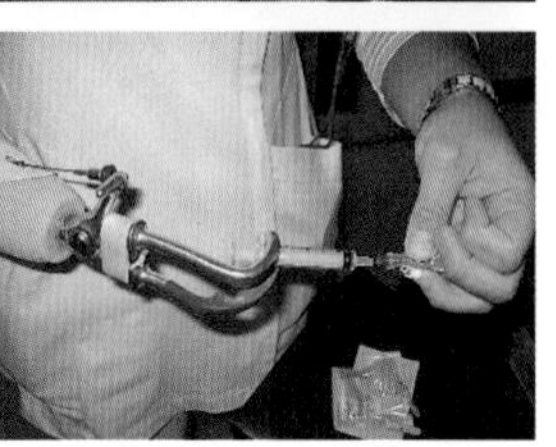

図２　能動義手での両手動作の場面（看護実習）（伊藤真波さん）
（本人の許可を得て掲載）

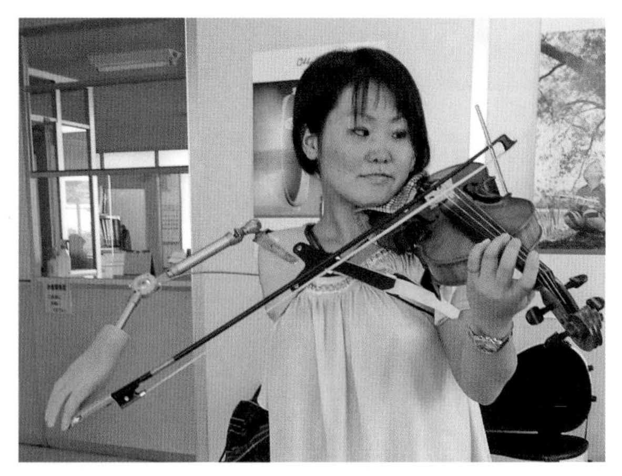

図３　バイオリン専用義手（伊藤真波さん）
（本人の許可を得て掲載）

す．生まれて育ったのは宮崎県，養成校は鹿児島県，臨床実習は南九州エリア，学生時代は，遊びとサークルとアルバイトが中心の生活で，時々勉強というような，充実（？）した日々を送っていました．しかし，教員や臨床実習先のアドバイザー・指導の先生に，「都会では，南九州とは違うリハビリテーションが実践されている」と言われ，何が違うのか質問しても，「何とは言えないが，とにかく違う」との皆さんの回答が印象的で，「何が違うのか自分の目で確認してみよう．都会の病院に数年だけ働いてみよう」と思い，当センターの門を叩いたのが始まりです．

それからは，周りのスタッフと協力しながら，目の前にいる対象者さんへの支援に一生懸命になっていました．辞める理由が見つからず，タイミングも計れず，気がついたらこんなに時が経っており，現在に至っています．

3．学生へのメッセージ

伊藤真波です．私は，18 年前に交通事故で右手を失いました．それまでは，当たり前に鉛筆を持ってレポートを書き，箸を持って友達と一緒にお弁当を食べ，おしゃべりしながら自転車で登下校をし，可愛くなりたいと一生懸命お化粧をするなど，「当たり前が当たり前にある生活」を送っていた 20 歳の看護学生でした．

右腕は治療のかいもなく腐敗し，毎日動かなくなっていく腕に失望する日々でした．復学が決まり，休学の期間に義手を作るため，兵庫県立リハビリテーション中央病院に行きました．最終的に，「腕を切断する」ことも，「看護師になるための義手を作る」ことも自分で決めたはずなのに，はじめのうちは心がついていかず，ただ毎日，下を向いて生きているだけでした．

作業療法士の先生方は，そんな私の気持ちを知ってか知らずか，無理に私と義手をくっつけようとはしませんでした．それどころか，自分の好きなことをさせてくれて，「水泳がしたい」と言い出した私を応援してくださいました．次第に私の心も変わっていきました．自分でできることが増え，遠ざかっていた「義手製作」に取り組めるようになりました．

看護師の私やバイオリンを弾く私，泳げる私がいるのは，すべて私の「やってみたい」という思いを作業療法士の先生方が尊重してくださったおかげです．誰一人あきらめなかったから，私は今，笑顔で毎日前を向いて生活できています[1]．

自分は作業療法士に向いているのか．この先，本当に作業療法士になれるのか．何のためにこんなに勉強しているのか．くじけそうになることもあると思います．そのときは，この試練はこれからのあなた自身の「礎」[2]となっていること，そして，あなたの活動・支援を待っている作業療法の対象者さんたちがいることを想像してみてください．私たちは，日本のより良い医療のために，あなたたちと一緒に働けることを楽しみにしています．

（柴田八衣子・社会福祉法人兵庫県社会福祉事業団 兵庫県立リハビリテーション中央病院）

■引用文献

1）柴田八衣子：あきらめない心と作業療法．作業療法ジャーナル 2018；52（5）：390-1.
2）柴田八衣子：あなたにとって作業療法とは何ですか？ 作業療法ジャーナル 2021；55（3）：263.

巻末資料

図 1　日本作業療法士協会の組織図（2023 年度）……………………………… Lecture 1
表 1　診療報酬改定の推移 ………………………………………………………… Lecture 4
図 2　「障害者総合支援法」によるサービスの全体像 …………………………… Lecture 5

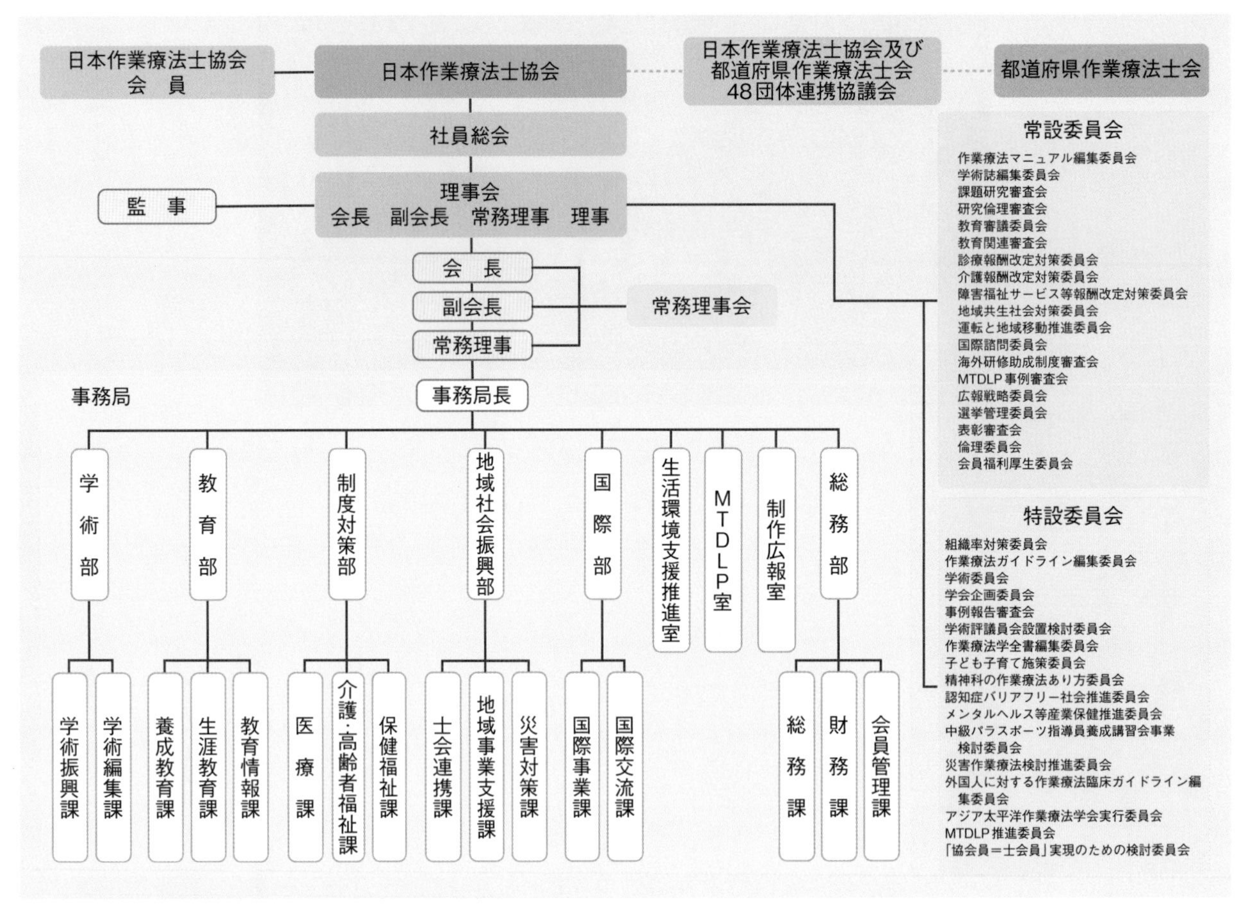

図 1　日本作業療法士協会（JAOT）の組織図（2023 年度）
MTDLP：生活行為向上マネジメント.

表 1　診療報酬改定の推移

改定年度	主な内容
1992（平成 4）	●「総合リハビリテーション承認施設」基準導入
2000（平成 12）	●「回復期リハビリテーション病棟入院料」基準導入
2002（平成 14）	改定率−2.7%，本体部分初のマイナス改定−1.3% ●「複雑（40 分）・簡単（15 分）」の区分けから「個別・集団（1 単位 20 分）」に変更
2004（平成 16）	改定率−1% ●「集団」のリハビリテーションにおける算定制限緩和
2006（平成 18）	改定率−3.16% ●「疾患別リハビリテーション料」基準導入：リハビリテーションにおける療法別区分を疾患別区分に変更しそれぞれに算定日数上限を設定
2007（平成 19）	●「疾患別リハビリテーション医学管理料」基準導入 ●「リハビリテーションにおける逓減制」導入
2008（平成 20）	改定率−0.82% ●「疾患別リハビリテーション料」見直し（一部引き下げ） ●「ADL 加算」廃止 ●「疾患別リハビリテーション医学管理料」廃止 ●「リハビリテーションにおける逓減制」廃止 ●「回復期リハビリテーション病棟入院料」質の評価導入：在宅復帰率や重症者受け入れ割合基準導入
2010（平成 22）	改定率+0.19% ●「疾患別リハビリテーション料」見直し，「早期リハビリテーション」加算引き上げ ●「廃用症候群の評価」新設，「がん患者リハビリテーション料」新設 ●「回復期リハビリテーション病棟」質の評価導入と入院料引き上げ ●「亜急性期入院医療管理料」基準緩和 ●「呼吸ケアチーム加算」新設
2012（平成 24）	改定率+0.004% ●「早期リハビリテーション加算」の見直し（2 段階導入） ●「外来リハビリテーション診療料」新設 ●「維持期リハビリテーション」評価見直し ●介護保険のリハビリテーションサービスへの移行期間延長（1 か月→2 か月） ●「回復期リハビリテーション病棟入院料」の新たな評価
2014（平成 26）	改定率+0.1% ●「心大血管疾患リハビリテーション料」への作業療法士の職名追記 ●「廃用症候群に対するリハビリテーション」の評価の適正化 ●「運動器リハビリテーション料 I」の評価の見直し（外来での算定追加） ●「回復期リハビリテーション病棟入院料 I」見直し（体制強化加算新設等） ●「回復期リハビリテーション病棟入院料」見直し（入院時訪問指導加算新設） ●「地域包括ケア病棟入院料」新設 ●「ADL 維持向上等体制加算」新設
2016（平成 28）	改定率−0.84% ●「回復期リハビリテーション病棟」のアウトカム評価導入 ●「ADL 維持向上等体制加算施設」基準見直し ●「初期加算・早期加算算定要件」見直し ●「廃用症候群リハビリテーション料」新設 ●生活機能に関するリハビリテーション実施場所拡充 ●「リンパ浮腫複合的治療料」新設 ●摂食機能療法の対象明確化

（日本作業療法士協会：作業療法白書 2015）

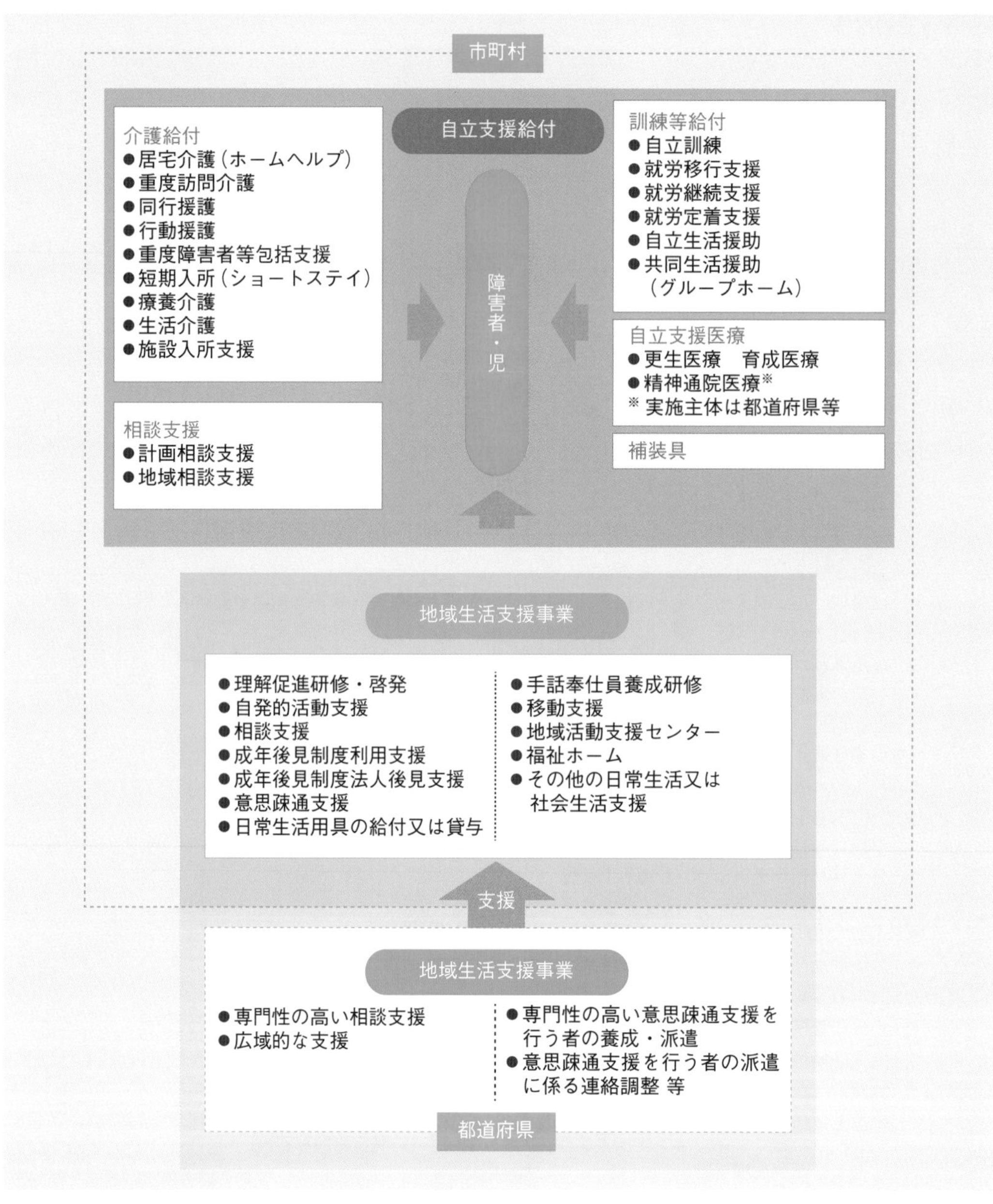

図２「障害者総合支援法」によるサービスの全体像
（全国社会福祉協議会：障害福祉サービスの利用について．2021 年 4 月版．
https://www.shakyo.or.jp/download/shougai_pamph/data.pdf）

TEST

試験・課題

到達目標

- 各 Lecture で学んだキーワードが説明できる.
- 作業療法の基礎となる知識などについての学習方法を自分なりに構築する.
- 作業療法の主な分野を理解し，広い視野をもって今後の学習に臨む.

この試験・課題の目標とするもの

これまでの講義を振り返り，作業療法の全体像をイメージしたり，学習しながら感じたことや考えたことなどを整理する機会にしてください.「作業療法概論」は，他の科目（例えば，解剖学や生理学など）のように記憶することがらが多い科目ではありませんが，学習の初期に学ぶので，初めて聞く単語やことがらが多く出てきたと思います．初めて出会ったそれらのキーワードを自分なりに調べ，これからの学習で的確に使用できるようになりましょう.

この章は試験（問題）と解答，課題から成ります.

問題では学んだ内容のなかでポイントになることがらについて問い，解答と簡単な解説を付記しました．問題は，Ⅰ：○×式問題，Ⅱ：かっこ内に適切な用語を書き込む穴埋め式問題の2つの形式から成ります．これまで学んだ内容をどこまで理解しているかの「力試し」として挑戦してみてください．試験問題で問われていることはどれも，教える側が「ここはポイント．ぜひとも理解してほしい」と認識している内容です．しかし，試験内容はあくまでも膨大な講義内容からの抜粋であり，キーワードを示してはいても，「作業療法概論」について網羅しているわけではありません．試験後，解答と照らし合わせ，該当する本文を読み返し，関連する内容を復習することで，系統的な理解を深めてください.

また，本書では，「試験」以外に「課題」を設けました．本書を復習し，各自が作成したポートフォリオなどを参考にしながら取り組んでください．課題には解答はありませんので，各自の作業療法に対する考えを自由にまとめてみましょう.

試験・課題を終えて確認すること

- □ 作業療法について，わかりやすく説明できる.
- □ 作業療法の主な分野を知り，興味をもてた.
- □ 作業療法士としてさまざまな分野で活躍する人を知り，視野が広がった.
- □ 作業療法士に求められる人間像を考え，今後の学生生活で構築していく意欲がもてた.
- □ 今後の学習に，自律的に前向きに取り組むことができる.

comment
今まで学習したことを振り返り，作業療法の可能性を感じることにより今後の学習へのモチベーションを高め，学習の仕方や科目間の関連性などを考えながら自律的に学習に取り組んでいきましょう.

試験・課題

問題I　○×式問題

以下の文章が正しければ○，誤っていれば×をつけなさい．

1. (　　) リハビリテーションは，あらゆる障がいに対して自立した社会生活を支援する手段である．
2. (　　) 1965年に「理学療法士及び作業療法士法」が制定され，資格制度が始まったが，それ以前は日本にはリハビリテーションはなかった．
3. (　　) 作業は特定の個人と結びつくものであり，環境とは分けて考えることができる．
4. (　　) 国際生活機能分類（ICF）のなかで，作業は生活機能のなかの「活動」と「参加」にあたる．
5. (　　) 医療保険制度は誰でも等しく医療サービスを受ける権利を保障するもので，患者が巨額の費用を支払うことで貧困に陥らないために，患者は費用の一部を負担するだけでよい．
6. (　　) 日本の介護保険では，保険料の支払いは40歳以上に義務づけられているが，サービスの対象者（受給者）は，原則として第1号被保険者である65歳以上のみである．
7. (　　) 国際障害分類（ICIDH）では，対象者の全体像におけるプラスの面を記録することができる．
8. (　　) 平均寿命と健康寿命の差が開くと，医療費や介護費の負担は少なくなるため，平均寿命を延伸させることが重要である．
9. (　　) 自立生活運動（IL）運動は，運動体でもあり事業体でもある．ここで提供される柱となるサービスには，自立生活プログラムとピアカウンセリングの2つがある．
10. (　　) 自律性による自立とは，自己決定，自己選択によって，自らの人生や生活のあり方を自らの責任において決定し，自らが望む生活目標や生活様式を選択して生きることを意味する．
11. (　　) 作業には，ADL（日常生活活動），家事，仕事，趣味，遊び，対人交流，休養など，人が営む生活行為と，それを行うのに必要な心身の活動が含まれる．
12. (　　) 作業療法士は，対象者の苦しみを理解しようとする姿勢や寄り添う姿勢をとることで，対象者との間に心理的な安定性や良い関係性を構築することに努める．これは，対人援助職に共通する基本姿勢であるが，作業療法では「自己の治療的利用」という言葉で表現される．
13. (　　) 作業療法士が働く場所による領域として，福祉領域では予防期や維持期（生活期）にあたり，健康の維持・増進，疾病や障がいの予防に関する取り組みが行われる．
14. (　　) 労働は，すべての人に保証された社会的権利の一つである．カナダ作業遂行モデル（CMOP）が作業をセルフケア，生産活動，レジャーの3領域に分けているように，作業療法では働くことは誰にとっても重要な活動ととらえている．
15. (　　) 作業療法の理論は，作業療法士が何に着目し，何を治療・援助として行うかを説明するためのものであり，人と作業と環境の関係を説明する多くの理論が提唱されている．
16. (　　) 作業療法は，作業療法士とクライエントが，何をどのようにできるようになったらよいかを相談しながら進めていく．このように考えながら行動すること，行動の理由を考えることをエビデンスという．
17. (　　) 急性期の医療的介入の目的としては，救命，症状の改善，症状の増悪を防ぐ，機能低下を防ぐなどがあげられる．
18. (　　) 回復期の精神科作業療法では，対象者がよりいっそう回復し，しっかりと活動ができるように作業療法士が主導して活動場面に介入し，その回復を促す．
19. (　　) 訪問作業療法では，心身機能への介入が中心となり，在宅でも継続的な機能訓練が行えるように指導する．
20. (　　) 訪問作業療法では，生活行為ができるように支援することが大切である．作業療法士は，対象者の身体的機能の改善を図って，生活行為ができることをめざす．
21. (　　) ケアマネジャー（介護支援専門員）とは，要介護者や要支援者の相談や心身の状況に応じるとともに，さまざまな福祉サービスを受けられるようにケアプランの作成や市区町村・サービス事業者・施設などとの連絡調整を担う職種である.

22.（　　）児童の入所施設では，リハビリテーション専門職を施設基準としている.

23.（　　）介護予防において，一次予防は要介護状態になることの予防，二次予防は生活機能低下の早期発見と早期対応，三次予防は要介護状態の改善と重症化の予防である.

24.（　　）地域包括ケアシステムとは，可能な限り，住み慣れた地域で暮らしを続けるため，医療と福祉が連携を図りつつ提供されるサービス提供体制をいう.

25.（　　）対象者が経験している生活行為の困難さが，身体機能，認知機能，精神心理機能，環境，個人などのどれに起因しているかを評価することは，対象者にとって納得のいく生活行為の獲得・再獲得につながる.

26.（　　）作業療法評価における信頼性では，測定したい物事を適切に測定できている場合が最も信頼性が高いといえる.

27.（　　）作業療法における面接には，フォーマルな構成的面接と，インフォーマルな非構成的面接の両者が含まれる.

28.（　　）評価では，作業療法士自身のしっかりとした基準で，「これは利点」「これは問題点」と切り分けていくことが大切である.

29.（　　）リーズニング（臨床推論）とは，対象者の問題に対して，複数の視点から介入プロセスを決めていく作業療法士の思考様式である.

30.（　　）疾病予防や緩和ケア，学習支援など，新しい領域でも作業療法の実践が求められている今日，キャリアデザインが設計できる能力が必要とされている.

問題Ⅱ　穴埋め式問題

かっこに入る適切な用語は何か答えなさい.

1. リハビリテーションとは（　　　　）を意味しており，日本語では社会復帰，復権，名誉回復，再建などと訳されている.
2. リハビリテーションの分野の一つである社会的リハビリテーションは，（　　　　）という社会福祉的な支援を前提としたうえで，社会生活力を高める総合的リハビリテーションと考えられる.
3. 世界作業療法士連盟（WFOT）は，「作業療法士は人々や地域社会と協力して，人々が（①　　　　），（②　　　　），（③　　　　）作業に結びつく能力を高めるか，または作業との結びつきをより適切にサポートするよう作業や環境を調整することで，この成果を達成する」と定義している.
4. 人々が生まれ育ち，生活し，働き，そして年をとるという営みが行われる社会の状態を，WHOは健康の（　　　　）と定義し，健康格差の原因になるとしている.
5. アメリカの公的医療保険制度として（　　　　）などがあるが，国民の大半は民間医療保険に加入している.
6. 2014年以降は各自治体における地域包括ケアシステムの構築が進んでおり，（①　　　　）に焦点を当てた地域包括ケアシステムでは，作業療法の専門性が大いに活かされている．このために開発されたパッケージに（②　　　　）がある.
7. ICFでは対象者の全体像を（①　　　　），（②　　　　），活動，参加，（③　　　　），（④　　　　）の6つの側面からとらえようとする.
8. 近年，医療領域における作業療法の診療報酬は（　　　　）の報酬となり，付帯するリハビリテーションの内容に応じて加算されるという複雑な構成になった.
9. IL運動の主張は日本のリハビリテーションにも大きな影響を与えた．リハビリテーション医の上田敏は（①　　　　）は社会参加のための必要条件にはあたらず，（②　　　　）の向上が重視されるべきとした.
10. 日本では障がい者の人権と尊厳に関する法的整備として，2013年に（　　　　）が制定され，2016年から施行されている．

11. 作業療法アプローチの特徴である（　　　　）は，代償手段を組み合わせて目的を果たすというアプローチをいう．
12. 作業療法では作業活動への（①　　　　）をとおして，自身の（②　　　　）に気づくきっかけを与えることができる．
13. すべての人々には作業する権利があり，この権利が侵害されている状態を（　　　　）とよぶ．
14. 病気の多くが（　　　　）と深く関連しており，医療だけでなく社会的アプローチも必要であることから多職種連携は重要となってくる．
15. 作業療法誕生の背景には，（①　　　　），（②　　　　），（③　　　　）があった．
16. 作業療法実践枠組みのプロセスは，（①　　　　），（②　　　　），（③　　　　）という段階を設定している．
17. 急性期の身体障害領域の作業療法では，一般病棟のベッドサイドだけでなく，（①　　　　）や（②　　　　）内での対応から開始することもある．
18. 回復期の作業療法では，ICF の（　　　　）に該当する問題点に重点をおいた対応となる．
19. 維持期のクライエントは中等度から重度の身体機能の低下をきたしている．作業療法士はそのような状況でも，（　　　　）の改善に向けて取り組む．
20. 介護老人保健施設は，要介護者などがリハビリテーションなどを行い，（　　　　）をめざす施設である．
21. 児童の入所施設は，大きく分けて（①　　　　）と（②　　　　）がある．
22. 重症心身障害とは，重度の肢体不自由と重度の（　　　　）を重複した状態をいう行政上の措置を行うための定義である．
23. 介護予防における作業療法において，作業療法士は対象者の心身機能の改善や生活環境の調整を通じて，（①　　　　）の向上と（②　　　　），（③　　　　）を支援する．
24. 地域ケア会議の目的は，自立支援に資する（　　　　）の支援，高齢者の実態把握や課題解決のためのネットワークの構築，個別ケースの課題分析などから地域課題を把握することである．
25. 評価の際に最も重要なことは，対象者の（①　　　　）であり，（②　　　　）である．
26. （　　　　）とは，人間が生きているという状態を示す徴候であり，呼吸，体温，血圧，脈拍が含まれる．
27. 精神科領域の主要な疾患である統合失調症では，他の精神症状よりも（　　　　）が生活のしづらさや社会的機能に影響を与えているとされる．
28. 作業療法対象者の行動を観察する際に，指示や工程を理解し記憶しながら進めることができるかどうかを観察することで，指示理解の程度や（　　　　）の状態を知ることができる．
29. 臨床活動で得られた疑問から研究疑問へ構造化する際には，「誰を対象者とするのか」「どんな要因を取り上げるのか，もしくは，どんな介入をするのか」「（　　　　）」「何をアウトカムにするのか」の 4 項目を明確にすることが重要である．
30. 職能団体とは，専門的な資格や知識をもつ専門職従事者が，会員の知識や技能を向上させる教育機会を提供し，専門職として社会的提言をし，会員の地位や労働環境を共同で守るなどの役割をもつ．作業療法士には，職能団体として全国的な組織の（①　　　　），各都道府県の組織として各都道府県の（②　　　　）がある．

課題

課題 1

次の課題について各 A4 用紙，1 枚程度にまとめなさい．

1. これからの学習計画について具体的にまとめなさい．
2. シラバスを確認し，これから学ぶ科目間の関連性をまとめなさい．
3. 作業療法の主な分野を整理し，まとめなさい．
4. 作業療法（士）の魅力や可能性について自分の考えをまとめなさい．

課題 2

Lecture 1～15 の Step up を読み，そのうち 2 つを選択し，感想・意見を A4 用紙，2 枚程度にまとめなさい．

解答

問題Ⅰ　○×式問題　　配点：1 問 1 点　計 30 点

1. ○，2. ×（1960 年代以前にも，先駆的な取り組みが各分野で行われていた），3. ×（作業は個人の生活史や環境に影響を受けて行われるものであり，作業と環境は不可分である），4. ○，5. ○，6. ○，7. ×（ICIDH では，障がいの程度を医療者が測定することになっており，プラス面を記載する構造になっていなかった．ICF では「健康状態」「心身機能・身体構造」「活動」「参加」「環境因子」「個人因子」の 6 つの側面から対象者の全体像をとらえようとし，プラス面の記載も可能である），8. ×（平均寿命と健康寿命の差が開くと，医療費や介護費の負担が大きくなる．高齢化に伴い医療費などの増大が予測されるなか，個人の生活や幸せのためにも，健康寿命を延伸させるとともに平均寿命との差を縮めることが重要である），9. ×（問題文は IL 運動から発展してできた自立生活センターの説明である），10. ○，11. ○，12. ○（意識的に自分を治療プロセスの一部として使うという考え方として，「自己の治療的利用」が使われる），13. ×（福祉領域は福祉に関連する法律により設置された施設で行われる作業療法であり，病院と自宅との中間的な役割や福祉行政に携わる領域である．問題文は保健領域に相当する），14. ○，15. ○，16. ×（リーズニングという．エビデンスは，実際にどこで，誰に，何をしたら効果があったという証拠），17. ○，18. ×（対象者が自分で考え行動する機会を段階的に増やすなどして，退院およびその後の社会生活に向けた支援を行う），19. ×（訪問作業療法では，生活行為ができるよう支援する必要がある．住み慣れた場所での生活を維持するために，新しい方法の習得や道具の利用などを積極的に行う），20. ×（訪問作業療法では，新しい方法の習得や，道具や材料を変えての練習，課題の難易度の調整などにより生活行為が安全に効果的に行えることをめざす），21. ○，22. ×（医療型はリハビリテーション専門職の配置を施設基準としているが，福祉型はリハビリテーション専門職を施設基準として設けていない），23. ○，24. ×（地域包括ケアシステムは，医療・介護・予防・住まい・生活支援の 5 つの要素が連携を図りつつ，これらが総合的にかつ一体的に提供される地域の包括的な支援・サービス提供体制である），25. ○，26. ×（検査の信頼性は，検査者が異なっていても同じ結果が得られる検査者間信頼性と，同じ検査者が何回測定しても同じ結果となる検査者内信頼性が重要である．測定したい物事を本当に測定できていることは妥当性である）．27. ○，28. ×（プラスとマイナスは表裏一体であるため，作業療法士自身の基準で「これは利点」「これは問題点」と決めつけることなく，人生というストーリーのなかで，対象者の立場で，病気の特徴や症状を加味しながら評価する姿勢が大切である），29. ○，30. ○（キャリアデザインとは，仕事を続けていくことで将来自分がなりたい姿，実現したい目標を定め，仕事を含め自身の生き方を考えることである）．

問題Ⅱ　穴埋め式問題　　配点：1 問（完答）1 点　計 30 点

1.	ふさわしい状態に戻ること	Lecture 1 参照
2.	機会の均等化	Lecture 1 参照
3.	①したいこと，②する必要があること，③することが期待されている	Lecture 2 参照
4.	社会的決定要因	Lecture 2 参照
5.	メディケアやメディケイド	Lecture 3 参照
6.	①生活，②生活行為向上マネジメント（MTDLP）	Lecture 3 参照
7.	①健康状態，②心身機能・身体構造，③環境因子，④個人因子	Lecture 4 参照
8.	疾患別	Lecture 4 参照
9.	① ADL の自立，② QOL	Lecture 5 参照
10.	障害者差別解消法	Lecture 5 参照
11.	トップダウンアプローチ	Lecture 6 参照
12.	①取り組み，②行動特性	Lecture 6 参照
13.	作業的不公正	Lecture 7 参照
14.	生活習慣	Lecture 7 参照

15. ①精神科医療の変化，②資本主義と経済格差，③社会運動（順不同） Lecture 8 参照
16. ①評価，②介入，③成果 Lecture 8 参照
17. ①集中治療室（ICU），②脳卒中ケアユニット（SCU） Lecture 9 参照
18. 活動 Lecture 9 参照
19. 日常生活 Lecture 10 参照
20. 在宅復帰 Lecture 10 参照
21. ①医療型，②福祉型（順不同） Lecture 11 参照
22. 知的障害 Lecture 11 参照
23. ①生活機能，②生きがいづくり，③社会参加（②，③順不同） Lecture 12 参照
24. ケアマネジメント Lecture 12 参照
25. ①安全性の確保，②リスク管理 Lecture 13 参照
26. バイタルサイン Lecture 13 参照
27. 認知機能障害 Lecture 14 参照
28. ワーキングメモリ Lecture 14 参照
29. 比較するものは Lecture 15 参照
30. ①日本作業療法士協会，②作業療法士会 Lecture 15 参照

課題　　配点：1 問 8 点　計 40 点

索引

欧文索引

A

ADOC 100

C

CI 療法 37

O

OECD Education 2030 42

P

PECO 155
PICO 155

S

SMART 101
SOAP 147

和文索引

あ

青い芝の会 46
アーツアンドクラフツ運動 76
アメリカ作業療法協会（AOTA） 27, 76
安静による二次的障害 68
安全性の確保（リスク管理） 133

い

医学的リハビリテーション 3
維持期と高齢者リハビリテーション 98
維持期（生活期） 68
一次予防 122
医療型児童発達支援事業 115
医療計画（地域医療構想） 58
医療的ケア児 115
医療と福祉の連携 110
医療保険制度 24
医療療養病床 103
インフォーマルな非構成的面接 146

う

運動連鎖 137

え

エビデンスに基づいた実践 79

か

介護医療院 103
介護付き有料老人ホーム 104
介護保険住宅改修制度 114
介護保険制度 24
——の目的 124
——のレンタル 114
介護保険で対象となる特定疾病 25
介護保険の財源 125
介護予防における作業療法 105, 124
介護予防の検診 125
介護予防の対象者 125
介護予防・日常生活支援総合事業 126
介護予防・フレイル対策 41
介護療養病床 103
介護老人保健施設（老健） 103, 111
回復期 68
——の作業療法 90
——リハビリテーション病棟 68
科学的根拠に基づく作業療法（EBOT） 28
学生に求められる能力 8
カナダ作業遂行測定（COPM） 29, 79, 100
カナダ作業遂行モデル（CMOP） 69
カナダ作業療法士協会（CAOT） 80
カナダ作業療法実践プロセス枠組み（CPPF） 81
通いの場 127
からだの構造と機能 132
川モデル 81
感覚 135
——促通法 152
関節可動域（ROM） 134
緩和ケア 68

き

機器開発研究 155
基本チェックリスト 125
キャリアデザイン 156
急性期 67
——の作業療法 86
——リハビリテーション 63
教育的リハビリテーション 3
教育方針の変化 42
強化型老人保健施設 111
協調的運動 153
共同意思決定 29
虚弱高齢者（フレイル高齢者） 98
居宅訪問型児童発達支援事業 115
筋力 135
——測定 135

く

屈筋共同運動 152
呉秀三 5, 76

け

ケアマネジャー（介護支援専門員） 26, 114, 123
経験的気づき 138
軽度認知障害（MCI） 102
経皮的電気刺激法（TENS） 37
研究計画立案のプロセス 156
研究デザイン 156
健康の社会的決定要因（SDH） 19

こ

肯定的注目 117
交流系プログラム 145
高齢期分野（領域） 71
高齢ドライバーサポート事業 139
国際協力機構（JICA） 83
国際障害者年 46
国際障害分類（ICIDH） 34
国際生活機能分類（ICF） 18, 34, 81
——と作業療法 60
個人作業療法 90
ゴニオメータ 135

さ

最小可検変化量（MDC） 133
作業科学 81
作業活動 57, 90
作業的公正 66
作業的存在 146
作業的不公正 66
作業に関する自己評価（OSA） 100
作業の定義 12
作業の背景 16
作業の分類 16
作業療法アプローチの特徴 60
作業療法介入プロセスモデル（OTIPM） 81, 103
作業療法研究 154
——と臨床活動 155
作業療法士がかかわる圏域 58
作業療法士が対象者とかかわる時期 58
作業療法士が働く場所 58, 68
作業療法士教育の最低基準 59
作業療法実践の場 58
作業療法士の生涯教育 157
作業療法士養成 153
——のカリキュラム 153
作業療法の構成要素 57
作業療法の種類（治療手段） 37
作業療法の対象 66
——疾患 35
——者の分野（領域） 70
作業療法の治療原理 59
作業療法の定義 66
作業療法の目的 35, 57
作業療法の領域 58
作業療法の理論 80
作業療法の歴史 76
作業療法白書 110
サービス担当者会議 114
サルコペニア 134
三次予防 122
酸素飽和度（SpO_2） 134

し

自己効力感 153
四肢長・周径 134
自助具 149
――の作製 129
持続可能な開発目標（SDGs） 18
失行症 88
自動車運転支援 139
児童デイサービス 5
児童発達支援事業 114
児童福祉施設における作業療法士の役割 117
児童福祉法 110
児童養護施設 115
シニア人材の活用推進 41
自閉スペクトラム症 116
社会的リハビリテーション 4
社会認知機能 146
社会福祉制度 24
社会保険診療報酬支払基金（社保） 24
社会保険制度 24
重症心身障害 115
住宅改修 129
集団プログラム 94
集中治療室（ICU） 63, 67, 86
終末期 68
就労支援事業所 53
手段的 ADL 2
障害学 47
――とリハビリテーション 48
障害者インターナショナル 47
障害者基本法 51
障害者権利条約 51
障害者雇用促進法 51
障害者差別解消法 51
障害者総合支援法 51, 110
障害者の生活を支援する諸制度 51
障害の個人モデル 48
障害の社会モデル 48
障害福祉サービス 51
小規模多機能型居宅介護（小多機） 104
上肢機能 136
――検査 137
――と運動学 137
少子高齢化と人口減少 37
上肢の機能障害に対する訓練 86, 88, 91, 92
小児科領域 88, 91
症例研究（事例研究） 155
職業教育 157
職業的リハビリテーション 3
職業能力開発促進法 157
自立支援給付 51
自立生活運動（IL 運動） 46
自立生活プログラム 47
自立の意味 49
自立のとらえ方 49
新生児集中治療室（NICU） 115
身体障害者手帳 123
身体障害者福祉法 110
身体障害者連盟（UPIAS） 48
身体障害分野（領域） 70, 86, 90
信頼性 132, 147
診療報酬 35
――改定の推移 163

す

スプリント療法 152

せ

生活関連動作 2
生活期 98
生活行為 30
――の工程と行為 102
生活行為向上マネジメント（MTDLP） 36, 79, 111
――のプロセス 61
生活保護法 110
整肢療護園 76
精神科デイケア 94
精神科領域 89, 93, 142
精神障害分野（領域） 70
静的バランス能力 136
世界作業療法士連盟（WFOT） 6, 13, 76
接遇 157
セツルメント運動 76
全国自立生活センター協議会（JIL） 47
潜在的なニーズ 118
専門作業療法士 157
専門職 152
専門的リーズニング 81

そ

促通反復療法（川平法） 37

た

対象者の理解度 138
高木憲次 76
多職種連携 56, 72
妥当性 133, 147
――の指標 133
単位の基準 8
短期入所介護（ショートステイ） 103

ち

地域共生社会 128
地域ケア会議 69, 106, 123
地域ケア個別会議 123
――における作業療法 123
地域支援事業 126
地域生活支援事業 51
地域包括ケアシステム 30, 110, 122
地域包括ケアの進展 37
地域包括支援センター 123
知識的気づき 138
チーム医療 56, 72
超高齢社会 122
調査研究 155

つ

通所介護（デイサービス） 103, 112
通所型サービス B（通いの場） 106
通所型サービス C（短期集中予防サービス）105
通所施設 103, 112
通所リハビリテーション（デイケア） 103, 112

と

投影法 145
動的バランス能力 136
特別支援教育 3
特別養護老人ホーム（特養） 103, 111
徒手筋力検査（MMT） 135
トップダウンアプローチ 60
土肥・Anderson 基準 134
ドライビングシミュレーター（自動車運転支援） 124
トランザクショナルモデル 80

な

ナラティブアプローチ 142

に

二次予防 122
日常生活活動 2
日本災害リハビリテーション支援協会（JRAT） 21
日本作業療法士協会（JAOT） 9, 76
日本リハビリテーション医学会 79
入所施設 103, 111, 114
人間作業モデル（MOHO） 80
認知機能 143
――障害に対する訓練 88, 91
認知症サポーター 127
認知リハビリテーション 144
認定作業療法士 157

の

脳性麻痺 116
脳卒中ケアユニット（SCU） 86

は

バイタルサイン 134
発達障害 71, 155
――分野（領域） 70
バランス能力 136
バランス反応 137

ひ

ピアカウンセリング 47
描画法 145
表現系プログラム 144

ふ

フォーマルな構成的面接 146
福祉施設と作業療法 110
福祉用具 129
福祉領域に関連する法律 69
福祉六法 110

ほ

保育所等訪問支援事業 115
放課後等デイサービス事業 115

訪問型サービスC（短期集中予防サービス）105
訪問看護 114
訪問作業療法 104
訪問リハビリテーション 107, 124
保護伸展反応 136
ポジショニング 152
ボトムアップアプローチ 60
ボバース（Bobath）法 37
ボルグスケール（Borg scale） 134

ま

マス効果 94

み

ミラーセラピー 37

も

もの作り系プログラム 143

や

柳宗悦 76

ゆ

有酸素運動 154

よ

要介護認定と介護認定区分 123
予測的気づき 138
予防期 67

り

理学療法士及び作業療法士法 2, 76
理学療法士作業療法士学校養成施設指定規則 8
リカバリーの概念 57
リーズニング（臨床推論） 136, 153
リーチ動作 116
リハビリテーション工学 4
リハビリテーション専門職 6, 56
——の定義 56
リハビリテーションの定義 2
リハビリテーションの分野 3
リハビリテーションの役割分担 98
リハビリテーションの歴史と作業療法 4
利用契約制度 51
療養病床 103
臨床研究（実践研究） 155
臨床的に意味のある最小変化量（MCID） 133

ろ

老人福祉法 110
ロボット療法 37

わ

ワーキングメモリ 144

中山書店の出版物に関する情報は，小社サポートページを御覧ください．
https://www.nakayamashoten.jp/support.html

本書へのご意見をお聞かせください．
https://www.nakayamashoten.jp/questionnaire.html

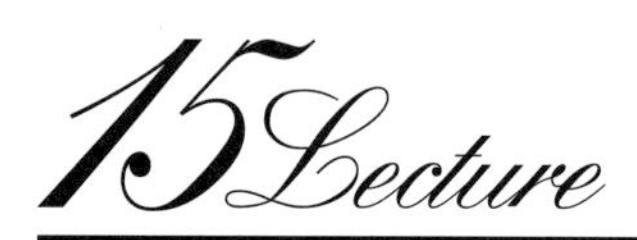

15レクチャーシリーズ

作業療法テキスト
作業療法概論

2023年11月20日　初版第1刷発行

総編集……………石川　朗，種村留美

責任編集…………仙石泰仁，野田和恵

発行者……………平田　直

発行所……………株式会社 中山書店
〒112-0006 東京都文京区小日向4-2-6
TEL 03-3813-1100（代表）
https://www.nakayamashoten.jp/

装丁…………………藤岡雅史

印刷・製本………株式会社　真興社

ISBN978-4-521-75048-4
Published by Nakayama Shoten Co., Ltd.　　Printed in Japan
落丁・乱丁の場合はお取り替えいたします